Trutz Hardo

Frei von Ängsten und Phobien

Trutz Hardo

Frei von
ÄNGSTEN
& PHOBIEN

Ursachen aufdecken und auflösen

Rückführung als neuer Weg in der Angsttherapie

// SILBERSCHNUR ❦ VERLAG

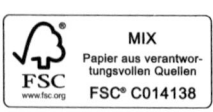

Copyright © 2014 Verlag »Die Silberschnur« GmbH

ISBN: 978-3-89845-447-6

1. Auflage 2014

Gestaltung & Satz: XPresentation, Güllesheim
Umschlaggestaltung: XPresentation, Güllesheim; unter Verwendung verschiedener Motive von © magann, www.fotolia.de und © Evgeny Atamanenko, www.shutterstock.com
Druck: Finidr, s.r.o. Cesky Tesin

Verlag »Die Silberschnur« GmbH
Steinstraße 1 · D-56593 Güllesheim
www.silberschnur.de · E-Mail: info@silberschnur.de

Inhalt

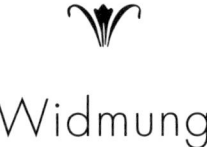

Widmung

Dieses Buch ist dem amerikanischen Arzt und Psychiater Professor Brian Weiss gewidmet. Denn durch seine mutigen Forschungen und Bücher hat er das Tor zur Reinkarnationstherapie zum Segen der physisch und psychisch Kranken weit geöffnet.

"*Die Reinkarnationstherapie ist eine sehr mächtige und wirksame Therapie, die Phobien, emotionale Probleme, körperliche Beschwerden und anderes zu heilen vermag, indem man sich seiner früheren Leben wiedererinnert.*"

(Prof. Dr. med. Brian Weiss)

Einführung

Als angeblicher Außenseiter, der nicht Medizin studiert hat, aber seine Heilpraktikergenehmigung für psychische Störungen erwarb, ein ausführliches Handbuch über die Ursachen von Ängsten und deren Auflösung vorzulegen, ist sehr gewagt, gibt es doch Hunderte von Büchern, Fachzeitschriftenartikeln und andere Schriften von Psychologen, Psychiatern und Therapeuten der verschiedensten Provenienz, die sich damit befasst haben. Doch fühle ich mich bei dem Thema der Ursachenforschung von Ängsten überhaupt nicht als Außenseiter, habe ich doch in den letzten fünfundzwanzig Jahren wohl über tausend Klienten zu den Ursachen ihrer Ängste zurückgeführt, und - man staune - in den meisten Fällen hatten diese Ängste sich nach einer einzigen Sitzung vermindert oder gar aufgelöst.

Sigmund Freud hatte im Ansatz recht gehabt, indem er meinte, man müsse zu der Ursache einer spezifischen Angst beziehungsweise Neurose kommen, um sie dann auflösen zu können. Nur besteht seine Einschränkung darin, dass er davon überzeugt war, dass solch eine Angst nur in diesem Leben entstanden sein könne. Für ihn war es unvorstellbar, dass es frühere Leben geben könnte, dass man Ängste aus vorgeburtlichen Zeiten mitgebracht hat. Den Sprung über das jetzige Leben hinaus in vormals "abgelebte Leben" konnte Freud - wie auch die Mehrheit der jetzigen Angstforscher und Angsttherapeuten - nicht tun. So gibt auch der bekannte Psychiater Professor Borwin Bandelow unumwunden zu, dass die Wissenschaft noch weit davon entfernt ist, "die Ursprünge der Angst genau erklären zu können". [1]

11

Ich wage nun aufgrund empirischer Erfahrung zu behaupten, dass die wahren Ursachen der Ängste sehr wohl aufzudecken und meist auch aufzulösen sind – und zwar durch die Rückführungstherapie. Gelegentlich kommen Ärzte, Psychiater und Therapeuten in meine Ausbildungsseminare zum Rückführungs- beziehungsweise Reinkarnationstherapeuten, um sich ausbilden zu lassen und um durch eigenes Ausprobieren an Patienten diese von ihren spezifischen Ängsten befreien zu können. Wir sprechen eigentlich immer von "Rückführungstherapie" und nicht von "Reinkarnationstherapie", da Ängste ja auch im heutigen Leben entstanden sein könnten.

Aufgrund von Statistiken weiß man, dass mehr als fünf Prozent der deutschen Bevölkerung eine Angst mit Krankheitswert durchleiden und dass fünfzehn Prozent aller Menschen im Laufe ihres Lebens eine Angsterkrankung haben. [2] Aus diesem Grund ist wohl auch das Thema Angst innerhalb der Literatur über Psychosomatik das umfangreichste Gebiet. (Auf einige Fachliteratur wird im Anhang und im Literaturverzeichnis verwiesen.) Ebenso scheint es "unendlich viele" Arten von Ängsten zu geben, und einige davon sind noch gar nicht wissenschaftlich erfasst oder werden erst in Zukunft entdeckt werden. Denn es entstehen auch immer wieder ganz neuartige Ängste, zum Beispiele solche, die mit der neuesten Technik zusammenhängen, wie Ängste vor Mobbing, Diffamierung und Bedrohung durch Internetverbindungen oder Ängste, die mit der fortgesetzten Verschmutzung der Erde und der Ausrottung der Baum- und Tierwelt zusammenhängen. Hierzu gehören auch jene Ängste, die durch bisher noch unbekannte Krankheiten entstehen werden. In diesem Buch weise ich auch auf Ängste hin, die sich durch eine Besetzung von verstorbenen Wesenheiten manifestieren können. Doch das ganz Neuartige an diesem Buch innerhalb der Angstliteratur besteht darin, dass endlich einmal in umfangreicher Art die eigentlichen Ursachen der Ängste aufgedeckt werden, über die es bisher immer noch großes Rätselraten mit oftmals vollkommen falschen Begründungen gibt, sucht man die Ängste doch immer nur mit Ursachen aus dem heutigen Leben in Zusammenhang zu bringen. Dieses Buch möchte nun einmal aufzeigen, dass die Ursachen für die meisten Ängste vor dem jetzigen Leben in früheren Inkarnationen zu finden sind. Und das Großartige besteht darin, dass man durch die Aufdeckung der eigentlichen Ursachen in früheren Leben Ängste mittels einer fachkundigen Rückführungstherapie meistens sogar sehr schnell in einer einzigen mehrstündigen Behandlung aufzulösen vermag. Ich bin davon überzeugt, dass die Rückführungstherapie in wenigen Jahrzehnten auch an den Universitäten und Hochschulen als Grundausbildung für angehende Psychologen, Mediziner, Psychiater und Therapeuten angeboten oder gar als Pflichtfach ausgeschrieben sein wird. Denn was heilt, muss auch zur Anwendung kommen.

In der bisherigen Praxis zur Therapie von Angstpatienten gibt es die verschiedensten Methoden, um die Angst zu vermindern oder gar zu beseitigen – handele es sich dabei um Gruppentherapie, Gesprächstherapie, Hypnotherapie oder eine der vielen anderen therapeutischen Anwendungen. Als bisher stärkste Therapieform bei Ängsten und besonders bei Phobien hat sich die Verhaltenstherapie hervorgetan, besonders mittels der Desensibilisierungsverfahren. Hier wird der Patient über mehrere Wochen hindurch schrittweise mit seiner Angst konfrontiert, bis er diese nach Beendigung der festgesetzten Therapiestunden womöglich aufgelöst oder doch zumindest verkleinert hat. (Die Krankenkassen in Deutschland bezahlen im Allgemeinen fünfundzwanzig Einzelstunden als erste Therapiemaßnahme.) Im Allgemeinen, wenn man nicht zu den wirklichen Ursachen der Ängste vorstößt, versucht man, deren Auswirkungen durch Medikamente vorübergehend auszuschalten oder den Verängstigten durch eine Überreizung gegen seine Ängste zu immunisieren. Angstpatienten werden an den Therapeuten gebunden und/oder an Medikamente. Man wird dadurch, wie ein Psychologe sagt, zu einem "Pharma-Zombie". [3] Wo natürlich Pharmaka eingesetzt werden könnten oder sogar

13

müssen, ist bei akuten Panikattacken. Haben sich diese wieder gelegt, sollte man einen Rückführungstherapeuten aufsuchen, um der Angst auf den Grund zu gehen und sie dann aufzulösen, so dass nicht wieder derartige Attacken auftreten. Die meisten Therapieangebote decken die betreffenden Ängste nicht in ihren wirklichen, sondern in ihren angeblichen Ursachen auf. Aus Mangel an wirklichem Wissen versuchen sie, die Ängste ihrer Patienten zu verdrängen. Das mag ihnen auch oftmals gelingen, doch die spezifische Angst verbleibt im Emotionalkörper des Therapierten weiterhin verankert und wird spätestens im nächsten Erdenleben wieder aktiv werden können. Die Rückführungstherapie ist zugleich eine Präventivtherapie, damit die Angst sich nicht nur in diesem, sondern auch in den nächsten Leben nicht mehr bemerkbar machen kann, weil sie einfach aufgelöst ist.

Immer noch bieten viele Therapeuten die Psychoanalyse Sigmund Freuds an - wenn auch mit Erweiterungen -, um nach der Ursache von spezifischen Ängsten im heutigen Leben zu suchen. Und wenn sich nicht eindeutige erinnerte Hinweise durch den Patienten selbst ergeben, so sucht man in dessen vorbewusstem Sein - also in den Jahren vor dem sechsten Lebensjahr - nach der eigentlichen Ursache. Hat ein Patient beispielsweise größte Angst vor Dunkelheit, so muss diese Angst mit höchster Wahrscheinlichkeit in den frühkindlichen Jahren ihren Ursprung haben. Und es liegt offenbar auf der Hand, dass das Kind bei Dunkelheit aufwachte und schrie, während die Eltern nicht zu Hause waren. Somit ist den Eltern die Schuld an der Angst ihres Kindes zuzuschreiben. In der Rückführungstherapie decken wir jedoch meist ganz andere Ursachen auf, so dass schuldbeladene Eltern nun wieder frei aufatmen können.

Anfangs ging Freud von der Tatsache aus, dass einige Monate seiner psychoanalytischen Behandlung zum erwünschten Erfolg führen müssten, was aber meist nicht zutraf. So wurden die Behandlungen über Jahre hin ausgeweitet. Eine Psychoanalytikern kam zur mir, um sich wegen eines ihrer Probleme zurückführen

zu lassen. Sie hatte sich acht Jahre lang der Psychoanalyse unterzogen, bis sie sich selbst zur Psychoanalytikerin ausbilden ließ.
Nun, wie sie mir offenbarte, habe sie einen Patienten, der schon
seit fünfzehn Jahren wöchentlich zu ihr komme. Eine ganze An-
zahl von Klienten hat sich bei mir zur Rückführung eingefunden,
die sich jahrelang in psychoanalytische Behandlung begeben hatten. Und wenn ich sie fragte: "Bist du dein Problem jetzt endlich
los?", so erwiderten sie: "Nein, das nicht. Aber ich kann schon
besser mit meinem Problem umgehen." Dann führe ich sie in der
Rückführung zu der Ursache ihres spezifischen Problems, und oft
ist es dann nach einer einzigen Sitzung behoben. Das soll nun
nicht heißt, dass die Rückführungstherapie immer zum Erfolg
führt, und ich werde mich hüten, irgendjemandem im Vorhinein
ein diesbezügliches Heilversprechen zu geben. Trotzdem soll dieses Buch den Leser ermutigen, einmal mit seinem Angstproblem
zu einem Rückführungstherapeuten oder Rückführungsleiter zu
gehen. Ebenso lege ich auch den Psychotherapeuten nahe, sich
mit der Rückführungstherapie zu beschäftigen oder sich sogar
darin ausbilden zu lassen.

Noch ein Hinweis: Um den Fluss meiner Darlegungen zu den
aufgedeckten Ursachen nicht zu unterbrechen, verzichte ich zumeist
auf Einschübe von Kommentaren anderer Autoren zu diesem
Thema. Doch werde ich an manchen Stellen eine in Klammern ge-
stellte Zahl einfügen, die auf eine Stelle im Anhang verweist, wo
auf die Meinungen der anderen Autoren eingegangen wird.

Die Komplexität der Ängste

*"Es gibt doch wirklich nichts im Himmel und auf Erden,
wovor nicht der ein oder andere Angst hätte."*

(Peter Reiter)

Die meisten Ängste deuten schon durch ihre spezifische Bezeichnung auf ihre Ursache hin. Die *Angst* einer Frau *vor Männern* lässt vermuten, dass eine Erfahrung mit solchen oder gar mit dem Vater die Ursache dafür zu sein scheint. Aber eine unbegründete *Angst vor Polizisten*, wobei man sich keiner Vergehen bewusst ist, wird mit größter Wahrscheinlichkeit nicht auf eine Ordnungswidrigkeit oder ein straffälliges Vergehen zurückzuführen sein. Woher kommt nun diese Angst?

Das Wirrwarr der Ängste hat man in die verschiedensten Kategorien einzuordnen versucht, und oft sind unterschiedlichste Ängste wie eine Einheit an- und ineinandergeklettet. Die *Angst vor dem Tod* kann verbunden sein mit der *Angst vor dem Sterben* an sich, vor der Nichtbeendigung einer wichtigen Aufgabe, wie zum Beispiel der Vollendung eines Buches. Sie kann zusammenhängen mit dem Zurücklassen der geliebten Ehefrau und der Kinder, mit der Angst, dass das Erbe in falsche Hände gerät, und so weiter. Die *Angst vor dem Tod* kann unbewusst auch damit zusammenhängen, dass die Seele weiß, dass sie in dem gegenwärtigen Leben ihre sich vorgenommenen Aufgaben wieder nicht richtig oder nur unfertig gelöst hat.

Ängste, ob aus dem gegenwärtigen oder vergangenen Leben, kann man nach ihren äußeren Erscheinungen kategorisieren. Aber es gibt auch unbewusste, *schlummernde Ängste*, die in der Seele verborgen sind und die sich vielleicht erst in einem nächsten Leben durch bestimmte Situationen und Umstände zeigen können. Zum Beispiel könnte jemand an einen Ort gelangen, wo er in einem früheren Leben grausam getötet worden war. Und auf einmal überkommt ihn genau dort eine *unerklärliche Angst*, wenn nicht gar Panik. Ebenso könnte jemand einer Person begegnen, die ihn im früheren Leben gefoltert hat. Und da jede Seele eine ganz spezifische Schwingung hat, die sie in allen Leben ausstrahlt, vermögen bei einer Wiederbegegnung diese seelischen Vibrationen Angst auszulösen.

Ein weiteres Problem besteht in der Abgrenzung zwischen *Ängsten* und *Phobien*. Letztere trennt man allgemein von Ersteren, indem man in ihnen Ängste wahrnimmt, die einfach lächerlich erscheinen würden, wenn sie nicht dennoch – unvernünftigerweise – vorhanden wären. Jeder, der mit einer Phobie behaftet ist, könnte sich auch dafür schämen, gibt es doch anscheinend keinen einzigen Grund, solch ein Verhalten zu erklären. Warum hat jemand eigentlich *Angst vor Spinnen*? Sie können ihm ja kein Leid zufügen, gibt es doch in unseren Breitengraden keine gefährlichen Spinnen, von der Vogelspinne einmal abgesehen, die nur selten anzutreffen ist und deren Bisse nicht lebensbedrohlich sein müssen. Warum also Angst vor einer Spinne haben? Gott sei Dank gibt es die therapeutische Anwendung der sogenannten Desensibilisierung. Zuerst werden dem Patienten nach ausführlicher Anamnese Bilder von Spinnen gezeigt, die er sich nur mit Widerwillen ansieht. Kann er sie nach einigen Übungen angstfrei ansehen, so muss er die Abbildung nun mit dem Finger berühren. Ist das geglückt, so werden immer größere Bilder gezeigt, bis der Therapeut schließlich eine Spinne aus Stoff vorweist und den Patienten diese berühren und schließlich streicheln lässt, wobei er betont, dass sie ihm ja nichts antun könne. Und schlussendlich wird dem Klienten eine lebende

Spinne vorgeführt, die erst auf dem Arm des Therapeuten krabbelt, bis es diesem gelingt, sie auf die Jacke oder dann weiter auf die Hand des wahrscheinlich noch, aber schon weniger Verängstigten zu setzen. Es mag dem Klienten auch gelingen, dass er nach vielen Therapiestunden die Spinne von allein angstfrei auf sein Gesicht setzt. Doch, wie wir noch sehen werden, ist eine Spinnenphobie – wie auch alle anderen Phobien – erst dann für alle Zeiten behoben, wenn man ihre eigentlichen Ursachen in früheren Leben aufgedeckt und aufgelöst hat.

Eine Angst wie auch eine Phobie sind klar von einer *Furcht* zu unterscheiden. Wenn einem plötzlich, wie mir im nepalesischen Dschungel passiert, ein Panter gegenübersteht, dann überfällt einen sofort Angst, dass dieser einen anspringen und töten könnte. Ebenso hat einmal ein hinter mir herrennender Elefant in Indien bei mir Panik ausgelöst, dass er mich erreichen und niedertrampeln könnte. All dies sind natürliche Ängste, die erschreckend sind und wohl bei jedem Menschen Panik auslösen. Bei diesen "Realängsten" (Freud) beziehungsweise "biologischen Ängsten" (Reiter) handelt es sich um das Bestreben der Erhaltung der eigenen Existenz oder um diejenige der Allernächsten (zum Beispiel Mutter-Kind). Diese Ängste sind, wie Peter Reiter sagt, "durch die Erfahrungen aus vielen früheren Leben stabil in uns verankert." [4] Und allen Tieren sind diese – ihnen wie uns – zum Schutz dienenden Ängste ebenfalls einprogrammiert, weshalb man, wenn das Wort nicht zu abwegig erscheint, sie auch als "animalische" Ängste bezeichnen könnte. Nach Freud sind derlei Realängste Furcht vor einer von außen drohenden Gefahr. Diese trennt er von den scheinbar unbegründeten inneren Ängsten ohne realen Bezug ab. Eine plötzlich in unmittelbarer Nähe erfolgte Detonation wird in uns Schrecken und *Panik* auslösen, oder ein Gleiches kann passieren, wenn auf einmal das Auto, in welchem man sitzt, zu brennen beginnt. Sind jedoch solche "*natürlichen Ängste*" gekoppelt an gleichartige Ängste, die man in diesem oder in einem früheren Leben erfahren hat, dann können sich solche Ängste sogar zu Paniken steigern. Denn Paniken sind oft verbunden mit vormals in ähnlicher oder gleicher Weise schrecklich oder grausam Erlebtem.

In der klassischen Angstforschung spricht man von *sozialen Ängsten* und von *Eigenängsten*. Erstere haben mit Personen zu tun, handele es sich dabei um Familienmitglieder, Partner, Freunde, Berufskollegen, irgendwelche Personen oder gar um größere Gruppen oder Massen. *Eigenängste* sind solche, die spezifisch in einem Individuum verankert sind. Die Ursachen für die Ängste in beiden Gruppen sind entweder im heutigen Leben allein begründet oder stammen in der Mehrzahl - wie wir noch sehen werden - aus früheren Erdenleben. Deshalb werde ich diese auch getrennt aufführen, selbst wenn sich oft Überschneidungen ergeben. Denn hat zum Beispiel ein Junge *Angst vor dem Vater*, da dieser ihn oft mit Stockschlägen traktiert, so scheint offenkundig zu sein, dass diese Angst mit dem gegenwärtigen Leben zu erklären ist. Doch könnte es sein, dass eben dieser Vater in einem früheren Leben jenen Sohn ebenfalls geschlagen oder gar zu Tode geprügelt hat. Hier gesellt sich der Furcht vor dem Vater eine unterschwellige Angst aus einem früheren Leben hinzu.

Es gibt drei Arten für die Herkunft von Ängsten. Als Beispiel führe ich die *Angst vor dem Ertrinken* an.

1. Jene Angst, die allein aus dem gegenwärtigen Leben stammt. Ich nenne sie die *Alphaangst*. Zum Beispiel kann ein eigenes Beinaheertrinken diese Angst bewirkt haben. Oder einer aus der nächsten Familie oder dem Freundeskreis ist oder wäre beinahe ertrunken.

2. Die Angst vor dem Ertrinken hat keinerlei Ursache in diesem Leben, obwohl diese "unerklärliche" Angst immer wieder da ist. Hierbei handelt es sich um eine *Betaangst*. Denn diese hat ihren Ursprung in einem oder mehreren früheren Leben.

3. Die Angst stammt aus einem früheren Leben und wurde noch verstärkt durch ein zusätzliches Erlebnis im gegenwärtigen Leben. Ich nenne dies eine *Gammaangst*.

Eine Alphaangst vor Feuer oder dem Verbrennen kann auch dadurch entstanden sein, dass im heutigen Leben ein Nahestehender verbrannt worden ist oder dass man von der Verbrennung eines oder mehrerer Menschen in den Medien gelesen hat. Zur Betaangst gehört auch, dass man in früheren Leben zwar nicht selbst verbrannt sein muss, jedoch ein Nahestehender, oder man war Zeuge einer Verbrennung, bei der eine Person oder viele ums Leben gekommen sind, zum Beispiel bei einer öffentlichen Hexenverbrennung oder einem Hausbrand. Und manche Menschen mit einer unerklärlichen Betaangst ahnen unbewusst, dass ihnen noch ein karmischer Ausgleich aus einem Täterleben bevorsteht, in welchem sie eventuell jemanden verbrannt haben oder in welchem sie an einer Verbrennung maßgeblich beteiligt waren. Der daraus sich ergebende karmische Ausgleich ist jedoch noch nicht in einem Opferleben erfolgt, sondern steht ihnen noch in diesem oder in einem der nächsten Leben bevor.

Und noch eine weitere Unterscheidung von Ängsten möchte ich hier anfügen.

1. **Normalängste**: Es handelt sich hierbei nur um *eine* individuelle Angst, deren Entstehung entweder im heutigen Leben, im Bauch der Mutter, bei der Geburt oder aber in einem oder in mehreren früheren Leben begründet ist.

2. **Parallelängste** (zwei- und mehrgleisig): Diese parallel auftretenden Ängste sind nicht miteinander verknüpft und beeinflussen sich in der Regel nicht oder nur selten.

3. **Cluster**: Diese können sich aus verschiedenen Ängsten aus einem oder mehreren Leben zusammensetzen. Sie formen eine Clustereinheit. Wenn sich zum Beispiel ein solches Angstbündel aus der Angst vor dem Alleinsein, der Angst vor Zurücksetzung, der Angst vor Ausweglosigkeit, der Angst

vor Erstarrung, der Angst vor einer Entscheidung, der Angst vor Lärm, der Angst vor Höhe, der Angst vor Enge und der Angst vor dem Eingeschlossensein zusammensetzt und man behandelt beispielsweise nur Letztere, so kann diese zwar aus dem Cluster gelöst werden, aber die programmierte Einheit holt sich diese Angst, um sich als Einheit zu fühlen, wieder zurück. So kann der Klient von dieser Angst vorübergehend befreit sein, aber sie stellt sich nach einiger Zeit wieder ein. Es müssten also alle diese Ängste in mehreren Sitzungen hintereinander (jeden Tag eine Sitzung) aufgelöst werden, um diese Einheit der magnetischen Korrespondenz zu lösen – es sei denn, diese Ängste werden bei der Aufdeckung der spezifischen Angst gleichzeitig mit aufgedeckt und also ebenfalls aufgelöst.

In diesem Buch werde ich mich im Wesentlichen auf meine Erfahrungen als Rückführungstherapeut beschränken und mich nur gelegentlich auf andere Therapeuten beziehen, um in vielem aus ganz anderer Perspektive die *Komplexität der Ängste* darzustellen und somit auch der Angstforschung mögliche neue Ansätze zu bieten. Ich werde in diesem Buch auf viele Ängste zu sprechen kommen und deren Ursachen aufdecken. In meiner langen Praxiszeit habe ich bisher zweihundertdreißig unterschiedliche Ängste registrieren können – und es werden sicherlich noch mehr werden. Deshalb kann ich auch hier nur eine Auswahl der wohl häufigsten Angsterscheinungen anführen. Doch ich hoffe, dass der Leser einen Einblick gewinnen kann, woher Ängste kommen können und wie sie entstanden sind – und natürlich möchte ich auch zeigen, wie man sie durch die Rückführungstherapie zumeist aufzulösen vermag, oft (wenn nicht meistens!) sogar in einer einzigen erfolgreich durchgeführten Therapiesitzung.

Ängste, die im gegenwärtigen Leben entstanden sind

1. Pränatale Ängste

Unter *pränatalen Ängsten* sind jene zu verstehen, deren Ursachen in der Zeit zu suchen sind, als der Fötus im Bauch der Mutter war. Die Seele im Fötus, die meistens im dritten bis vierten Monat Einlass in den Mutterbauch findet, kann die Gefühle der Mutter, ja sogar ihre Gedanken mitbekommen – und mit der Zeit auch den Inhalt der Worte anderer Personen. Die erlebte oder verbal ausgedrückte Angst oder Phobie der Mutter kann sich als Programmierung in der Seele des Fötus verankern. Wenn der Vater seiner Frau beispielsweise zuruft, mit ihm zusammen weiter ins Wasser hinauszuschwimmen, und diese entgegnet, dass sie Angst habe, ins tiefe Wasser zu gehen, dann kann die Seele des Fötus diese Angst übernehmen, die sich dann bei der heranwachsenden Person ebenfalls als Angst manifestieren könnte. Wäre jedoch die hochschwangere Mutter beinahe ertrunken, dann übernimmt die Seele ebenfalls ihre *Angst vor dem Ertrinken*, die ein ganzes Leben lang bestehen bleiben kann, wenn sich die Person nicht in einer Angsttherapie oder mittels mutig angegangener eigener Erlebnisse davon befreien kann. So berichtete mir eine Klientin, dass sie eine Phobie hatte, die Kellertreppen hinunterzugehen, so dass sie für wenige Stufen unverhältnismäßig lang brauchte, da sie mit Schweißausbrüchen zu kämpfen hatte und sich dabei an das Geländer krallte. Und ihre beiden Töchter hatten genau dieselbe

Angst – wie ich vermute – im pränatalen Zustand von ihr übernommen.

Hat eine Frau während der *Schwangerschaft Angst*, ob sie ihr Kind auch wird versorgen können, da sie als Alleinstehende in größter Armut lebt, können sich diese Ängste in der Seele ihres werdenden Kindes als *Lebensangst* festgesetzt haben. Hat jedoch der Vater seine schwangere Frau angeschrien, dass sie eine Schlampe sei, die zu nichts tauge, die alles verkehrt mache und noch nicht einmal richtig kochen könne, dann können sich in der Seele des Fötus Minderwertigkeitsgefühle angesammelt haben, die sich im späteren Leben dann zusätzlich als *Angst* entfalten, *nicht zu genügen* und ständig *etwas falsch zu machen*. Der Mensch könnte auch Angst haben, dass das zubereitete Essen nicht schmecken könnte, sowie natürlich die *Angst, getadelt und kritisiert zu werden*.

Somit entstammen viele leichte oder auch massive Ängste der pränatalen Phase. In der Rückführungstherapie kann man das Höhere Selbst fragen, ob gewisse Ängste als Fötus angenommen worden sind, die dann ebenfalls – wie später beschrieben – aufgelöst werden können. Denn oft ist allein die Erkenntnis des Patienten, dass diese Angst ja als Fötus von der Mutter übernommen wurde, schon ausreichend, um sich sofort von einer solchen Angstprägung zu befreien.

2. Ängste, die unmittelbar vor und nach der Geburt entstehen können

Die Schreie der Gebärenden beim Geburtsakt lösen meist auch bei der Tochter Ängste aus, die später vor der Geburt eines eigenen Kindes in den Wehen auftauchen können. Sollte das Kind ein Junge sein, so wird er vielleicht später, wenn seine Frau im Kreißsaal entbindet, größte Ängste ausstehen, dass ihr etwas passieren könnte. Denn unbewusst wird er an seine eigene angstauslösende Geburt erinnert. Doch sollte das Kind bei einer Hausgeburt im Geburtskanal stecken bleiben, so fühlt der Fötus diese Enge von allen Seiten als etwas Beängstigendes, was sich späterhin als *Angst vor Enge* beziehungsweise als *Klaustrophobie* manifestieren könnte.

Doch auch andere noch nachwirkende Ängste können bei der Geburt ihren Ursprung genommen haben. Früher hielt der Gynäkologe das Frischgeborene an den Füßen hoch und gab ihm einen Klaps auf den Hintern, um es zum Schreien zu bewegen. Dadurch ergab sich für den Geschlagenen, dass der Lebenseinstieg schmerzhaft ist – wie wohl auch das ganze weitere Leben. Hiermit wurde oft schon eine *Lebensangst* programmiert samt einer *Angst vor Schlägen*, wenn nicht auch die *Angst vor dem Onkel Doktor*.

3. Übertragene oder anerzogene Ängste

Ein Kind, das angstfrei an einer Klippe steht und interessiert in die Tiefe schaut, mag von der entsetzten Mutter auf einmal zurückgerufen werden: "Komm schnell zurück! Du könntest herunterfallen!" Durch ein derartiges Angstverhalten werden die Ängste der Mutter von den Kindern oft übernommen. Ist der Vater zum Beispiel Fischer und ihm wurde beim Netzeinziehen von einem Fisch ein Finger abgebissen, so wird der Sohn beim Einholen von Netzen Angst haben, dass ihm ein Gleiches passieren könnte, weshalb er äußerste Vorsicht walten lässt bei seiner Tätigkeit. Übertriebene Vorsichtsmaßnahmen gehen oft auf begründete oder unbegründete Programmierungen zurück, die von anderen übernommen worden sind.

Früher haben Eltern ihren Kindern manches Mal angedroht: "Wenn ihr nicht artig seid, kommt der Buh-Mann und steckt euch in den Sack." Und wenn ein Kind unartig war, konnte es vor

Angst nicht gleich einschlafen, da es glaubte, der Buh-Mann könne kommen. Ebenfalls sind die Androhungen mit dem *Nikolaus Angst*verursacher. "Wenn ihr nicht artig seid, dann wird der Nikolaus euch eine Tracht Prügel verpassen!" Und manche Kinder zitterten vor Angst, wenn der Nikolaus an die Tür klopfte und dann mit dem Sack auf dem Rücken und der Rute in der Hand das Zimmer betrat. Überhaupt können Androhungen, welcher Art auch immer, bei den Betreffenden Ängste auslösen. So könnte die Mutter der Tochter sagen: "Gehe nie allein in den Wald, denn dort könnten böse Männer sein."

Mit meinen Geschwistern wohnten wir in der Nachkriegszeit in Baracken, die durch einen Weg am Waldrand entlang zu erreichen waren. Und ein Nachbarskind sagte, dass an einer bestimmten Stelle eine weiße Gestalt zu sehen sei, die ein unheimliches stöhnendes Geräusch verursache. Ein hinzutretender Mann meinte, dass es nur Einbildung sei, da der Mondschein einen morschen Baumstamm beleuchte und ein Tier sich gerade auf ein anderes gestürzt habe. Und obwohl der Erwachsene dieses Erlebnis des Nachbarsjungen als etwas Belangloses darstellte, hatten wir Kinder jedes Mal große Angst, allein an dieser Stelle vorbeizugehen. Oft warteten wir allein oder zu zweit vor dem Waldweg auf einen Erwachsenen, um mit ihm an dieser für uns unheimlichen Stelle vorbeizulaufen, wobei wir dennoch große Angst verspürten.

Märchen, vorgelesen oder erzählt oder erfunden, sind für Kinder oft *große Angstbereiter*. Die böse Hexe, welche die Kinder einsperrt und mästet, um sie zu fressen, oder der böse Wolf, der sich, als Großmutter verkleidet, plötzlich auf einen stürzt und einen tötet, oder Gespenster, die herumirren und einen berühren können, öffnen in den Kinderherzen Raum für Ängste. Derartige *Kinderängste* verfliegen meistens schon vor der Pubertät, da man sich von ihnen distanziert, sieht man doch ein, dass es sich nur um "Märchen", also um Unwahrheiten handelt, über die man lachen kann. Und doch mag es sich bei vielen Menschen so verhalten, dass die Ängste der Kindheit unterschwellig noch vorhanden sind und sich mit anderen Ängsten vereinen. Kinder sind für alles Angstbereitende besonders empfänglich, weshalb man dafür sorgen sollte, Angsteinflößendes von ihnen fernzuhalten und *Angstübertragungen* zu vermeiden.

Ein Vater könnte seinen Sohn oder seine Tochter schlagen, wenn sie gelogen haben. Hier wird den Betreffenden eine *Angst vor Lügen* "eingebläut", obwohl sie meist dennoch gelegentlich lügen – allerdings immer mit Angst im Hinterkopf, was eventuell ein unsicheres Verhalten oder gar eine Rötung im Gesicht hervorrufen kann.

Vor allem früher kam es vor, dass der mit sexuellen Komplexen behaftete Vater seinen Sohn beim Onanieren erwischte, ihm den Hosenboden versohlte und ihn "dreckiges Schwein" nannte. Hier wurde dem Sohn nun eingebläut, dass die Sexualität etwas Schmutziges sei. Daraus ergeben sich diverse komplexbehaftete *sexuelle Ängste*, die sich im späteren Leben mit oft verheerenden Folgen auswirken. Es kann sogar sein, dass dem Sohn eingebläut wird, dass Gott alles sehe und böse darüber sei, wenn man sich sexuell errege. Wer diese sexuellen Komplexe noch als Ängste in sich trägt, dem empfehle ich Folgendes. Er lege sich unbeobachtet und möglichst ganz nackt auf eine Wiese und sage: "Lieber Gott. Du hast uns die Sexualität als etwas sehr Schönes geschenkt, die wir auch in Freude genießen dürfen, ohne jemand anderen gegen dessen Willen zu bedrängen. Ich werde jetzt mein Glied streicheln, um zu einem Orgasmus zu gelangen. Und ich danke dir jetzt schon für dieses große Geschenk." Und nach der Lust bereitenden Ejakulation sage man: "Ich danke dir für dieses Geschenk." Somit können die Angst und die sexuelle Verklemmung oft wieder aufgehoben werden.

Selbst eine Mutter, eine Tante oder eine Internatserzieherin könnten einem Mädchen ähnliche sexuelle Komplexe samt den sich daraus ergebenden Ängsten übertragen haben. Auch der Beichtstuhl ist oft ein angsteinflößender Ort, insbesondere was die Sexualität angeht. So bekannte eine meiner Teilnehmerinnen in einem Ausbildungsseminar zum Rückführungsleiter, dass sie mit acht Jahren schon mit einem um einige Jahre Älteren Verkehr erlebte, was sie als sehr schön empfand. Als sie nun kurz vor ihrer Kommunion im Beichtstuhl saß und vom Beichtvater nach ihren "Sünden" wie Lügen und anderen Vergehen gefragt wurde, um sich von diesen durch reumütige Gebete wie dem so und so viele Male zu wiederholenden "Ave Maria" zu befreien, fragte er noch zusätzlich: "Hast du schon einmal einen Jungen geküsst?" Und sie, ahnungslos und sich dabei keiner Sünde bewusst, antworte mit ja. Nun folgte ein Donnerwetter. Der liebe Gott gestatte es nur dann, dass man einen vom anderen Geschlecht küsse, wenn man vorher durch das Sakrament der Ehe dazu seine Einwilligung erhalten habe. Gott sei Dank fragte er nicht weiter nach Einzelheiten, denn sonst wäre ihr als großer Sünderin wahrscheinlich sogleich mit der Hölle gedroht worden. Doch, wie sie uns berichtete, habe sie seitdem eine große Angst verspürt, sich mit ihrem Freund zu treffen oder sich von ihm berühren zu lassen, so dass sie sich auch späterhin noch lange Zeit den Annäherungsversuchen anderer Männer entzog. Denn im Beichtstuhl ist ihr die Angst eingeflößt worden, dass voreheliche Berührungen von Gott nicht gewollt sind oder gar bestraft werden. – Verklemmte Menschen übertragen ihre Ängste oft auf andere, die sie wiederum an eine nächste Generation weitergeben können.

Der Grundstein für *übertragene Ängste* kann auch durch negative Äußerungen gelegt werden. Wenn zum Beispiel ein Schüler zu einer Klassenkameradin sagt, dass sie abstehende Ohren habe, so kann – ich kenne solch einen Fall – der Komplex entstehen "Ich bin nicht attraktiv genug". Dadurch hatte sich diese Dreizehnjährige nun lange Haare wachsen lassen, um ihre Ohren zu verstecken. Seitdem hatte sie Angst, dass bei Wind die Haare nach hinten wehen und die Ohren freilegen könnten. Zu diesem

Komplex befiel sie die *Angst*, dass sie *keinen Freund bekommen* könnte, sobald er sehen würde, dass sie abstehende Ohren habe, was im Übrigen ja gar nicht stimmte. Erst als ein mir befreundetes amerikanisches Medium bei uns zu Gast war, sie musterte und sich auch ihre Ohren zeigen ließ, versiegten ihre Ängste und ihr Selbstbewusstsein war wiederhergestellt. Er riet ihr, sich wegen ihrer vollkommenen Schönheit unbedingt als Model ausbilden zu lassen. Kritische Äußerungen über das Aussehen können die betreffende Person mit Ängsten belasten, von anderen nicht angenommen oder gar gemieden zu werden.

Viele unserer Ängste entwickeln wir vor allem als Kinder oder als noch verunsicherte Heranwachsende aufgrund von negativen Äußerungen anderer. Diese können ein Leben lang – oder auch darüber hinaus – haften bleiben, wenn sie nicht durch gegenteilige Erlebnisse oder Programmierungen noch zu Lebzeiten aufgelöst werden.

4. Ängste, die durch Ereignisse oder Erfahrungen geprägt wurden

Ist bei einer Familie Hochwasser bis in den ersten Stock eingedrungen und hat vieles zerstört, so sind deren Mitglieder besorgt, dass sich ein Gleiches wiederholen könnte, vor allem nachdem eine Unwetterwarnung mit heftigen Regenfällen vorausgesagt wurde oder sie beobachteten, wie der Fluss immer weiter anstieg. Der Bauer, dessen Ernte durch Hagelschlag größtenteils vernichtet wurde, wird bei einem schweren Unwetter Angst verspüren, dass sich das Erlebnis wiederholen könnte. Oder bei einer Maul- und Klauenseuche ist sein Viehbestand dezimiert worden. Nun hat er Angst, dass sich das wiederholen könnte, weshalb er alle hygienischen Vorsichtsmaßnahmen trifft, um einer solchen Seuche vorzubeugen. Hat sich eine Frau nach Alkoholgenuss leichtfertig einem Mann hingegeben, der sie zudem ausraubte, dann wird sie Angst haben, bei zu viel Alkohol wieder etwas Ähnliches zu erleben, weshalb es sein könnte, dass sie aus Angst bei Feiern weniger oder gar keinen Alkohol zu sich nimmt. Ist ihr Mann fremdgegangen und hat sie ihm sogar verziehen, schwelt in ihr dennoch immer die Angst, dass er wieder mit einer anderen Frau anbändeln könnte.

Viele *Ängste* machen Schüler *im Schulunterricht* durch. Vermag ein Schüler – wie ich damals im Englischunterricht – das "th" nicht richtig auszusprechen, weshalb der Lehrer ihn vor allen anderen abkanzelt, dann hat er vor jeder neuen Unterrichtsstunde Angst, wieder zum Vorlesen eines Textes aufgerufen zu werden und sich erneut zu blamieren. Viele Schüler zittern vor einer Klassenarbeit, da eine schlechte Zensur ihre Versetzung gefährden könnte. Überhaupt ist die *Angst, nicht versetzt zu werden*, häufig gepaart mit psychosomatischen Beschwerden, zum Beispiel mit Kopf- oder massiven Magenschmerzen.

Schmerzen, die man beim *Zahnarzt* erfahren hat, hinterlassen oft die Angst, wieder zum Zahnarzt gehen zu müssen. Und sitzt man im Wartezimmer, so können auch die anderen dort Sitzenden diese Angst spüren, die ihre womöglich eigenen Ängste noch steigern könnte. Hat jemand ein Flugzeug verpasst, da das Taxi im Stau stand, so hat er Angst, dass so etwas noch einmal passieren könnte, und bestellt das Taxi schon recht frühzeitig. Derlei Ängste bewirken Vorsichtsmaßnahmen, um Wiederholungen von unangenehmen Erlebnissen zu vermeiden.

Eine Frau, die bei Dunkelheit auf der Straße angepöbelt und vielleicht begrabscht wurde, wird sich aus Angst vor einer möglichen Wiederholung hüten, zukünftig nachts allein nach Hause zu gehen. Dies sind oft sich einstellende *Wiederholungsängste*, die sich aus unliebsamen Situationen ergeben haben. Es gibt Hunderte, wenn nicht Tausende von solchen möglichen Wiederholungsängsten, die sich aus individuellen oder sozialen Erlebnissen herleiten. Hierzu könnte man auch die meisten *Panikattacken* zählen. Denn wenn zum Beispiel in einem Stadion eine Panik ausbricht, wobei viele Menschen, dem Ausgang zustrebend, zu Tode gequetscht oder getrampelt werden, so wird mancher, der solch eine Situation erlebt hat, womöglich davon abgehalten, jemals wieder ein volles Stadion zu betreten. Sollte er es trotzdem tun, dann mag ihn eine gesteigerte Angst beschleichen vor einer möglichen Wiederholung.

5. Zukunftsängste

Wohl schon in der Jugend wird man daran denken, was man einmal werden will, wird man doch von verschiedenen Leuten danach gefragt. Die Angst, das Abitur nicht zu schaffen oder mit zu schlechten Zensuren, die es unmöglich machen, einen Studienplatz an einer Universität zu erhalten, kann einem schlaflose Nächte bescheren. Und sollte der Vater seinen Sohn dazu überreden, in seine Fußstapfen zu treten und in seine Firma einzusteigen, überkommt diesen vielleicht die *Angst*, den Ansprüchen des Vaters *nicht zu genügen* oder ihn durch eine Absage gar zu verärgern, möchte der Vater doch, dass die Firma auch nach seinem Tod in Familienbesitz bleibt. Und eine Ehefrau, die vor der Heirat noch daran zweifelte, den Partner zu ehelichen, da sie wusste, dass er trotz einer Entziehungskur weiterhin zum Trinken neigt, wird nun Angst haben, dass er erneut rückfällig und dadurch erwerbsunfähig wird. Die *Angst vor Arbeitslosigkeit* ist eine weitverbreitete Angst. Sie bezieht sich, wie viele andere Ängste, auf mögliche Veränderungen in der Zukunft, von denen man nicht weiß, was sich daraus ergeben wird.

Aber man kann auch *Angst um andere* haben. Hat man ein körperlich behindertes Kind oder ein Kind mit Autismus, wird man oft voller Angst sein, was ihm alles widerfahren könnte. Zum Beispiel könnte es von anderen Kindern ausgelacht werden, es könnte unfähig sein, einer bezahlten Tätigkeit nachzukommen, oder man hat einfach Angst davor, dass das Kind wegen seiner Unzulänglichkeiten in Depressionen verfällt, wobei man machtlos zusehen müsste.

Alternde Leute, die keine Lebensversicherung oder nur eine minimale Rente beziehen, werden Angst haben, was mit ihnen im Alter passieren wird. Und viele Menschen haben *Angst vor dem Sterben* und meist auch vor dem Tod. Werde ich Schmerzen erleiden müssen (wie zum Beispiel der Opa)? Was geschieht mit mir nach dem Tod? Gibt es ein Weiterleben? Gibt es Himmel und Hölle? Werde ich für meine vielen Sünden nun in die ewige Hölle kommen? Derlei von den Kirchen geprägte Vorstellungen können Sterbenden Angst bereiten.

6. Angstträume

Große Ängste können wir auch im Traum ausstehen. Es gibt viele Traumdeutungsbücher, worunter dasjenige von *Sigmund Freud* wohl das berühmteste ist. Doch meist geben uns diese Bücher eher Rätsel auf, als dass sie die Bedeutung von Traumsymbolen erklären könnten. Ist das Unbewusste in uns der Regisseur, der sich diese Inszenierungen ausgedacht hat? Fakt ist, dass wir außer von schönen Träumen auch von sehr unliebsamen Schreckträumen heimgesucht werden können, aus welchen viele Leute schweißgebadet aufwachen. Oft erlebt man in diesen Träumen die *Angst, etwas nicht zu schaffen,* oder die *Angst, in einer Prüfung durchzufallen* oder *den Zug nicht* zu *erreichen*, der einem vor der Nase wegfährt. Natürlich reizen solche Träume zu Traumdeutungen. Es gibt *Träume vom Fallen*, bei welchen man in einen Abgrund fällt. Doch das Gute dabei ist, dass man noch vor dem Aufprall schweißgebadet aufwacht und den Tod nicht erlebt. Außer sexuell angenehmen oder auch unangenehmen Träumen zählen *Verfolgungsträume* mit zu den häufigsten, die Angst bereiten. Wie kann man sich also von solchen angstmachenden Verfolgungsträumen befreien? Hierzu habe ich eine Technik gefunden, die ich an dieser Stelle weitergeben möchte.

Bis in meine dreißiger Jahre hinein erlebte ich, wenn auch nur selten, derlei *Verfolgungsträume*. So sah ich mich einmal als Achtjährigen, der vor einer großen, mich verfolgenden, etwa vier Meter langen Schlange wegrannte, die dick und grün war. Dennoch kam sie immer näher. Ich eilte in Panik zum Hafen, wo ich ein Schiff sah, dessen Steg ich hochlief und den ich dann einzog. Endlich konnte diese Schlange, von unten zu mir hochblickend, mich nicht mehr erreichen. Ich war gerettet. Doch was sah ich? Dieses Untier schlängelte sich an dem Halteseil des Schiffes hoch und befand sich plötzlich ebenfalls an Bord. Ich lief in eine Kabine, verriegelte sie. Ich, wie ich glaubte, war in Sicherheit. Doch dann setzte ich mich auf die Toilette, und dieses Biest biss mich ins Gesäß, woraufhin ich schweißnass aufwachte.

Einige Jahre später erlebte ich wieder einen schrecklichen Angsttraum. Ein großer chinesischer Drache stand vor mir, der Feuer spie und mir, der ich wieder acht Jahre alt war, sagte, dass er mich jetzt vernichten wolle. Ich stützte meine Hände in die Hüften und sprach ihn keck und herausfordernd an: "Ätsch, du kannst mich ja gar nicht töten. Ich bin unsterblich!" Und auf einmal fiel dieses Untier in sich zusammen, und ich hatte nie wieder einen Albtraum.

Auch meine Partnerin Sinaida hatte bei einer unserer fernöstlichen Reisen auf Bali einen *Albtraum*. Sie sah düstere dämonenartige Gestalten, die sich ihr bedrohlich näherten. Sie sprach sie jedoch unerschrocken an und sagte: "Ich liebe euch." Sie fielen auf einmal in sich zusammen und belästigten sie nie wieder. Denn vor Liebe und Licht fliehen dunkle Wesen oft, ganz gleich ob sie realer oder irrealer Natur sind.

Dieses Buch soll nicht nur über die verschiedenartigen Ängste samt ihrer Herkunft berichten, sondern im Besonderen Wege aufzeigen, wie Sie sich von Ängsten befreien können. Wenn Sie also, liebe Leserin und lieber Leser, derlei angstmachende Träume haben sollten, dann versuchen sie es einmal mit diesen beiden erfolgreichen Methoden der Angsttraumauflösung.

Die Praxis der Auflösung von Ängsten aus dem heutigen Leben

1. Anleitung

Die folgende Anleitung zur Befreiung von Ängsten, die in dem gegenwärtigen Leben entstanden sind, soll dem Leser die Möglichkeit geben, sich durch eine Rückführungstherapie von diesen zu befreien. Man sollte einen erfahrenen Rückführungsleiter/-therapeuten aufsuchen (auf meiner Homepage *www.trutzhardo.de* findet man unter Links eine diesbezügliche Liste), um sich mittels solch einer Therapie, die nur wenige Stunden in Anspruch nimmt, von Ängsten zu befreien.

Nach einer leichten Halbtranceinduktion gelangt man in ein Wolkenbett. Hier bittet man seinen Schutzengel, Geistführer oder das Höhere Selbst (dieses wird weiter unten bei dem Hinweis zur Befreiung von Ängsten aus früheren Leben genauer beschrieben), einen in das heutige Leben zu der Stelle zurückzuführen, wo die Ursache für eine spezifische Angst gelegt wurde. Diese Angst kann mit Hilfe des Begleiters dann in den meisten Fällen sofort aufgelöst werden. Als Beispiel nehme ich die beiden Ängste, *nicht gut genug zu sein* und *im Dunklen allein auf der Straße nach Hause zu gehen*. Man kann bei solch einer Rückführung ins heutige Leben gleichzeitig mehrere Ängste in ihrer Entstehung aufsuchen und sich von ihnen befreien.

Wenn jemand keinen Rückführungsleiter aufzusuchen vermag, sich aber dennoch zutraut, eine diesbezügliche Rückführungstherapie auf eigene Verantwortung allein durchzuführen, dann empfehle ich, den Text selbst auf einen Tonträger zu sprechen und sich dann von der eigenen Stimme in den Halbtrancezustand versetzen zu lassen. Man ist auf diese Weise sowohl der zurückgeführte Klient als auch der eigene Rückführungsleiter. Somit kann auch ein Dialog in Gedanken oder verbal entstehen. Bei dieser Methode empfehle ich den Countdown von 10 bis 1. Wenn man während der selbstinduzierten Rückführung aussteigen will, sage man sich: "Ich zähle nun bis drei. Und dann bin ich wieder im Hier und Jetzt und fühle mich sehr wohl. Und bei drei öffne ich die Augen. Eins, zwei, drei."

Man lege oder setze sich entspannt hin und versichere sich vorher, dass keine Störgeräusche den geplanten Vorgang unterbrechen können.

2. Durchführung

(Hinweis: T bedeutet Therapeut, P ist die zurückgeführte Person. Die drei Punkte "..." bedeuten, dass man drei bis sieben Sekunden pausiert.)

T: Ich zähle jetzt abwärts von 10 bis 1. Mit jeder Zahl gehst du tiefer und tiefer in den entspannenden Alphazustand. Und wenn ich dreimal eins sage, bist du total gelockert und entspannt und fühlst deinen Körper nicht mehr.

ZEHN. Konzentriere dich ganz auf diese Zahl. Du kannst sie jetzt in Gedanken auf ein Blatt Papier schreiben. Auch die Handbewegung kannst du dabei mitverfolgen ... Jetzt male die Zehn in den Sand und spüre dabei die Sandkörner am Finger ... Und nun nimm diese Zehn als eine Hausnummer an einer Tür, Wand oder am Gartenzaun wahr. Gehe nun hin und berühre sie ... Du kannst sicherlich auch feststellen, aus welchem Material sie gefertigt ist. Finde heraus, ob sie aus Plastik, Metall, Glas, Holz oder Keramik besteht ...

(Wenn der Therapeut diese Sitzung leitet, dann sage er: *Sage mir, aus welchem Material besteht diese 10?*

Hier wird das erste *FEEDBACK* eingeholt, damit der Therapeut weiß, ob sein Klient bewusst seinen Worten folgt und mittels der Vorstellungskraft die 10 als Hausnummer wahrnehmen kann.)

Mit deinen unsichtbaren Händen massierst du nun von oben nach unten deine BEINE und FÜSSE. Deine Beine und Füße lockern sich jetzt, entspannen sich, lockern sich. Und die Beine und Füße werden nun ganz schwer, immer schwerer. Die Beine und die Füße werden jetzt immer schwerer und schwerer, immer schwerer und schwerer. Und nun belasse sie vorerst in dieser Schwere.

NEUN. Konzentriere dich ganz auf diese Zahl. Du kannst sie aufschreiben und die Handbewegung dabei mitverfolgen ... Und jetzt kannst du sie in den Sand zeichnen und die Sandkörner am Finger spüren ... Nun nimmst du die Neun als Hausnummer wahr. Du kannst hingehen und sie berühren ...

Mit deinen unsichtbaren Händen massierst du nun den BAUCH und dann den UNTERLEIB. Bauch und Unterleib lockern sich, entspannen sich, lockern sich, lockern sich ... Und mit deinen unsichtbaren Händen massierst du weiterhin deinen BRUSTKORB. Alles lockert sich, entspannt sich, lockert sich. Auch die LUNGEN lockern sich, entspannen sich. Und du atmest weiterhin ganz normal. Und mit jedem weiteren Atemzug lockerst und entspannst du dich immer mehr und mehr.

ACHT. Konzentriere dich auf diese Zahl. Schreibe diese Zahl nun auf ein Blatt Papier ... Und nun kannst du sie in den Sand zeichnen. Spüre die Sandkörner dabei am Finger ... Und nun entdeckst du die Acht als Hausnummer. Und du gehst hin und berührst sie ...

Mit deinen unsichtbaren Händen massierst du nun deine SCHULTERN ... und dann von oben nach unten deinen ganzen RÜCKEN ... Schultern und Rücken lockern sich, entspannen sich, lockern sich. Und du massierst weiterhin deine HÜFTEN und dein GESÄSS. Alles lockert sich, lockert sich, entspannt sich, lockert sich ...

SIEBEN. Konzentriere dich jetzt auf diese Zahl. Schreibe diese Zahl auf ein Blatt Papier ... Und nun zeichne sie mit dem Finger in den Sand und spüre die Sandkörner an deinem Finger ... Und jetzt nimm diese Zahl als Hausnummer wahr. Gehe hin und berühre sie ...

Dein HALS lockert sich jetzt, dein NACKEN lockert sich, lockert sich, entspannt sich ... Der ganze MUND- und KIEFER-RAUM lockert sich, lockert sich, entspannt sich ... Und du fühlst jetzt ganz deutlich, wie sich deine ZUNGE entspannt ... Auch deine LIPPEN lockern sich, entspannen sich, lockern sich ... Und jetzt ist dein ganzer Mund- und Kieferraum vollkommen gelockert und entspannt.

SECHS. Konzentriere dich auf diese Zahl. Schreibe sie auf ein Blatt Papier ... Und nun zeichne sie mit dem Finger in den Sand und spüre die Sandkörner am Finger ... Und jetzt nimm diese Zahl als Hausnummer wahr. Gehe hin und berühre sie. Stelle fest, aus welchem Material sie besteht ...

Deine NASE lockert sich, deine Nase lockert sich, entspannt sich. Der ganze NASEN- und RACHENRAUM lockert sich, entspannt sich, lockert sich ... Und du atmest gleichmäßig weiter. Und mit jedem weiteren Atemzug entspannst und lockerst du dich immer mehr ...

Deine AUGENLIDER sind ganz geschlossen. Doch die AUGENMUSKELN sind ganz gelockert und entspannt, ganz gelockert und entspannt.

FÜNF. Konzentriere dich auf diese Zahl. Schreibe diese Zahl auf ein Blatt Papier ... Und nun zeichne sie mit dem Finger in den Sand und spüre die Sandkörner am Finger ... Und jetzt nimm diese Zahl als Hausnummer wahr. Gehe hin und berühre sie ... Deine STIRN lockert sich jetzt, deine SCHLÄFEN lockern sich, entspannen sich. Die ganze obere KOPFHAUT lockert sich, lockert sich. Auch der ganze HINTERKOPF lockert sich, entspannt sich, lockert sich. Deine OHREN lockern sich, lockern sich, entspannen sich. Und mit deinen unsichtbaren Händen massierst du nun den ganzen KOPF. Und alles lockert sich jetzt noch mehr, alles lockert sich jetzt noch mehr ...

VIER. Konzentriere dich auf diese Zahl ... Deine ARME lockern sich jetzt. Deine HÄNDE und FINGER lockern sich jetzt, lockern sich immer mehr. Und die Arme werden nun ganz schwer, immer schwerer, immer schwerer ... Und belasse sie vorerst in dieser Schwere.

DREI. Alle MUSKELN deines Körpers sind jetzt gelockert, gelockert, entspannt, gelockert (zweimal wiederholen).

ZWEI. Alle deine NERVEN sind jetzt ganz gelockert, gelockert, entspannt, gelockert (zweimal wiederholen).

EINS, eins, eins. Du fühlst dich ganz eins, du fühlst dich sehr wohl.

(Hinweis: Es kann gewählt werden, ob man lieber über eine Wiese, wie weiter unten in der Rückführung in frühere Leben angegeben, oder wie hier über einen Sandstrand gehen möchte.)

Und mit einem Mal befindest du dich bei schönstem Wetter an einem Meeresstrand. Rechter Hand erblickst du das Meer, siehst und hörst, wie die Wellen brechen und sich dann an den Strand ergießen ... Du schaust auf deine Füße hinunter und gehst jetzt Schritt für Schritt über den Sandstrand. Du fühlst dich sehr wohl ... Vor dir siehst du eine Muschel. Du gehst zu ihr hin, bückst dich zu ihr nieder. Du nimmst sie in die eine Hand und säuberst sie mit dem Finger der anderen ... Jetzt betrachte sie, ob sie unversehrt oder schon etwas beschädigt ist.

(Hinweis: Hier kann der Rückführungsleiter wiederum ein Feedback einholen, um zu sehen, ob sein Klient auch wirklich am Strand angekommen ist. Sage mir, ist diese Muschel noch unversehrt?)

Du legst sie wieder hin und gehst weiter über den Strand. Du fühlst dich sehr, sehr wohl ... Doch mit einem Mal verspürst *du großen Durst. Und du hörst ein Plätschern. Du wendest dich zur Seite und siehst, wie eine Quelle aus dem Boden entspringt. Du gehst zu dieser hin ... Dort angekommen, bückst du dich und trinkst von diesem warmen Quellwasser. Du löschst erst einmal deinen ganzen Durst ... Und du fühlst, wie sich in deinem Magen eine angenehme Wärme ausbreitet. Und du weißt auf einmal: Das ist Heilenergie. Dies ist eine Heilquelle. Und du trinkst noch mehr von diesem Heilwasser ... Nun erhebst du dich wieder und gehst weiter über diesen schönen Strand. Du fühlst dich sehr, sehr wohl ... Und mit einem Mal entdeckst du, wie rosa Wolken von allen Seiten auf dich zukommen ... Und mit einem Mal bist du ganz umgeben von diesen rosa Wolken. Du hast das Gefühl, mit ihnen zu schweben, denn ein wunderschönes Gefühl von Leichtigkeit und Sicherheit ist in dir ... Du erblickst zu deiner Linken, wie ein goldener Strahl hervorkommt und sich mit dem Rosa der Wolken vereint ... Und nun, in angenehmster Weise, berühren dich auch diese goldenen Strahlen. Ja, sie gehen sogar in dich hinein. Und du fühlst, wie sich in deinem Inneren ein angenehmes Gefühl von Freude, Liebe, Heilkraft, Selbstsicherheit und Harmonie ausbreitet ... Du weißt mit einem Mal: Das ist göttliche Energie. Diese goldenen Strahlen müssen aus einer göttlichen Quelle kommen. Und du spürst, wie dein ganzes Inneres mit dieser göttlichen Energie ausgefüllt wird ... Du entdeckst zu deiner Rechten, wie die Wolken ein richtiges Wolkenbett, genau passend für deine Größe, geformt haben. Und du zögerst nicht. Du legst dich nun auf dieses Wolkenbett und schließt deine Augen. Die goldenen Strahlen beschützen dich. Du gibst dich jetzt ganz dem Genuss hin, in diesem Wolkenbett zu liegen. Die goldenen Strahlen hüllen dich ein und beschützen dich. Du fühlst dich sehr, sehr wohl ... Dein Schutzengel (oder das Höhere Selbst oder der Geistführer) ist jetzt bei dir. Du bittest ihn, dich in dein heutiges Leben zu führen, denn du möchtest gerne wissen, warum du in deinem jetzigen Leben Angst hast,*

*etwas falsch zu machen, und warum du bei Dunkelheit Angst
hast, allein auf der Straße nach Hause zu gehen. Sprich deine
Bitte im Stillen aus ...*

*Und der Engel nimmt dich an die Hand. Ihr schwebt durch
eine dünne Wolkenwand und überquert eine langes Wolkenfeld
ganz in Gold und Rosa. Vor dir entdeckst du eine breite Wolkenwand mit vielen Toren darin. Und du weißt: Hinter jedem
dieser Tore befindet sich eines deiner früheren Leben. Doch
ganz rechts ist ein Tor, darüber steht dein heutiger Name. Du
weißt, hinter diesem Tor befindet sich dein heutiges Leben. Und
der Engel sagt zu dir: "Ich werde dich in die Vergangenheit deines heutigen Lebens begleiten. Wir werden durch dein ganzes
Leben gehen und dort anhalten, wo wir eine Verursachung für
deine beiden Ängste vorfinden, die du dann auflösen kannst.
Ich nehme diesen Kelch mit. Darin befindet sich die Kraft der
Liebe, der Vergebung und der Leid- und Schuldauflösung.
Trinke schon einmal einen Schluck daraus, damit du dir alles
ganz angstfrei ansehen kannst und ganz viel Liebe in dir hast."
Und du trinkst einige Schlucke daraus ... Du reichst dann den
Kelch zurück ... Und der Engel sagt: "Ich zähle gleich bis drei.
Dann ist dein heutiges Lebenstor geöffnet, und du befindest
dich bei einer Situation, wo deine Angst, nicht gut genug zu
sein und alles falsch zu machen, begründet ist. Eins, zwei, drei.
Das Tor ist auf. Jetzt bist du da. Schau auf deine Füße. Was
hast du an? Welche Kleidungsstücke trägst du? Wie alt bist du
jetzt? ... Schau dich um ... Wo befindest du dich? Was geschieht?"* (Hier könnte die Betreffende, falls sie weiblich sein
sollte, beispielsweise sagen, dass sie zwölf Jahre alt ist. Ihr Vater
ist bei ihr. Sie trägt die Suppenterrine herbei, stolpert aber über
den Teppichrand und schüttet den Inhalt über die Hose des Vaters. Nun schimpft er: "Du bist doch zu nichts zu gebrauchen.
Was habe ich doch nur für eine dusselige Tochter! Du bist sogar
zu blöd, um die Suppe aus der Küche zu holen. Ich wünschte,
ich hätte eine andere Tochter. Mutter, wir schicken sie am besten

41

in ein Internat. Ich will sie nicht mehr sehen, sonst ärgere ich mich noch zu Tode." Die mit so barschen Worten Angefahrene verlässt weinend das Esszimmer.)

T: *Und nun reicht dir dein Engel den Kelch mit der Flüssigkeit der Liebe, der Vergebung und der Leid- und Schuldauflösung. Nun stehe vor dem Vater. Kannst du ihm sagen "Bitte vergib mir, dass ich gestolpert bin und die Suppe ausgeschüttet habe."?*

P: *Bitte vergib mir, dass ich gestolpert bin und die Suppe ausgeschüttet habe.*

T: *"Und ich vergebe dir, dass du mich derart angeschrien und mich als dusselige Tochter bezeichnet hast."*

P: *Und ich vergebe dir, dass du mich derart angeschrien und mich als dusselige Tochter bezeichnet hast.*

T: *"Ich reiche dir nun den Kelch der Liebe. Trinke davon, damit sich deine Wut über mich nun auflösen möge."*

P: *Ich reiche dir nun den Kelch der Liebe. Trinke davon, damit sich deine Wut über mich nun auflösen möge.*

T: *Und nachdem er daraus getrunken hat, kannst du ihm auch sagen: "Ich liebe dich!"?*

P: *Ich liebe dich.*

T: *Schau mal in seine Augen. Verändert sich nun etwas bei ihm?*

P: *Er lächelt.*

T: *Wenn du möchtest, kannst du ihn jetzt umarmen ... Und nun stehe vor dir selbst. Reiche dir den Kelch und sage zu dir: "Liebe Petra, trinke aus diesem Kelch, damit deine Angst vor deinem Vater nun aufgehoben ist."*

P: *"Liebe Petra, trinke aus diesem Kelch, damit deine Angst vor deinem Vater nun aufgehoben ist."*

T: *Und nachdem du daraus getrunken hast, schau mal in dein Gesicht. Hat sich jetzt etwas verändert?*

P: *Die Tränen haben sich jetzt in Freudentränen verwandelt.*

T: *Kannst du nun auch zu dir sagen: "Ich liebe mich!"?*

P: *Ich liebe mich.*

T: Und nun frage deinen Engel, ob es noch eine andere Situation in deinem heutigen Leben gibt, ob es noch eine weitere Ursache für deine Angst, nie etwas gut zu machen oder nicht zu genügen, gibt.

P: Er sagt ja.

Und nun begebe man sich in gleicher Weise zu dem nächsten Ereignis. Vielleicht sind einige Erlebnisse aufzusuchen. Immer reiche man nach der Aufdeckung und dem Wiedererleben zuerst jenem, der die Angst bei einem verursachte, den Kelch, vergibt ihm, und dann trinkt man selbst aus diesem Kelch und befreit sich von aller Angst. Man könnte danach auch noch zu einer weiteren Angst gehen und die Auflösung auf die gleiche Weise durchführen.

Nachdem nun alle aufgedeckten Situationen aufgesucht worden sind und jeweils der Kelch der Vergebung, der Liebe, der Leid- und Schuldauflösung gereicht worden ist, sage man:

T: Dein Engel reicht dir nun einen großen Kiefernzapfen und sagt: "Stopfe all die in ihren Ursachen aufgedeckten Ängste in den Zapfen hinein." Und während du das tust, sage je dreimal: "Ich befreie mich von meiner Angst vor dem Vater ... Ich befreie mich von der Angst, wertlos zu sein ... Ich befreie mich von der Angst, nicht gut genug zu sein und alles falsch zu machen."

P: ...

T: Und der Engel entzündet vor dir eine Flamme und sagt: "Dies ist die Flamme der Verwandlung. Sie besteht aus reinem Licht. Alles, was in sie hineingelegt wird, verwandelt sich in die Liebe zurück." Nun lege deinen Zapfen in diese Flamme. Das tust du ... Und auf einmal löst sich dieser Zapfen auf ... Du verspürst eine große Erleichterung. Und nun sage jeweils dreimal: "Ich bin jetzt frei von meiner Angst vor dem Vater ... Ich bin jetzt frei von der Angst, wertlos zu sein ... Ich bin nun frei von der Angst, nicht gut genug zu sein und alles falsch zu machen."

P: ...

T: Und sage nun: "Von nun an bin ich eine selbstbewusste, attraktive, liebende und angstfreie Frau." Sage es dreimal.

P: Von nun an bin ich eine selbstbewusste, attraktive, liebende und angstfreie Frau ...

T: Und der Engel nimmt einen silbernen Stab hervor und hüllt dich in einen Kokon aus dem Licht reinster Liebe ... Und auf einmal befindest du dich in dem Lichtkokon. Du spürst eine ganz hohe Liebesschwingung in dir. Diese totale Liebe erfüllt nun dein ganzes Sein und heilt alles in dir.

T: Und mit einem Mal befindest du dich wieder unten am Strand. Dort ist die Heilquelle. Du gehst zu ihr hin und trinkst von diesem warmen Heilwasser. Denn du weißt, in diesem Wasser ist die Kraft, alles in dir zu heilen ... Und du gehst nun über den Strand zurück in jene Richtung, aus der du gekommen bist. Du fühlst dich wie eine neue, angstfreie Frau. Und nun sage nochmals jeweils dreimal: "Ich bin nun frei von meiner Angst vor dem Vater."

P: Ich bin nun frei von meiner Angst vor dem Vater ...

T: "Ich bin jetzt frei von der Angst, wertlos zu sein."

P: Ich bin jetzt frei von der Angst, wertlos zu sein ...

T: "Ich bin nun frei von der Angst, nicht gut genug zu sein und alles falsch zu machen."

P: Ich bin nun frei von der Angst, nicht gut genug zu sein und alles falsch zu machen.

T: Und nun sage auch, was für eine Frau du von nun an bist. Sage es dreimal.

P: Von nun an bin ich eine selbstbewusste, liebende und angstfreie Frau ...

T: Und du gelangst zu einem kniehohen Stein. Du setzt dich darauf und schließt deine Augen. Du kannst dich an alles erinnern. Es wird nun bis drei gezählt. Und bei drei bist du wieder im Hier und Jetzt. Es ist der (Tag, Jahr, Ort). Eins, zwei, drei. Du öffnest deine Augen.

Es empfiehlt sich, dass der Klient sich seine Neuprogrammierung aufschreibt und sie in den ersten Wochen mehrere Male täglich laut oder im Stillen aufsagt. Solche Rückführungen in das heutige Leben haben meist spontanen Erfolg. Bleibt dieser jedoch aus, muss unbedingt eine Rückführungstherapie mit einem Rückführungsleiter durchgeführt werden.

Ängste aus früheren Leben

Bevor wir auf die Gruppierungen von Ängsten eingehen, möchte ich hier einen Professor der Psychiatrie in Amerika vorstellen, der wesentlich dazu beitrug und immer noch beiträgt, dass die Rückführungstherapie nun von vielen Psychiatern und Psychotherapeuten angewandt wird und sich immer mehr ausbreitet, so dass sie bald Bestandteil der allgemeinen Ausbildung für Medizinstudenten sein wird. Dieser Professor heißt Dr. Brian Weiss, von dem mehrere Bücher auch schon in deutscher Sprache erschienen sind. In einem Interview 2012 [5] plädiert er dafür, dass man die Suche nach den Ursachen von Symptomen nicht nur auf dieses Leben beschränkt, da sie auch in einem oder mehreren früheren Leben zu finden sein können. Deckt man diese dort auf, kann vollkommene Heilung geschehen. Auch äußert er sich über die Vorzüge der Rückführungstherapie (*regression therapy*) – besonders hinsichtlich der psychischen Störungen und Phobien, denn diese können ebenfalls durch diese Therapie geheilt werden. "Wir haben festgestellt, dass Patienten von ihren Ängsten befreit sind und dass sie auch ihre Angst vor dem Tod verlieren, nachdem sie erfahren haben, dass sie ja in Wirklichkeit nicht gestorben waren." Nach ihrem Tod schweben sie meist über ihrem Körper und sehen ihren irdischen Körper unter sich. Schließlich treffen sie in einer Lichtwelt ehemals geliebte Personen wieder. Nach einem solchen Rückführungserlebnis in den Nachtodzustand "beginnen sie, mit ihrem gegenwärtigen Leben ganz anders umzugehen."

1. Soziale Ängste

Unter *sozialen Ängsten* versteht man die Angst, die man in der Familie, Partnerschaft – kurzum mit oder bei bestimmten Personen oder Menschen verspürt. Die von mir angeführten Beispiele sind den jeweiligen Hauptproblemen zugeordnet. Dennoch zeigte sich, dass viele Ängste verbunden sind mit anderen Ängsten, die eigentlich wieder zu einer anderen Kategorie gehören. So können sich zum Beispiel bei der Aufdeckung der Ursachen von Ängsten innerhalb der Familie auch Nebenängste offenbaren wie zum Beispiel die Angst, verlassen zu werden, die Angst vor den Blicken von Männern, die Angst vor dem Herunterfallen, die Angst, ein Kind zu verlieren, eine Hundephobie und dergleichen. Es können also zusätzlich Ängste aufgedeckt werden, die genauso gut unter einer anderen Kapitelüberschrift stehen könnten. Beginnen wir mit der Angst innerhalb der Familie.

a. Ängste innerhalb der Familie

Obwohl dieser Fall schon in meinem Buch *Das große Karma-handbuch* (3. Teil, 31. Kapitel) beschrieben ist, möchte ich jetzt folgende Begebenheit aus der Perspektive von Manuelas Mutter wiedergeben. Manuela hatte in einem früheren Leben um 1770 ihre jetzige Mutter vergiftet. Diese war nun mit ihrer früheren Mörderin schwanger. Sie wollte das Kind unbedingt verlieren aus *Angst*, dass da etwas Schlimmes aus ihr herauskommen könnte, das ihr Probleme bereiten würde. Wie kann sich eine solche Angst überhaupt in der Psyche etablieren? Hierzu muss ich zuerst ein wenig ausholen, damit die Zusammenhänge verständlich werden.

Wenn mir im heutigen Leben jemand etwas Böses antut, mich schlägt, betrügt, verleumdet, so habe ich diese Tatsachen in meinem Gedächtnis gespeichert. Und sollte ich diesen Übeltäter treffen, werde ich ihm aus dem Weg gehen oder vielleicht sogar auf Rache sinnen. Die Erinnerung an ihn samt meiner damit verbundenen

47

Gefühle bleibt mein ganzes Leben lang bestehen. Aber meine Gefühle sind nicht nur in meinem Gedächtnis gespeichert, sondern auch in meiner Seelenspeicherung, im sogenannten Emotionalkörper, den wir von Inkarnation zu Inkarnation in jedem erneuten Erdenleben wieder übergestülpt bekommen, und zwar mit allen Inhalten, die noch nicht gelöscht beziehungsweise ausgeglichen sind. Somit tragen wir in uns auch noch alle positiven und negativen Erlebnisse aus früheren Leben, sind wir doch die Summe aller Erlebnisse, die wir als Seele in verschiedensten Leben erfahren haben.

Jede Seele hat eine ihr ganz eigene spezifische Schwingung, die ein jeder von Inkarnation zu Inkarnation in sich trägt. Diese Schwingungen, sind sie intensiv genug, werden auch von den Seelenschwingungen anderer aufgenommen und in ihrem Emotionalkörper, der "Datenbank der Gefühle" (R. Dahlke), gespeichert. Hat man sich in einem früheren Leben sehr in einen anderen verliebt, so wird man in einer erneuten Inkarnation, wenn man dieser früher geliebten Person wiederbegegnet, sofort eine Anziehung spüren, die sogar als Liebe auf den ersten Blick interpretiert werden könnte. Im umgekehrten Fall verhält es sich genau andersherum. Hat mir ein Mensch in einem früheren Leben etwas Widriges angetan, mich belogen, hintergangen, betrogen oder gar getötet, so ist die damals entstandene Seelenschwingung samt den negativen Inhalten auch in meinem Emotionalkörper gespeichert. Treffe ich also eine solche Person wieder, dann entsteht sofort eine Ablehnung, oder man geht ihr völlig aus dem Weg. Ja, man hat vor solch einer Person eine unerklärliche Angst und befürchtet, dass sie wieder etwas Schlimmes verüben könnte.

Und nun zurück zu Manuelas Mutter, die wir Gertrud nennen wollen. Nach entsetzlichen Wehen und einer heiklen Geburt wollte man ihr das Baby auf den Bauch legen. Doch sie schrie nur: "Weg! Weg! Ich will sie nicht an mir haben." Wir verstehen nun, dass die unbewussten Angstgefühle, die sie schon während der Schwangerschaft hatte, zurückgekehrt waren. Und sie war froh, dass ihre frühere Mörderin zuerst einmal in eine Klinik kam. Doch als man ihre Tochter nach Hause brachte, wollte Gertrud sie nie sehen. Das Kind durfte sich nie mit ihr in einem Raum aufhalten, von Muttermilch schon einmal ganz zu schweigen, musste doch eine Amme die Kleine stillen. Als nun Manuela heranwuchs, musste sie mit der Haushaltshilfe in der Küche essen, während ihre anderen Geschwister mit ihren Eltern die Mahlzeiten im Speisezimmer zu sich nahmen. Und trafen sich beide, Mutter und Tochter, zufällig im Flur, so stellte sich Manuela mit dem Gesicht zur Wand in eine Ecke. Sie hatte Angst vor ihrer Mutter – vielleicht die Angst vor möglicher Rache, – und jene hatte Angst, dass diese wiedergeborene Mörderin ihr eventuell wieder etwas antun könnte.

In der Rückführung, die ich vor den Teilnehmern meines Ausbildungsseminares demonstrierte, war sie in einem früheren Leben im Haushalt der heutigen Gertrud in Wien angestellt und unterhielt ein heimliches Liebesverhältnis mit deren Mann. Da sie ihn unbedingt ganz für sich haben wollte und eine Scheidung damals nicht möglich war, vergiftete sie ihre Hausherrin. Nachdem die Sachverhalte in der Rückführung aufgedeckt worden waren, begab sich Manuela in jenes Leben und überreichte der Vergifteten den Kelch und bat sie um Vergebung, wie sie auch den Kelch ihrer eigenen damaligen Seele gab und sie nun von aller Schuld befreite. Alsdann kehrte die sich noch immer in Trance befindliche Manuela in ihrer Vorstellung ins heutige Leben zurück. Sie stand vor ihrer Mutter und, indem sie ihr den Kelch der Liebe, der Vergebung, der Leid- und Schuldauflösung reichte, bat sie, ihr zu vergeben, wie sie auch ihr vergab, dass sie sie in diesem Leben als Mutter so abweisend behandelt hatte.

Etwa eine Woche später erhielt ich einen Brief von Manuela, dass ihre Mutter sie zu sich nach Hause eingeladen und sie sogar umarmt hatte. Und als ich Manuela drei Jahre später auf einer Messe traf und sie nach ihrem Verhältnis zu ihrer Mutter fragte, berichtete sie mir, dass sie jetzt Freundinnen seien. Beider Ängste voreinander waren durch den Vergebungsakt bei der Rückführung aufgelöst worden. Denn obwohl die Mutter vorerst noch nichts von der Therapie ihrer Tochter wusste, hatte die Vergebungszeremonie dennoch gewirkt. Die Mutter hatte sich doch unbewusst danach gesehnt, dass die Tochter sich endlich bei ihr entschuldigte für ihre hinterlistige Tat in jenem Leben in Wien.

Viele Ängste können innerhalb einer Familie auftreten. Zum Beispiel kann die Mutter die *Angst* haben, *keine gute Mutter zu sein*. In solchen Fällen hat man als vormalige Mutter sein Kind vernachlässigt oder gar misshandelt. Wie einige Fälle zeigten, hatten es vergewaltigte und schwanger gewordene Frauen schwer, das ausgetragene Kind zu lieben, da es sie immer an die grausame Vergewaltigung erinnerte. Außerdem war man dann als Hure abgestempelt, fand kaum oder nur schmutzige Arbeit – und alles nur, weil man dieses verhasste Kind, den Grund für das verpfuschte Leben, bekommen hatte. Dieses Kind hatte schrecklich unter der "bösen" Mutter zu leiden, wurde geschlagen oder anderweitig bestraft, vor allem mit Liebesentzug. Im Jenseits erkennt die Mutter ihre Lieblosigkeit und bittet das Kind bei der Wiederbegegnung darum, ihr die Chance zu geben, durch vermehrte Zuwendung und Liebe alles wiedergutzumachen. Oft schlägt sie vor, in einem nächsten gemeinsamen Leben wieder ihr Kind zu werden. Nun ist zum Beispiel dieses Kind ihre Tochter, die unehelich zur Welt kam. Gemäß ihrer jenseitigen Programmierung, dieses Kind mit besonderer Hingabe und Liebe aufzuziehen, fällt es ihr trotzdem sehr schwer, da sie nun beruflich eingeschränkt ist, so dass sie manches Mal darüber verärgert ist und ihren Frust hin und wieder an der Tochter auslässt. Doch unbewusst wird sie an ihr jenseitiges Versprechen erinnert, das in ihr nun die Angst hochsteigen lässt, keine gute Mutter zu sein. Und die Tochter wird in diesem Leben *Angst vor ihrer Mutter* haben samt dem Gefühl, nicht genug geliebt zu werden. Sie mag *Angst* haben, ihr *nicht zu genügen*, oder sie buhlt um ihre Liebe – oder im Gegenteil: Sie entzieht sich ihrer Nähe. So kann auf beiden Seiten ein Hin und Her von Zuneigung und Ablehnung entstehen, gepaart mit unterschwelligen Ängsten. Doch mit Hilfe jeweils einer Rückführung samt dem Vergebungsritual können in den meisten Fällen mit einem Mal alle Disharmonien aufgelöst werden.

So kann auch eine Tochter *Angst vor dem Vater* haben, auch wenn sie ihm in diesem Leben nichts vorzuwerfen hat und er vielleicht besonders freundlich zu ihr ist und sie bei verschiedenen Gelegenheiten mit teuren Geschenken bedenkt. Doch sie lässt sich nicht von ihm anfassen oder umarmen, während er ihre anderen Geschwister dagegen gerne und liebevoll an sich drückt. Denn ihre Angst vor ihm kommt aus ihrem Unterbewusstsein. In Rückführungen bei derlei Ängsten stellt man immer fest, dass der Vater sie in früheren Leben vergewaltigt oder gar erwürgt hat, weshalb es auch sein könnte, dass sie im heutigen Leben, wenn sie ihrem Vater begegnet, das Gefühl überkommt, dass sich ihr Hals zusammenschnürt.

Obwohl im Familienkreis Ängste vor einem der Mitglieder selten sind, kommen sie, wie wir gerade gesehen haben, dennoch vor. Es kann sogar ein Junge vor seiner kleineren Schwester eine *"unbegründete"* Angst haben. In der Rückführung würde sich herausstellen, dass sie ihn zum Beispiel vormals verraten hat und er dadurch zum Tode verurteilt wurde. Bei ihm wird ein unbestimmtes Gefühl für diese Jüngere vorhanden sein in Verbindung mit einer heimlichen Angst, dass sie ihm wieder Schaden zufügen könnte. Auch die Vorlieben für einige Familienmitglieder hängen im Übrigen nicht nur von gegenwärtigen Erfahrungen ab, sondern oft in viel größerem Umfang von früheren.

Ein anderes Phänomen, warum man vor einer bestimmten Person, ja selbst bei jemandem im Familienkreis *unbegründete Angstgefühle* hat, besteht darin, dass diese Person einen an jemanden aus einem früheren Leben erinnert, der einem sehr geschadet hat, der einen betrogen, verlassen, geschlagen oder gar umgebracht hat. Umgekehrt mag eine Person vor einem anderen eine unbegründete Angst haben und ihm ausweichen, da man demjenigen in früheren Leben Schmerzliches seelischer oder körperlicher Art zugefügt hat.

b. Ängste in der Partnerschaft

Es ist bekannt, dass einige Frauen sich einen Partner aussuchen, der ebenso streng und bevormundend ist wie ihr Vater. Ständig lebt diese Frau nun in der Angst, dass er sie vielleicht ebenfalls schlagen oder ausschimpfen könnte, da er immer etwas zu beanstanden hat. Hier liegt meistens ein *Selbstbestrafungsmechanismus* vor. Diese Frau hatte im früheren Leben etwas sehr Schlimmes, was vielleicht vormals nicht bestraft und somit gesühnt worden ist, begangen und will nun durch die Schläge des Mannes endlich für ihre vormaligen Missetaten bestraft werden, wozu sie ihm unbewusst, fast zwanghaft Gründe liefert. Sie hat *Angst vor* ihrem Mann und seinen *Schlägen*, trotzdem lässt sie sich nicht scheiden und erduldet ihr Martyrium. Und eigenartigerweise möchte sie ihn und seine Schläge nicht missen. Sie verzeiht ihm sicherlich auch sein häufigeres Ausgehen mit Freunden, wonach er oft angetrunken zurückkommt. Wenn sie ihn auf der Treppe hochkommen hört, zittert sie schon vor Angst, denn er wird sicherlich gleich einen Grund finden, sie zu schlagen oder gar, wie so oft, zu vergewaltigen.

Hier liegt ein paradoxes Phänomen vor: die *Angst vor Schlägen* und trotzdem die Angst, dass sie nicht mehr geschlagen werden könnte, wenn der Ehemann sie verlassen würde. Hierbei handelt es sich nicht um Masochismus. Denn Masochisten freuen sich auf das Gequältwerden. Diese Frau aber zittert vor Angst, dass sie wieder psychisch oder physisch geschlagen werden könnte. Und dennoch fordert sie unbewusst diese Selbstbestrafungen heraus.

Viele Partnerschaften brechen auseinander, obwohl der eine oder die andere *Angst vor Trennung* hat. Der Mann, der fremdgegangen ist, hat Angst, dass seine Partnerin es herausbekommen und sich deshalb trennen könnte. Oder er, wenn er heimlich homosexuell ist, wird Angst haben, dass seine Frau es herausfindet und ihn deshalb verlassen könnte. Oft sind Homosexuelle schon in früheren Leben "schwul" gewesen und mussten die sexuellen Neigungen unter Ängsten geheim halten. Und wurden sie vielleicht sogar verachtet, verspottet, verprügelt, wenn nicht sogar zu Tode gesteinigt, steigert sich diese Angst noch zusätzlich im heutigen Leben. Eine heutige Angst kann sich durch die Erlebnisse aus früheren Leben potenzieren.

Erreichen Frauen ein gewisses Alter, beschleicht sie oftmals die *Angst, dem Partner nicht mehr zu genügen*. Sie lassen, aus Angst, ihn an eine Jüngere zu verlieren, ihre Brüste straffen oder vergrößern, kaufen sich Reizwäsche und pflegen mehr als zuvor ihr Aussehen. Denn hinzu könnte kommen, dass sich ihr Ehemann in einem früheren Leben einer anderen zugewandt hat, so dass ihre unbewusste Speicherung im Emotionalkörper diese Ängste verdoppelt. In sehr vielen Fällen, wie ich in den Therapien herausfand, geht die Angst, einen Partner zu verlieren, mit vormaligen Erlebnissen Hand in Hand, bei welchen man seinen Partner zum Beispiel durch törichtes Handeln oder Fremdgehen verloren hat. Und nach diesem Verlust hat man sich programmiert: "Ich will meinem Ehemann nie wieder einen Grund geben, mich zu verlassen." Und nun lebt die Ehefrau in der Angst, ihm nicht alles recht zu machen und ihm damit einen Anlass zu liefern, sich von ihr zu trennen.

c. Angst vor dem Alleinsein

Die *Angst vor dem Alleinsein* gliedere ich auch unter den *sozialen Ängsten* ein, denn es geht hierbei um das Getrenntsein von Angehörigen oder sogar von Menschen im Allgemeinen. Diese Angst ist meiner Erfahrung nach unter allen Ängsten die verbreitetste. Sie ist breit gefächert und beinhaltet *die Angst vor*

Einsamkeit, vor Trennung, vor Isolation, vor dem Verlassenwerden, vor dem Kranksein und *vor dem Altwerden*.

Jörg, ein Achtundzwanzigjähriger mit Minderwertigkeitskomplexen, betonte in der Anamnese seine *Angst vor dem Alleinsein*. Zurückgeführt zur Ursache in ein früheres Leben, nahm er sich 1929 als einen fünfundzwanzigjährigen Arbeiter in den USA wahr, der seine Frau schlug. Einige Jahre später verließ sie ihn mit dem Kind. Er verlor, da er nun dem Alkohol anheimfiel, seinen Arbeitsplatz und sprang von einer Brücke. Seine heutige Frau, die sich nach drei Monaten Ehe wieder von ihm trennte, ist jene frühere Frau. Jörg hatte auch schon während der Ehe immer die *Erwartungsangst*, dass sie ihn verlassen könnte.

In einem anderen Leben war er ein neunjähriger sizilianischer Bettlerjunge namens Pedro, der von denen, die er bestohlen hatte, beim Ertapptwerden oft getreten und mit Schimpfworten wie "Du Sohn einer Hure!" gescholten wurde. Tatsächlich lebten uneheliche Kinder zumeist vom Betteln. Sie waren Ausgestoßene, hatte doch, wie es der kirchlichen Logik entsprach, der "Teufel" ihre Mutter verführt. Schließlich wurde Pedro abhängig von einem Mann, für den er stehlen musste. Nach seinem Tod mit fünfundsechzig fragte ich ihn: "Wenn du auf dein Leben zurückschaust und einen Satz über dein Leben sagen solltest, der mit 'Ich will nie wieder ...' beginnt, was würdest du sagen?" Und prompt antwortete er: "Ich will nie wieder allein sein."

Menschen mit einer *Angst vor dem Alleinsein* waren in früheren Leben Alleingelassene, da der Partner verstarb oder da durch den Krieg alle Familienmitglieder umgekommen waren. Viele waren Ausgestoßene, Bettler oder Verfolgte, die sich verstecken mussten oder irgendwo einsam verstarben und sich oft auch, um diesem Einsamkeitsgefühl ein Ende zu setzen, das Leben nahmen.

Noch ein anderes Beispiel. Erich ist ein achtundzwanzigjähriger Bankkaufmann. Er hat sich vor einigen Monaten nach dreimonatiger Ehe wieder scheiden lassen, obwohl er und seine Partnerin schon fünf Jahre vor der Heirat ein Paar gewesen waren. Neben seinen Minderwertigkeitsgefühlen und dem Verlust seiner Ehefrau, beschlich ihn immer wieder die *Angst vor dem Alleinsein*.

Er lebte als Josef Anfang des 20. Jahrhunderts in Amerika. Wegen sexueller Disharmonien begann er zu trinken und schlug seine Frau. Sie nahm die gemeinsame Tochter und verließ ihn auf Nimmerwiedersehen. Nun gestalteten sich seine Alkoholexzesse noch dramatischer. Er verlor seine Arbeitsstelle. Die Angst vor dem Alleinsein samt dem Glauben, dass sein Leben von nun an nutzlos wäre, trieb ihn dazu, sich von einer Brücke zu stürzen.

Diese damalige Frau ist im heutigen Leben ebenfalls seine Frau – und wieder hat sie ihn verlassen. Er hatte seine Aufgabe ihr gegenüber damals in den USA nicht bestanden. Und so wird bei der Planung im Jenseits oft verfügt, dass man erneut in eine ähnliche Situation versetzt wird, um bei einem wiederholten Mal die Chance zu erhalten, mit derselben Seele nun ein harmonisches Leben zu führen. Nun hat er auch diese Chance vertan. Doch sie wird ihm sicherlich in einem späteren Leben nochmals präsentiert werden. Es ist im Grunde eine Gnade von höherer Seite, dass wir "verpatzte" Taten wiedergutmachen dürfen, und manchmal benötigten wir dafür mehrere Lebensanläufe.

Das Thema Verlassenwerden hat wohl eine jede Seele im Laufe ihrer Erdenleben sicherlich einmal, wenn nicht öfter durchleiden müssen. Deshalb ist es kein Wunder, dass die *Angst vor dem Verlassenwerden* in der Psyche der Menschen so weitverbreitet ist. Und nach diesem Verlassenwordensein stellt sich oft die *Angst vor Einsamkeit* und die *Angst vor dem Alleinsein* ein.

Es zeigten sich aber noch zwei andere frühere Leben von Erichs Seele, die seine *Angst vor dem Alleinsein* verstärkten. Er erlebte sich vor zweihundert Jahren als neunjährige Waise in Catania auf Sizilien, der, nachdem die Eltern von einer Krankheit hinweggerafft worden waren, nun vom Betteln lebte. Und da Bettelkinder oft ausgesetzte Bastarde waren, belegten ihn die Gassenjungen mit Schmährufen wie: "Du Sohn einer Hure!" Im fortgeschrittenen Alter stahl er für einen Mann. Er kannte keine Verwandten, hatte keine Freunde außer jenem Alten. Nach dessen Tod lebte er noch vier Jahrzehnte allein und ohne Bezugsperson. Und als er mit fünfundsechzig Jahren als Bettler starb, lautete seine Programmierung: "Ich will nie wieder allein sein."

In dem Leben als US-Soldat erlitt er 1944 in Frankreich eine Beinverwundung, so dass dieses amputiert werden musste. Zurückgekehrt in die Heimat verbrachte er sein weiteres Leben auf Krücken. Er wagte es nicht, eine Beziehung einzugehen, beziehungsweise er traf keine Frau, die sich mit ihm einlassen wollte. Und somit blieb er bis zu seinem Lebensende ganz allein.

Der *Angst vor dem Verlassenwerden* liegen meistens Erlebnisse aus früheren Leben zugrunde, in welchen man oft vom Ehemann verstoßen wurde. Oder der Ehemann musste in den Krieg ziehen und kehrte nicht wieder zurück. Eltern übergaben ihr Kind früher häufig auch dem Kloster, da sie es nicht selbst ernähren konnten oder weil es früher in manchen Diözesen üblich war, den Erstgeborenen ins Kloster zu schicken. Die Kirche war daran sehr interessiert, da dieser Erstgeborene natürlich der Erbe war, dessen Besitz dann dem Kloster zufloss, das ihn wiederum verpachtete. Die Seele eines solchen weggegebenen Kindes wird in späteren Leben als Kind wahrscheinlich immer noch Angst verspüren, weggegeben oder verlassen zu werden.

In einem anderen Fall war eine heute sechsundzwanzigjährige Ukrainerin im 18. Jahrhundert in Frankreich eine Fünfundzwanzigjährige namens Brigitte, die bei ihrem Verlobten lebte. Trotz des festgesetzten Termins für die Hochzeit verließ er sie wegen einer anderen. Mit dreiunddreißig heiratete sie einen Adligen, der sie nach anfänglicher Leidenschaft zu schlagen begann. Sie verließ ihn, lebte später allein im Wald und fand einen verwaisten Bettelbuben, den sie zu sich nahm. Sie liebte ihn sehr. Doch mit siebzehn verließ er sie. Daraufhin blieb sie bis zu ihrem Greisenalter allein.

Je massiver man das Verlassenwerden in einem oder in mehreren Leben empfunden hat, desto stärker ist die Seelenprägung und die Angst vor dem Verlassenwerden.

Zu diesen Ängsten, wie ich gerade beschrieben habe, gehört auch die *Angst, den Partner/die Partnerin zu verlieren*, glaubt man doch eventuell, ohne ihn oder sie für den Rest des Lebens allein sein zu müssen. Um den Partner nicht zu verlieren, achtet man beispielsweise auf die Figur. Eine Frau mag *Angst haben, zu fett oder zu dünn zu sein*, sie möchte dem Partner auf jeden Fall gefallen, um ihm keinen Grund zu geben, sie zu verlassen oder fremdzugehen. Und häufig ist ein Gleiches schon in einem oder mehreren früheren Leben passiert. Auch hat man oft *Angst, dem Partner oder der Partnerin sexuell nicht zu genügen*, wurde man aus diesen Gründen in früheren Leben doch schon verlassen. Wie wir noch deutlicher sehen werden, hat das im heutigen Leben für eine Angst vordergründig Erscheinende tiefer gehende Ursachen, die in früheren Leben angesiedelt sind.

Hat jemand *Angst vor Verlust*, die, wie sich dann herausstellt, in früheren Leben begründet ist, so führe ich die sich im früheren Leben befindliche Person nach dem Tod ins Jenseits und lasse sie die Wiederbegegnung mit den Personen erleben, über deren Verlust sie so sehr getrauert hat. Alle Mütter, die im früheren Leben ihr Kind, oder alle diejenigen, die ihre am meisten geliebte Person verloren haben, werden diese im Jenseits wiedersehen. Allein dieser therapeutische Effekt löst in den meisten Fällen die Verlustangst auf.

Die *Angst vor dem Enttäuschtwerden* steht oft der *Angst vor dem Verlassenwerden* nah. So sah sich eine Sechsunddreißigjährige in einem früheren Leben als Junge, der von Klassenkameraden verprügelt wurde, während sein bester Freund feige danebenstand und nicht einschritt. Viele vormals Enttäuschte haben erleben müssen, dass die Personen, die ihnen am nächsten standen, ihre Versprechen nicht gehalten haben, woher in der Gegenwart –

besonders denen gegenüber, die damals bereits mit ihnen inkarniert waren – neben einem Misstrauen die Angst vor dem Enttäuschtwerden erlebt wird. Eine Frau hatte ihrem Geliebten vielleicht hoch und heilig ein Eheversprechen gegeben. Doch als dieser aus dem Krieg, von einer langen Reise oder als Seemann zurückkehrt, ist sie anderweitig verheiratet. In einem anderen Fall leidet eine Frau heute unter der Angst, wieder enttäuscht zu werden, hatte sie im früheren Leben doch als Mann erleben müssen, wie seine Geliebte sich plötzlich einem anderen zuwandte und diesen heiratete.

Doch solch eine Enttäuschung muss nicht allein an nahestehende Personen gebunden sein. Die Offiziere können einen bei der Ordensverleihung übergangen haben. Ein König könnte seinen Marschall, anstatt ihn wie versprochen für den Sieg zu belohnen, aufgrund von Verleumdungen ins Gefängnis werfen lassen. Selbst wenn jemand mit dieser Angst im jetzigen Leben wieder eine tiefe Enttäuschung erlebt, was dann als Ursache angesehen wird, so sollte man sich zurückführen lassen, um nachzusehen, ob die Angst nicht außerdem noch tiefere Wurzeln in vergangenen Zeiten aufweist.

Amda ist eine zweiunddreißigjährige Inderin. Sie hat *Angst, ihren Lebenspartner nicht zu finden.* Fünfzehn Jahre lang unterhielt sie eine Gelegenheitsbeziehung mit ihrem sehr geliebten und verehrten spirituellen Lehrer. Er wollte sich jedoch zu ihrem großen Bedauern für sie nicht von seiner Frau und den Kindern trennen. Er sprach von ihr als seiner "ältesten Tochter". Schließlich fanden die Treffen mit ihm ein Ende. Und es dauerte nicht lange, dann lernte sie einen anderen Verheirateten kennen, mit dem sie wieder heimliche Hotelverabredungen arrangierte. Auch er wollte sich nicht von seiner Familie trennen. "Warum", so äußerte sie, "finde ich nur verheiratete Männer und keine ledigen? Ich möchte doch unbedingt heiraten und auch Kinder bekommen."

In der Mitte des 19. Jahrhunderts war sie eine zweiundzwanzigjährige Unverheiratete namens Julia. Auf einem Fest lernte sie einen gut aussehenden Soldaten ohne Ring am Finger kennen, in den sie sich verliebte. Sie schliefen einige Male miteinander, und er versprach, bald wieder zurückzukehren, sobald er Urlaub bekomme. Als er nach einigen Monaten zurückkehrte, offenbarte sie ihm glücklich, dass sie von ihm schwanger sei, und sagte, dass sie dem Kind zuliebe baldmöglichst heiraten sollten. Bestürzt beichtete er ihr, dass er schon verheiratet sei und Kinder habe. Für sie war nun klar, dass sie ihn nie für sich würde haben können. Ihre große Liebe, wie sie diese nannte, war nun zerbrochen. Sie sahen sich tatsächlich nicht wieder. Doch sie trauerte ihm ihr ganzes Leben lang nach, immer in der Hoffnung, dass er vielleicht doch irgendwie noch zu ihr zurückfinden würde. Und ihre abschließende Lebensprogrammierung lautete: "Ich will nie wieder allein sein." Nach ihrem Tod suchte sie im Jenseits nach ihm. Doch ihr wurde mitgeteilt, dass seine Seele schon wieder inkarniert sei. Und das Höhere Selbst offenbarte ihr, dass dieser Inkarnierte jener Geliebte ist, mit dem sie fünfzehn Jahre lang eine Beziehung eingegangen war. Mit ihm habe sie schon fünfzehn frühere Leben verbracht. Ihre Aufgabe in dem heutigen Leben sei es, das Loslassen zu lernen.

In einem weiteren Leben wurde aufgedeckt, dass die Seele von Amda einst ein verheirateter Mann war, der seine ihn über alles liebende Frau und seine Kinder verließ, um wie Buddha durch Meditation und das Lernen bei weisen Meistern sein Seelenheil zu finden, um schließlich aus dem Rad der ewigen Wiedergeburt auszusteigen. Und ebenso wie Julia wohl hoffte, dass ihr Geliebter eines Tages doch noch zu ihr zurückkehren würde, hoffte nun in gleicher Weise die verlassene Frau aus dem letzten Leben, dass ihr Mann zu ihr zurückfinden würde. Amda wartet immer noch auf ihren für dieses Leben vorgesehenen Lebenspartner.

Es ist in der psychologischen und psychiatrischen Behandlung eine Tatsache, dass mehr Frauen als Männer wegen diverser Ängste Hilfe suchen. Das kann man zum einen damit erklären, dass Männer zu stolz sind, sich Ängste einzugestehen und mögliche Hilfeangebote zu suchen, zum anderen kann es aber auch mit früheren Leben zusammenhängen. Am Anfang stand das Täterleben, vor welchem man natürlich schon andere Leben gehabt haben könnte. Nach meiner Schätzung ist man in "ausgemachten" Täterleben zu achtundneunzig Prozent ein Mann. In solchen sehr schwerwiegenden Leben hat man zumeist getötet und auch vergewaltigt. Die Seele wird nun als Frau wiedergeboren, um ein Gleiches oder Ähnliches zu erleben – oft auch noch in den nachfolgenden Leben. Und das Vergewaltigtwerden geschieht immer in einem ausgleichenden Opferleben. Aber als Täter hatte man nicht nur Frauen großen körperlichen und seelischen Schaden zugefügt, sondern auch Männer getötet, sei es im Kampf oder auch mutwillig, um seine vom Ego gesteuerte Dominanz zu beweisen. Dadurch sind die Ehefrauen und die Kinder der Getöteten zu Witwen und Waisen geworden. In Opferleben wird man sich nun als karmischen Ausgleich ebenfalls in Situationen gestellt finden, wo man den Ehemann oder seine Kinder verliert. Hieraus ergeben sich *Ängste vor dem Alleinsein, Ängste vor Einsamkeit, Ängste vor Armut, Angst vor Verlust* und andere. Zwischen den Frauenleben ist man aber auch wieder ein Mann. Und wenn man wieder als Frau ein Leben durchschreitet, steht immer noch karmisches und noch nicht getilgtes Ausgleichsgeschehen an, das sich nun wieder manifestiert. Dies ist meiner Meinung nach einer der Hauptgründe, warum Frauen als "das schwächere Geschlecht" mehr unter Ängsten leiden als Männer.

Der Psychiater Professor Bandelow konnte mit Hilfe seiner Studenten nach ausgiebigen Recherchen nachweisen, dass die Behauptungen der Psychoanalytiker und anderer Psychologen, dass die frühe Kindheit nahezu allein für die Folgen von Ängsten bei Erwachsenen verantwortlich ist, kaum haltbar sind. Und er wagt zu schreiben, dass derartige Ängste "vielleicht angeboren" sein könnten. [6] Doch die These, dass diese vielleicht aus früheren Leben mitgebracht wurden, ist für ihn, anders als für C. G. Jung

(47), anscheinend noch nicht überzeugend genug, obwohl Bandelow an anderer Stelle schreibt, dass uns "Relikte aus grauer Vorzeit" (*Das Angstbuch*, Reinbek 2009, 167 ff.) noch bis heute verfolgen. So könnte man in einer Höhle in früherer Zeit verschüttet worden sein, weshalb man Angst vor Höhlen (Klaustrophobie) hat. Doch dann widerspricht er sich, indem er die Urängste als vererbte Anlagen nicht bei derselben wiedergeborenen Seele einordnet, sondern bei genealogisch nachgeborenen Seelen, bei denen sich in den folgenden Generationen die vormals gespeicherten Ängste manifestierten. Und er kommt zu dem Resultat, dass sich Phobien vor Dingen entwickeln, "die heute harmlos sind, in der Urzeit aber bedrohlich waren." So konnte auch nachgewiesen werden, dass Kleinkinder angeborene Höhenängste aufweisen. Und im Schlusswort schreibt er, dass die durch Gene ererbten Ängste eine "lästige Erbschaft von unseren Vorfahren" seien (a. a. 0., S. 341). Nach meiner persönlichen Einschätzung, was natürlich keiner wissenschaftlichen Richtigstellung entspricht, können wir körperliche und psychische Eigenschaften im Durchschnitt bis zu je zwanzig Prozent von Vater und Mutter erben, von vorher im Jenseits eingeplanten Ausnahmen abgesehen. Die restlichen Programmierungen sind eigene, mitgebrachte aus früheren Leben. C. G. Jung hatte sich im hohen Alter dazu bekannt, dass Komplexe – und wir können ergänzen: "auch Ängste" – eine Vorschichte in früheren Leben gehabt haben können und sich erneut manifestieren. [7]

d. Angst vor bestimmten Personen und Autoritäten

Die *Angst vor Autoritäten* ist weitverbreitet. So kann ein Elternteil schon bei dem Heranwachsenden eine gewisse Angst begründen. Eine Polin mit Minderwertigkeitskomplexen kam zu mir, die mit einer ganzen Reihe von Ängsten aufwartete: *Angst vor dem Alleinsein, Angst, vor Menschen zu sprechen, Angst, dass*

Menschen ihr etwas Böses zufügen könnten. Und sie betonte besonders ihre *Angst vor Autoritäten*. Ihr eigener Vater war ihr gegenüber eine solch mächtige Autorität – und in einer etwas abgemilderten Form auch ihre Mutter.

In einem früheren Leben war sie der achtundzwanzigjährige Sohn eines Universitätsprofessors, der seinen Sohn dazu überredete, bei ihm zu studieren, damit er ebenfalls ein Universitätslehrer werden könnte. Der Vater hatte ihn von klein auf hart rangenommen, um "einen ganzen Kerl" aus ihm zu machen. Ohrfeigen oder Stockschläge gehörten zu seinem Erziehungsprogramm. Der Sohn jedoch war dermaßen von seinem Vater eingeschüchtert, dass ihm der Gedanke, dass sein Vater ihn vor allen Kommilitonen an die Tafel zitieren könnte, größte Ängste einflößte. Und dann geschah es wirklich. Er stand neben seinem Vater an der Tafel, während aller Augen auf ihn gerichtet waren, und brachte trotz wiederholter Aufforderung seines immer ungeduldiger werdenden Vaters kein einziges Wort heraus. Er hatte, wie er sagte, vor Angst einen Kloß im Hals. Vom Vater später ausgeschimpft und weiter herumkommandiert, beschloss er, sein Leben zu beenden, indem er seinen Kopf auf die Eisenbahnschiene legte.

Viele Menschen haben *Angst vor dem Zahnarzt* oder überhaupt *Angst vor Medizinern*. Natürlich kann die Angst vor dem Zahnarzt als *Alphaangst* allein aus dem heutigen Leben kommen, da man schon als Heranwachsender Schmerzliches auf dem Zahnarztstuhl erlebt hat. Doch bei extremen Ängsten kann es sich um eine *Gammaangst* handeln. Man denke nur daran, wie man im Mittelalter am Markttag vielleicht mit einer dicken, schmerzenden und mit einem kühlenden Tuch umwickelten Backe zum Bader ging, der einen auf einen Schemel setzte, während zwei Helfer den Zeternden und vor Angst Zitternden an den Armen festhielten. Natürlich standen Leute herum, die zuschauten. Außerdem befanden sich noch andere mit Zahnschmerzen in der Reihe, bis auch sie auf den Marterhocker kamen. Und mit einer höchstwahrscheinlich unhygienischen Zange, die schon blutverschmiert war, zog der geübte "Zahnbrecher" den faulen Zahn heraus, wobei es öfter geschah, dass der Zahn splitterte oder abbrach, so dass die nicht herausgezogenen Teile im Mund blieben und den Schmerz vergrößerten. Viele sind auf diese Weise durch Fieber samt Eiterungen zu Tode gekommen. Wer so etwas in einem seiner früheren Leben hat über sich ergehen lassen müssen, der, so kann man sich denken, leidet auch heute noch unter Ängsten bei dem Gedanken, zum Zahnarzt gehen zu müssen. Es kann eine Angst sein, die ihn eventuell lange nicht einschlummern lässt. Doch wer trotz anfänglicher Angst bei regelmäßigen Zahnarztbesuchen keinerlei Schmerzen mehr spüren musste, bei dem baut sich die Angst immer mehr ab, bis sie ganz verschwunden ist. Negative Erfahrungen können durch positive aufgehoben werden. Das gilt auch für viele Ängste.

Einige Menschen haben *Angst vor der Polizei*, vor dem *Eingesperrtwerden* oder davor, *vom Gericht verurteilt zu werden*, obwohl sie sich nichts zuschulden kommen ließen. Man kann eine solche Angst auch als Phobie bezeichnen. Von dieser unerklärlichen Angst sind besonders solche Menschen betroffen, die in einem früheren Leben etwas Straffälliges begangen haben und nicht dafür belangt worden sind. Unbewusst können sie immer noch daran denken, dass die Polizei sie noch fasst und vor Gericht bringt. Und manche, um dieses Angstgefühl endlich loszuwerden, begehen Taten, um dann überführt und bestraft zu werden. Hierzu gehören oft Kleptomanen, Pädophile und Einbrecher. Sie sind keine Profis und stellen sich meist sehr ungeschickt an bei ihrem Vorgehen, wollen sie doch geschnappt werden. So kann es vorkommen, dass ein Bankräuber den Safe schließlich öffnen kann, sich dann aber neben den geöffneten Safe setzt und einschläft, bis er am Morgen festgenommen wird.

Jochen hatte unbegründete *Angst vor der Polizei* und *vor Bestrafung*. Er konnte sich einfach nicht erklären, woher diese Angst kam. In den Jahren der Prohibition war er in Chicago ein von der Mafia gedungener Ladenbesitzer, der gegen teures Geld den unter dem Tisch versteckten Alkohol heimlich verkaufte. Er lebte ständig in der Angst, dass die Polizei ihn ertappen und ins Gefängnis bringen könnte. Nachdem sein Laden geschlossen worden war und er keine geregelte Arbeit mehr fand, verfiel er dem Suff und starb mit fünfzig. Wenn er sich mit dieser Angst von einem Psychologen therapieren ließe und ihn bäte, ihm eine Erklärung für diese Phobie zu geben, dann würde man alle möglichen psychologischen "Klimmzüge" anstellen und ihm wahrscheinlich erklären, dass es sich bei dieser Angst um eine unterdrückte Angst vor seinem Vater oder etwas Ähnliches handeln müsse. Irgendwann wird auch die Reinkarnationslehre in die gängige Therapie Einzug halten. Denn mittels einer Rückführung kann man die wahren Ursachen von Symptomen aufdecken und sie wahrscheinlich sehr schnell heilen.

Lena ist eine achtunddreißigjährige Buchhalterin und geschiedene Mutter mit zwei Töchtern. Ihre Zwillingsschwester, die die Ausbildung zur Rückführungstherapeutin bei mir absolviert hatte, riet ihr, mit ihren Problemen ebenfalls zu mir für eine Rückführungstherapie zu kommen. Sie zeigte mir ihre Rötungen am Hals, die sich bei Aufregung verstärkten. Ihre Hauptprobleme seien jedoch zum einen ihre unbegründete *Angst, entdeckt zu werden,* die *Angst vor* ihrer autoritären *Mutter* sowie ihre *Angst vor* dem strengen *Stiefvater.* Während ihre anderen Geschwister von der Mutter nie geschlagen wurden, bekam sie von ihr immer Schimpfe und auch Schläge. Die Zwillingsschwester durfte auf dem Schoß der Mutter sitzen, sie aber nie. Kurz vor der Geburt der Zwillinge verstarb ihr Vater. Diesen kann sie manches Mal hören, während ihre noch medialere Schwester ihn hin und wieder sogar als Geist sehen kann.

Lena nahm sich als einen siebenjährigen Jungen namens Harald bei seinem verwitweten Vater wahr – die Mutter war bei seiner Geburt verstorben –, der sich vor diesem versteckt hielt, da der

Vater mit seinem Krückstock nach dem Jungen suchte, um ihn zu schlagen, da er von zu Hause weggelaufen war. Er wurde hervorgezerrt, verdroschen und in sein Zimmer gesperrt. Mit siebzehn erhielt er wie so oft eine gehörige Tracht Prügel in der Bibliothek seines Vaters, da der Lehrer ihm mitgeteilt hatte, dass Harald die Klassenkameradinnen geärgert hätte. Während der Vater mit dem Stock auf ihn eindrosch, schlug ihn die Stiefmutter mit Worten. Als er achtzehn Jahre alt war, erlebte er bei der Beerdigung des Vaters ein Freudegefühl, denn sein autoritärer Widersacher war endlich aus seinem Leben verschwunden. Vom Höheren Selbst erfuhr Lena, dass dieser Vater im heutigen Leben ihre Mutter ist.

In einem weiteren Leben war sie zu Beginn des achtzehnten Jahrhunderts ein schottischer Schmied, der sehr dem Trunk ergeben war und manches Mal seiner kleinen Nichte mit einem glühenden Eisen Angst bereitete und sie sogar damit berührte. Eines Tages begegnete er auf einer Brücke einer jungen Frau, die sein Andringen zurückwies. Da sie sich weiterhin weigerte und um Hilfe schrie, hielt er ihr den Mund zu und drückte so lange ihren Hals, bis sie tot niedersank. Er schleppte sie unter die Brücke, wo die Fluten den Leichnam alsbald mit sich rissen. Die Tat ist nie aufgedeckt worden. Seine vermehrten Schuldgefühle – hatte er doch schon mit achtzehn im Streit beinahe einen Mann erstochen – versuchte er mit immer mehr Alkohol zu betäuben. Mit fünfundvierzig starb er an Leberversagen. Und seine letzten Programmierungen lauteten: "Ich will nie wieder trinken und morden. Ich will nie wieder allein sein." In diesem Leben, wie das Höhere Selbst Lena offenbarte, ist die Ursache für ihre Angst, entdeckt zu werden, begründet.

Ein karmischer Ausgleich erfolgte nun in dem anschließenden Leben. Lena nahm sich in Italien als einen deutschen Wanderburschen aus Bonn wahr. Er fühlte sich von zwei Männern heimlich beobachtet. Diese stellten ihn in einer dunklen Gasse. Und während der eine den sich Wehrenden nach Wertsachen durchsuchte, drückte der andere dem um Hilfe Schreienden die Kehle zu, bis er tot zu Boden fiel. Und Letzterer ist im heutigen Leben nach Aussage des Höheren Selbst der jetzige Stiefvater.

Nachdem Lena den Kelch der Vergebung allen und sich selbst sowohl in den früheren als auch in dem heutigen Leben gereicht hatte, formulierte sie ihre Befreiungsaffirmation: "Ich befreie mich von meinen Minderwertigkeitsgefühlen, von meiner Angst vor Dunkelheit, von meiner Angst, heimlich beobachtet zu werden. Ich befreie mich von aller Disharmonie mit meiner Mutter und meinem Stiefvater, von meinen Halsrötungen und von meiner Angst, entdeckt zu werden." Ihre zusätzliche Affirmation lautete: "Von nun an bin ich eine selbstbewusste, glückliche, attraktive und gesunde Frau." Und ein Jahr später erhielt ich folgende E-Mail: "Lieber Tom! Es hat sich alles zum Positiven verändert. Meine Zwillingsschwester, die bei dir die Ausbildung machte, hat schon mehrere Rückführungen und Clearings mit mir und meinen beiden Töchter gemacht. (...) Ich führe jetzt ein Leben ohne Ängste, und ich bin glücklich, dass mich meine Schwester auf die Rückführungstherapie aufmerksam gemacht hat. (...) Für meine Schwester und mich sowie auch für meine Kinder hat nun ein neuer Lebensabschnitt begonnen." In dieser Rückführung hatte ich auch ihre Angst vor Dunkelheit behandelt. Doch darüber werde ich unter der Phobie vor Dunkelheit berichten.

Rüdiger war einer meiner Teilnehmer in einem Ausbildungsseminar in Pokhara/Nepal. Trotz seiner sechsundvierzig Jahre lebte er allein und war auch nie eine Partnerschaft eingegangen, denn er hatte *Bindungsangst* samt der *Angst, ein Kind zu zeugen*. Er ist Linkshänder, so dass er beim Schreiben nicht lesen kann, was er gerade aufschreibt. Doch in einer von mir vor den anderen durchgeführten Demonstration fokussierte ich sein Thema *Angst vor Kontrolle und Polizei* und *Angst vor Autoritäten*. Schon in seiner Kindheit erlebte er seitens der Eltern nie Liebe und Aufmunterungen, sondern immer nur Bestrafungen. Die meisten Therapeuten, die nicht an die Ursachenfindung in früheren Leben glauben, hätten seine Ängste vor Autoritäten nun wohl mit seinen autoritären Eltern begründet. Aber die Rückführungstherapie ist ja keine "Oberflächentherapie", sondern will als wahrhaftige Tiefenpsychologie auch wirklich in die Tiefe der früheren Leben gehen, um dort nach den Geheimnissen körperlicher, seelischer und geistiger Symptome zu graben und das Gefundene ans Tageslicht zu fördern. Und wie sich weiterhin herausstellte, war auch sein Vorgesetzter bei seiner Arbeitsstelle eine für ihn angsteinflößende Autoritätsperson.

In dem zuerst sich offenbarenden Leben sah sich Rüdiger als einen Siebenjährigen namens Antonio im Jahre 1792. Er lebte vom Betteln in Genua und hatte sich auf ein Schiff geschlichen. Er versteckte sich dort, wo sich auch Ratten verborgen hielten. Doch schon bald, nachdem das Schiff abgelegt hatte, wurde er aus seinem Versteck hervorgezogen. Da er nun nicht zurückgebracht werden konnte, musste er auf Befehl des Kapitäns und anderer Besatzungsmitglieder hart arbeiten und vor allem putzen. Jeder schien ihn herumzukommandieren. Und bei Nichtbefolgung konnte er geschlagen oder anderweitig bestraft werden. Er lebte immer in der Angst, dass man ihn irgendwo aussetzen und nicht nach Genua zurückbringen könnte. Mit zwölf Jahren erlebte sich Rüdiger in Portugal beim Säckeschleppen von Getreide. Doch eine Verwundung am Fuß machte ihn arbeitslos. Jetzt wurde er wieder Bettler und lebte auch vom Diebstahl. Als er mit achtzehn, bei einem autoritären Müller arbeitend, angeblich Getreide gestohlen haben sollte, kam er ins Gefängnis. Mit zweiundzwanzig stand er zitternd vor Angst vor dem Richter. Und wegen wiederholten Diebstahls, auch wenn er das letzte ihm angelastete Delikt gar nicht begangen hatte, wurde er zum Tod durch Erhängen verurteilt. Dies fand auf einem öffentlichen Platz statt, wo er auf dem Podest stehend von den Umstehenden beschimpft und sogar mit Steinen beworfen wurde. Dieses letzte Erlebnis ist auch eine der Ursachen für *seine Angst, vor Leuten zu sprechen*, sowie für seine heutigen Minderwertigkeitsgefühle. Und vor dem Wolkentor offenbarte ihm sein Höheres Selbst, dass der Müller sein heutiger Vater, jener autoritäre Kapitän jedoch seine heutige Mutter sei.

In einem anschließenden Leben war er ein in eine Kutte gekleideter Benediktinermönch namens Rudolfo. Endlich ein Leben, in welchem er nicht vom Betteln und von Diebstahl leben musste. Eine Räuberbande zwang ihn jedoch unter Drohungen und Schlägen, ihr zu verraten, wann, auf welchem Weg und zu welcher nächtlichen Stunde der Geldtransport auf einem Esel zum Kloster vorgesehen war. Es kam späterhin heraus, dass er den Räubern alles verraten hatte, weshalb er eingesperrt wurde. Nach seiner Freilassung entsagte er dem Klosterdasein, und aufgrund seiner Gelehrsamkeit gelangte er in den Dienst des autoritären Königs, der ihn zuerst als seinen Boten einstellte, ihn später jedoch zu einem Höfling in gehobener Stellung beförderte. Dort, mit prächtigen Kleidern angetan, verliebte sich die Königin in den nun Fünfunddreißigjährigen. Bei einer geheimen Zusammenkunft wurden sie beobachtet. Als der König von diesem geheimen Verhältnis erfuhr, bestimmte er, dass man ihm, der es gewagt hatte, seine Frau anzufassen, die rechte Hand abhackte und ihn verstieß. Nun blieb ihm keine andere Wahl, als als Bettler zu leben, der mit seiner linken Hand um Almosen bat. Doch mit fünfzig stürzte er sich von einer Klippe. Seine letzte Programmierung lautete: "Ich will nie wieder nach anderen Frauen schauen." Wir können uns vorstellen, warum er sich im heutigen Leben keiner Frau näherte. Und wie das Höhere Selbst ihm mitteilte, ist jene Königin im heutigen Leben seine Schwester, der er sich sehr verbunden fühlt. Und als er ihr ein Geschenk übersandte und mit ihr ein Treffen vereinbaren wollte, verhinderte es der eifersüchtige Ehemann. Doch der König, der befahl, dass seine Hand abgehackt wurde, ist im heutigen Leben sein Firmenchef. Obwohl dieser eine ausgesprochen autoritäre Person ist, lobt er Rüdiger auch über alle Maßen. Wir sehen, dass er unbewusst einem Wiedergutmachungszwang unterstellt ist. (Auch möchte ich an dieser Stelle bemerken, dass Linkshändern, wie es sich in meinen Rückführungen immer wieder herausstellte, in vorausgegangenen Leben oft die rechte Hand - als Bestrafung oder in Kämpfen - abgehackt wurde, so dass ihnen notgedrungen für alle weiteren Handlungen nur noch die linke zu Verfügung stand. Aber es können auch Verstümmelungen oder der Verlust der rechten Hand vorliegen.) Und nun bat ich Rüdiger, sein Höheres Selbst zu bitten, ihn in ein Leben zu führen, wo die Ursache zu finden war, warum er in den beiden soeben aufgedeckten Leben unter autoritären Personen zu leiden hatte beziehungsweise zu Schaden gekommen war.

Er erlebte sich als ein auf einer pazifischen Insel lebendes Stammesoberhaupt namens Kubutu. Auf seiner Brust prangte eine aus Haifischzähnen gefertigte Kette, die seine Autorität auch sichtbar zum Ausdruck brachte. Denn er war ein unbarmherziger Gewaltmensch. Als nun ein junger Mann einer anderen Insel von einem Sturm im Boot auf seine Insel getrieben wurde, ließ er ihn köpfen. In seinem Stamm war es Brauch, dass sich das jeweilige nächste Stammesoberhaupt einer Mutprobe zu unterziehen hatte. Es musste - auf einem Floß liegend - seine rechte Hand eine gewisse Zeit lang ins Wasser tauchen, in welchem sich Raubfische befanden. Verlor der Mann diese oder wurde sie angenagt, fiel der Bewerber als Nachfolger aus. Doch einige wurden bei dieser Mutprobe von größeren Fischen auch ins Wasser gezogen und gefressen. Kubutu hatte Schuldgefühle, da er bei dieser Mutprobe betrogen hatte, was keiner bemerkt hatte. Denn er hatte damals einen am angewinkelten Arm befestigten und umkleideten Holzstumpf ins Wasser gehalten. Mit sechsundfünfzig wurde er, der wegen seiner grausamen Urteile Verhasste, erschlagen. Seine Programmierung nach seinem Tod lautete: "Ich will nie wieder über andere Menschen bestimmen, nie wieder anderen die Freiheit nehmen und nie wieder jemanden bestrafen." Und wie das Höhere Selbst offenbarte, ist jener Geköpfte seine heutige Mutter und sein Nachfolger sein heutiger Bruder. Man kann sich denken, wie diese zwei noch heute zu ihm stehen. Doch in dem ihm vom Höheren

Selbst dargereichten Kiefernzapfen steckte er folgende Deprogrammierung: "Ich befreie mich von meinem Kontrollzwang, von der Angst, vor Leuten zu sprechen, von meiner Angst, mich zu binden, von der Angst, ein Kind zu zeugen, von meiner Hemmung vor Sexualität, von der Angst vor Polizisten und Autoritäten, von meinen Rücken-, Hals- und Kopfschmerzen, von meinen Minderwertigkeitsgefühlen, von meinem Selbstbestrafungsmechanismus und allen Disharmonien mit Vater, Mutter und Bruder, und ich befreie mich von allen Schuldgefühlen."

Wie Sie, liebe Leser und Leserinnen erstaunt feststellen können, werden in einer einzigen Rückführung viele verschiedene Dinge in ihren Ursachen aufgedeckt, und in den meisten Fällen tritt eine totale Heilung oder zumindest eine teilweise ein, und zwar bei den meisten der in den Zapfen gesteckten Problemen. Anders als bei den herkömmlichen Therapien, wo man wegen eines einzelnen Problems behandelt wird, vermag die Rückführungstherapie in einer Sitzung vieles aufzulösen. Die Rückführungstherapie ist der Tat von Kolumbus gleichzusetzen. Denn wie er einen neuen Kontinent entdeckte, so wird auch die Rückführungstherapie als ein neuer Kontinent, als eine ganz neue Therapieart entdeckt werden. Und eigenartigerweise haben Amerikaner diese Therapie zuerst entdeckt. Viele Ärzte, Psychiater, Psychologen und Rückführungstherapeuten verbreiten in zunehmendem Maße die Rückführungstherapie durch die in Büchern und Zeitschriften beschriebenen Erfolge. – Ach ja, beinahe vergaß ich zu erwähnen, dass mir Rüdiger später folgende E-Mail schickte: "Nun, seit der Rückführungsarbeit in Nepal vor circa einem Jahr, ist viel bei mir geschehen. Was die Angst, vor Leuten zu sprechen, betrifft – die ist weg. Ebenso der Kontrollzwang und die Bindungsangst, auch die Angst vor der Polizei. Überhaupt fühle ich mich heute so gut wie noch nie."

Zu den Ängsten vor bestimmten Personen beziehungsweise Personengruppen gehören auch die *Angst vor Mobbing* oder die

Angst, allgemeiner *Kritik* ausgesetzt zu sein. Natürlich können solche Ängste allein in diesem Leben ihre Begründung finden. Und dennoch könnte es sein, das diese eine weit zurückreichende Vorgeschichte haben. Hat jemand *Angst vor dem Verlust einer Person,* die, wie sich dann herausstellt, in früheren Leben begründet ist, so führe ich die sich im früheren Leben befindliche Person nach dem Tod ins Jenseits und lasse sie die Wiederbegegnung mit denen erleben, über deren Verlust sie so sehr getrauert hat. Allein dieser therapeutische Effekt löst in den meisten Fällen die Verlustangst auf. Ebenfalls führe ich eine Person, die im gegenwärtigen Leben den Tod einer geliebten Person betrauert, in den zukünftigen Jenseitszustand (ohne sie dabei das Todesdatum erfahren zu lassen!), um dort die Wiederbegegnung mit jener Person zu erleben. Diese Methode empfehle ich allen Rückführungstherapeuten, vermag diese doch oft die Trauer um einen "Heimgegangenen" zu lindern oder gar aufzuheben, da man nun erfahren hat, dass man der geliebten Person nach dem eigenen Tod sicherlich wiederbegegnet.

e. Angst vor Männern

Eine der häufigsten Ängste ist die *Angst, vor Menschen zu stehen,* eine *Rede zu halten,* einer *Versammlung beizuwohnen* oder gar ein volles *Stadium zu betreten.* Hierzu zählt auch die *Angst, von anderen ausgelacht, verspottet, angeprangert oder gar verfolgt zu werden* sowie auch die häufige *Angst, was andere wohl über einen denken* könnten. Und besonders bei Frauen findet man oft die *Angst vor Männern.*

Galina ist eine einundsechzigjährige Polin. Sie hat *Angst vor den Blicken der Männer.* Wenn ein Mann sie anblickt, muss sie erröten. Wenn ihr ein Mann die Hand reicht, zittert die ihre, und sie beginnt, am ganzen Körper zu schwitzen. Die Energie von Männern stößt sie ab, obwohl sie zweimal verheiratet war. Wenn sie im Wald

71

einen Mann erblickt, macht sie einen Bogen um ihn. Eines ihrer Hauptthemen, das wir behandelten, war die *Angst zu erröten*.

In einem früheren Leben war sie 1717 als Sechszehnjährige namens Letizia eine intelligente, sehr schöne junge Frau, die über Heilkräuter und die Heilkraft gewisser Steine Bescheid wusste und auch die Aura bei Menschen zu sehen vermochte. Sie wurde von den Männern begehrt. Als man ihr nachstellte, floh sie in den Wald. Sie wurde dort entdeckt und mehrfach vergewaltigt. Männer brüsteten sich damit, was sie mit ihr gemacht hatten. Die Frauen ahnten, was da vor sich ging, da ihre Männer von dieser Frau regelrecht verhext zu sein schienen. Sie klagten sie an, ihre Männer durch Hexerei zu verführen. Da sie wieder ausgerissen war und dann gefangen zurückgebracht wurde, sprachen der dicke Bürgermeister und der Priester das Urteil über sie. Die Eingesperrte wurde im Verlies mehrfach vergewaltigt. Schließlich band man sie nackt auf dem Scheiterhaufen fest und gab sie längere Zeit den Blicken der Männer und Frauen preis. Sie war nun als verführerische Hexe dem Gespött der Leute ausgesetzt.

In den Zapfen steckte sie nach dem Aufdecken der verschiedenen früheren Leben folgende Deprogrammierung: "Ich befreie mich von Männerfeindlichkeit, von meiner *Angst vor Nähe*, von meiner *Angst zu erröten* und von meiner *Scheu vor Menschen*." Ein halbes Jahr später erhielt ich eine E-Mail. "Bei mir hat sich doch vieles verändert, denn ich empfinde für Männer keinen Hass mehr und nehme vor allem das Leben mehr von der heiteren Seite. Dein Buch (*Das große Karmahandbuch*) diente mir als Ausweg aus dem Labyrinth all meiner angestauten Gefühle, in denen ich seit vielen Jahren steckte." Und da sie nun keinen Hass mehr gegen Männer empfand, wird auch ihr *Erröten* ein Ende gefunden haben.

Ich werde weiter unten unter der Rubrik *Angst vor Feuer* noch ausführlicher auf Hexenverbrennungen zurückkommen, sind doch allein in Deutschland über eine Million "Hexen" verbrannt worden, was sich bei den Wiedergeborenen in mannigfachen Ängsten zeigt.

Rebecca ist eine neunundfünfzigjährige Frau. Sie war rückfällige Alkoholikerin und hatte, wie man so sagt, "einen sitzen", das heißt, in ihr hauste, wie wir herausfanden, ein Alkoholiker, der sie immer wieder zum Trinken animierte. Zuerst mussten wir ihn aus ihr befreien, damit wir überhaupt mit einer Rückführungstherapie beginnen konnten. Rebecca hatte Entziehungskuren hinter sich und war häufiger mit Trunkenheit am Steuer aufgefallen. Zudem wurde sie einmal wegen Kleptomanie bestraft. Sie wurde von einer massiven *Angst vor Männern* heimgesucht, besonders nachdem sie mit zwanzig vergewaltigt worden war. Trotzdem hatte sie bisher drei Beziehungen zu Männern, lebte aber seit zehn Jahren ohne Partnerschaft, denn sie hatte massive *Berührungsängste* und überhaupt *Angst vor Nähe*. In einer der vielen üblichen Therapien würde man die eigentliche Ursache dafür wohl allein in jener erlebten Vergewaltigung erkennen wollen. Doch sie versuchte, noch tiefer zu forschen, ob es noch andere Ursachen für ihre Ängste gab. Außerdem hatte sie neben Minderwertigkeitskomplexen auch noch *Verlustängste* und *Angst vor Menschen* im Allgemeinen.

Um 1800 lebte sie in England als Magd mit dem Namen Christine. Sie heiratete den zwanzig Jahre älteren Gutsbesitzer, wollte aber nur die Heirat an sich und nicht den ungeliebten Ehemann, so dass sie ihm trotz Schwangerschaft ihren ganzen Frust an den Kopf warf. Der Mann fühlte sich betrogen und vergewaltigte sie. Von da an lebte sie in der Angst, dass er sie immer wieder vergewaltigen würde.

In einem anderen aufgedeckten Leben nahm sie sich als Haremsfrau in Nordafrika wahr.

Doch im darauffolgenden Leben war sie in Schwarzafrika ein junger Mann namens Nimbo. Um eine Frau zu bekommen, musste er erst wie alle anderen Jünglinge eine Mutprobe ablegen. Er sollte einen Leoparden oder Löwen mit dem Speer erlegen. Als er jedoch nach einigen Tagen ohne diese Beute zurückkehrte, sah er das Entsetzen in den Augen der anderen und fühlte sich tief beschämt. Er durfte nicht mehr in der Dorfgemeinschaft wohnen, denn einen Versager duldete man nicht unter sich. Auch durfte weiterhin keiner, ob Mann oder Frau, wenn man ihm zufällig begegnete, mit ihm sprechen. Er lebte nun bis zu seinem Tod allein. Und seine Verzichtsprogrammierung lautete: "Ich will *nie wieder versagen*."

In einem nächsten Leben erlebte Rebecca ein "Hexenleben" im Deutschland des siebzehnten Jahrhunderts. Sie lebte einsam und allein und bestritt ihren Unterhalt durch den Verkauf von Kräutern. Angeklagt, dass sie jemanden durch Kräuter vergiftet habe, wurde sie inhaftiert und verstarb im Kerker mit einundsiebzig Jahren. Ihre Abneigung der Kirche und allen Kirchenmännern gegenüber stammt aus jenem Leben wie auch ihre *Angst vor dem Alleinsein*.

In ihrem Täterleben hieß sie Josefine und war um 1400 in Schweden mit einer höher gestellten Persönlichkeit verheiratet. Doch sie ertappte ihre Zofe, wie sie mit ihrem Mann im Bett lag. Bei der nächsten Gelegenheit erstach sie diese, beschuldigte aber einen Lakaien, diesen Mord begangen zu haben, der trotz aller Unschuldsbeteuerungen eingesperrt wurde. Josefine starb in großer Reue und formulierte ihre Programmierung: "Nie wieder so kalt sein." Im Jenseits begegnete sie diesem ehemaligen Lakaien, der ihr vergab und ihr sogar dankbar war, dass sie ihn damals beschuldigt hatte, musste er diese Ungerechtigkeit doch als karmischen Ausgleich erfahren. Wie wir noch sehen werden, stehen Karma und Angst in einem größeren Zusammenhang.

In den Kiefernzapfen steckte Rebecca ihren Abschied vom Alkoholismus, ihre Minderwertigkeitsgefühle, die *Angst vor Männern*, ihre *Angst vor dem Versagen* und außer ihren Schuldgefühlen auch *ihre Angst vor Nähe*. Ein paar Monate später erhielt ich auf Nachfrage folgende E-Mail: "Mir geht es gut. Ich bin sicher, auf dem richtigen Weg zu sein. Der Alkohol bleibt immer noch im Regal.

Die Minderwertigkeitsgefühle werden weniger. (...) Ich begegne inzwischen auch Männern und habe Nähe und Sex. Meine weibliche Seite habe ich zu schätzen gelernt."

Hannelore ist eine dreiundvierzigjährige, seit neunzehn Jahren verheiratete und kinderlose Frau. Ihr Hauptproblem, das ich in einer Gruppendemonstration anlässlich eines Ausbildungsseminars behandelte, war ihre *Angst vor Männerblicken*.

In ihrem Täterleben hieß sie Aribaldo. Er war in Italien um 1100 ein vierundzwanzigjähriger Burgherr, der sich viele Frauen bringen ließ und sie, ob sie gefügig waren oder nicht, beschlief, weshalb auch schon einige von diesen uneheliche Kinder zur Welt gebracht hatten. Doch eine dieser Frauen wehrte sich mit aller Macht und versuchte zu entkommen. Sie wurde von ihm festgehalten, und er sprach drohend: "Das wirst du mir büßen." Er klagte sie an, ihn behext zu haben, so dass sie öffentlich verbrannt wurde. Späterhin ließ er den Anführer von Aufständischen zu Tode schleifen. Nach seinem Tod mit fünfundfünfzig wurde er von seinem Vater abgeholt, der wegen der vielen bösen Taten von ihm enttäuscht war. Aribaldo traf in der jenseitigen Welt zudem viele, denen er Schlimmstes angetan hatte und die er um Vergebung bat. Und sein Geistführer erklärte ihm, dass er in drei Leben für seine Untaten einen Ausgleich zu erleben hätte.

1360 sollte sie als Angelica Männer mit ihrem angeblichen bösen Blick verführt haben. Ein Priester (ihr heutiger Lateinlehrer) klagte sie der Hexerei an, woraufhin sie öffentlich verbrannt wurde.

In einem der nächsten Leben wurde sie von ihrer Mutter mit fünf Jahren als Sklavin verkauft. Schließlich kaufte ein Kapitän sie wegen ihrer Schönheit und nahm sie mit an Bord seines Schiffes. Alle Männer dort schauten sie begehrlich an. Sie brachte nach einiger Zeit ein Kind zur Welt, das aber zu ihrem größten Kummer sogleich verstarb. Einer der Matrosen konnte sich ihr heimlich nähern und versprach ihr, beim nächsten Anlegen mit ihr zu fliehen. Doch bei einem geheimen Zusammentreffen überraschte sie der Kapitän. Er ließ den Matrosen über Bord werfen, sie sprang hinterher und wurde ein Opfer der Haie. Und ihre Abschlussprogrammierung lautete: "Nie wieder dominiert werden, nie wieder ein Kind haben wollen." Im Jenseits traf sie den Kapitän und erfuhr, dass ihr Schicksal aus karmischen Gründen vorher so vereinbart gewesen war.

Das dritte Opferleben im Zusammenhang mit dem Täterleben als Aribaldo erlebte sie in Frankreich 1788 als eine vierunddreißigjährige Adlige namens Marielle. Räuber überfielen ihre Kutsche, vergewaltigten sie und schleiften sie dann, da sie die Räuber beschimpft hatte, an der Kutsche angebunden zu Tode. Und ihre Endprogrammierung lautete: "Ich will nie wieder Männer Macht über mich haben lassen."

(Frauen, die keine Kinder bekommen können, sollten einmal durch eine Rückführungstherapie versuchen herauszufinden, warum das so ist. Vielleicht sind derlei frühere Programmierungen zuständig für ihre Kinderlosigkeit. Und diese könnten dann womöglich rückgängig gemacht werden.)

Eine Dreiunddreißigjährige in meinem Ausbildungsseminar schilderte ihre *Angst vor Männern* und *vor Uniformen*. Ich nenne sie hier Sarah. Nachdem ihre jüdischen Eltern von der SS-Polizei abgeholt worden waren, versteckte sich die Vierzehnjährige noch lange, wurde aber denunziert und kam ebenfalls in ein Konzentrationslager. Dort erlebte sie wie wohl alle größten Hunger, neben der schweren Arbeit. Als man sie beim Brotstehlen ertappte, musste sie sich als Strafe nackt auf den Hof stellen und war besonders dem Gespött des SS-Aufsichtspersonals ausgesetzt, während die Strafgefangenen mitleidsvoll auf sie blickten oder es auch vermieden, sie anzuschauen. Durch Fußtritte am Kopf verstarb sie ein Jahr später. Nach ihrer Rückkehr in die höhere Welt traf sie dort voller Freude ihre Eltern an.

Eine Vierzehnjährige kam auf Zuraten ihrer Mutter zu mir. Diese verheiratete Mutter suchte mich vor fünfzehn Jahren auf, um herauszufinden, warum sie trotz aller Bemühungen und ärztlicher Beratung nicht schwanger werden konnte. Nachdem wir die Ursache dafür aufgelöst hatten, gebar sie elf Monate später ein gesundes Mädchen, das nun vor mir saß. Dieses hatte außer Minderwertigkeitsgefühlen *Verlustängste* und vor allem große *Angst vor Männern* und vor *Sex*.

In einem Leben, das wir aufdeckten, war sie ein Siebenjähriger namens Ben, der, als der Vater seine Schwester wieder heftig schlug, ihm eine Eisenstange auf den Kopf schmetterte, woraufhin dieser tot umfiel. Er kam mit seiner Schwester in ein Heim, danach wurde er einem strengen Mann zur Erziehung übergeben, der ihn oft kräftig schlug. Ben hatte große Angst vor dessen Gewalttätigkeit. Mit sechzehn lief er davon. Er wurde zum Dieb und schließlich vereinsamt zum Bettler, der, als Vatermörder betitelt, keine Arbeit fand. Schließlich ertränkte er sich mit dreißig Jahren.

In einem Leben danach war sie eine junge Indianerin, die den Überfall der weißen Soldaten, die alle Männer, Kinder und Alten erschossen, miterlebte. Sie selbst wurde zusammen mit einigen anderen Frauen mitgenommen und vergewaltigt. Später wohnte sie bei ihnen und musste als Hausmädchen arbeiten und selbstverständlich immer den Wünschen der Männer nachkommen.

In den Kiefernzapfen bei der Befreiungsaffirmation steckte sie ihre Minderwertigkeitsgefühle, *Verlustängste*, ihre *Angst vor tiefem Wasser*, die *Angst vor Sexualität* und die *Angst vor Männern* samt den aus dem Leben als Ben noch mit sich getragenen Schuldgefühlen. Acht Monate später schickte die noch Vierzehnjährige eine E-Mail. Ich zitiere: "Seit der Rückführungstherapie hat sich ziemlich viel geändert. Ich bin sehr selbstbewusst geworden, und auch die anderen Dinge sind besser geworden."

Ein Zweiunddreißigjähriger, der sich von mir in der Schweiz ausbilden ließ, hatte *Angst vor Männern*. Er erlebte sich als französische Prostituierte in Nancy um 1600. Nach acht Jahren wurde sie – da man behauptete, sie stehe mit dem Teufel im Bunde –

eingesperrt und von Soldaten vergewaltigt. Kurz nachdem sie wieder in Freiheit war, wurde sie wegen Diebstahls beschuldigt und öffentlich mit dem Beil enthauptet. Und ihre letzte Programmierung lautete: "Ich will nie wieder etwas mit Männern zu tun haben."

Bei Klientinnen mit einer Angst vor Männern zeigt sich in den meisten Fällen immer das gleiche Muster. Als Frauen wurde man als das "schwache Geschlecht" in früheren Leben von Männern vergewaltigt, unterdrückt, bloßgestellt oder sogar getötet. Und manches Mal wiederholte sich dieses Schema in verschiedenen Leben. Aber am Anfang nahezu all dieser Opferleben als Frauen waren sie selbst männliche Täter gewesen und haben ziemlich ähnliche Verbrechen und Vergewaltigungen getätigt. Denn das Karmagesetz besagt: Was du anderen antust, wirst du selbst erleben – und zwar in einem oder mehreren Folgeleben. In jedem Schicksal wohnt eine höhere Gerechtigkeit.

f. Angst vor Publikum

Hella, eine neunundzwanzigjährige Verkäuferin, kam zu mir, um sich, nachdem sie mein Buch *Das große Handbuch der Reinkarnation. Heilung durch Rückführung* gelesen hatte, wenn möglich von ihrer *Angst vor Verlust* und der *Angst, vor Menschen zu stehen und zu sprechen,* zu befreien. Außerdem zeigte sie mir ihre Hände und Füße, die seit ihrer frühen Teenagerzeit mit Psoriasis überdeckt waren und mit zwanzig am schlimmsten bei offenen Stellen brannten, so dass Cortison nur bedingt Linderung schaffte. In der ausführlichen Anamnese schilderte sie noch andere Probleme wie Halsenge und sexuelle Berührungsängste. Dennoch konzentrierten wir uns auf die *Angst, vor Leuten zu sprechen.*

Im Wolkenbett wurde formuliert: "Bitte dein Höheres Selbst, dich in ein Leben zu führen, wo die Ursache für deine Angst, vor Leuten zu sprechen, zu finden ist." In ihrem zuerst aufgedeckten

Leben war sie in Spanien ein Mann namens Lucius, der schon seit seinem siebten Lebensjahr unter anderem vom Stehlen lebte, er war deswegen auch schon ertappt und bestraft worden. In seinem dreißigsten Lebensjahr wurde er des Pferdediebstahls überführt und öffentlich gehängt. Vor dem Wolkentor erklärte das Höhere Selbst, dass die Halsenge von dem Galgenstrick herrühre, die Angst, vor Menschen zu stehen, jedoch auf die öffentliche Erhängung zurückzuführen sei.

In dem zweiten Opferleben hieß Hella Mara und lebte im 13. Jahrhundert in Frankreich, wo sie als Kräuterfrau zurückgezogen in einer Hütte im Wald wohnte. Überdies besaß sie auch Heilfähigkeiten, so dass Leute sie öfter aufsuchten. Doch eines Tages kamen Reiter, diese banden sie an Händen und Füßen und führten sie in die Stadt, wo sie nach Einkerkerung und Vergewaltigung schließlich auf dem Markt als "Hexe" auf einen Scheiterhaufen gebunden und verbrannt wurde, während Tausende dabei zuschauten und ihr schlimme Worte zuriefen. Vor dem Wolkentor wies ihr Höheres Selbst sie darauf hin, dass ihre Angst vor Menschen wie in jenem ersten Opferleben von einer öffentlichen Hinrichtung herrühre. Ihre Psoriasis an Füßen und Händen sei eine Nachwirkung jener Todesflammen.

Als ich sie aufgefordert hatte, ihr Höheres Selbst zu bitten, sie in ein Leben zu führen, wo die Ursache dafür zu finden sei, weshalb sie in zwei Leben öffentlich hingerichtet worden war, nahm sie sich als fünfunddreißigjährigen Anführer namens Antonius wahr, der mit seinen Männern gegen die Römer kämpfte. Er wie auch seine Mannen vergewaltigten, brannten Häuser nieder, in welchen Menschen Opfer der Flammen wurden, und töteten außer Soldaten auch viele unschuldige Frauen und Kinder. Und ihre Verzichtserklärung lautete: "Ich will nie wieder Unschuldige töten." Dieses Täterleben forderte ein Ausgleichen in Opferleben, wo sie vergewaltigt und verbrannt wurde. Bei diesen Ausgleichsleben nun wurde sie den zornigen oder auch mitleidigen Blicken einer großen Menschenansammlung ausgesetzt, die zu ihrer heutigen

Angst, vor Menschen zu stehen und zu sprechen, führte. Somit sind Täterleben oft nur indirekt mit dem heutigen Angstsymptom verbunden. Ein mit ihrer heutigen Angst direkt verbundenes Täterleben wäre gewesen, wenn sie als Täter öffentlich eine Person vor den Blicken anderer hingerichtet hätte.

In den ihr vom Höheren Selbst dargereichten Zapfen steckt sie all das, was sie nun loslassen möchte, wobei sie jeweils dreimal sagt: "Ich befreie mich von meiner Angst, vor Leuten zu sprechen ... Ich befreie mich von Hemmungen vor Sexualität ... Ich befreie mich von Halsenge und Atemnot ... Und ich befreie mich von allen Schuldgefühlen ..."

Vier Monate später fragte ich per E-Mail nach, was sich bei ihr inzwischen verändert hätte, und sie schrieb mir eine Mail zurück, dass sich ihre Ängste gelegt hätten und dass ihre Psoriasis an Händen und Füßen "fast vollständig verschwunden" sei. Sie fügte hinzu: "Im Großen und Ganzen war die Rückführung ein voller Erfolg und eine tolle Erfahrung."

Der *Angst, ausgelacht zu werden*, geht immer ein Erlebnis voraus, bei dem man lächerlich gemacht, verspottet oder bloßgestellt wurde, was nicht unbedingt im heutigen Leben geschehen sein muss. So hatte Beat, ein Lehrer (!), Angst, vor Leuten zu sprechen, und Angst, von den Schülern ausgelacht zu werden.

Im 18. Jahrhundert sah Beat sich als würdevollen adligen Staatsdiener am französischen Königshof. Jemand zog ihm, um ihn zu blamieren, von hinten vor versammeltem Publikum die Perücke vom Kopf, so dass alle seine Glatze sahen. Alle schüttelten sich vor Lachen. Hätte dieser Düpierte sich nun nicht zornig, verlegen, verängstigt gezeigt, sondern einfach mitgelacht, hätte sich sicherlich keine Angstprogrammierung in seine Seelenspeicherung eingeschlichen. (Eine Meisterin im angstfreien Reden war Elisabeth Kübler-Ross. Wenn ihr bei einem Vortrag ein bestimmtes Wort oder eine Name nicht einfiel, dann wandte sie sich an das Publikum und fragte ungeniert auf Englisch, Deutsch oder zum Beispiel auf Schweizerisch: "Wie seit man do?" Angst kann sich nur im Unterbewusstsein manifestieren, wenn man sie sich verankern lässt, sie also mit allen Inhalten integriert. Dann schlummert sie dort und kann sich bei ähnlichen Situationen als Verstärker bemerkbar machen.)

Man muss sich auch fragen, warum Beat sich den Beruf als Lehrer ausgesucht hat. Bevor wir eine erneute Reinkarnation antreten, bereiten wir uns auf die zu erfüllenden Aufgaben vor. Jemand, der aus einem früheren Leben noch Angst vor Publikum hat, mag sich vorgenommen haben, diese Angst zu besiegen, indem er sich einen Beruf aussucht, in dem er diese Angst durch gegenteilige Erfahrungen endlich aufzulösen vermag. So haben viele Seelen aus früheren Leben Angst vor Publikum, da sie vormals von der Menge schikaniert, verhöhnt, bespuckt, mit Steinen beworfen oder vor allen zum Tode verurteilt worden waren. So können sich einige bei der Vorbereitung für ein erneutes Erdenleben den Beruf als Schauspieler, Balletttänzer oder Opernsänger ausgesucht haben. Denn ihre anfänglich dann wirksamen Ängste auf der Bühne werden allmählich durch die positiven Beifallsbekundungen entkräftet, so dass die Angst allmählich durch positives Feedback seitens des Publikums ganz versiegt. Jene, die trotz positiver Erfahrungen massiv unter Bühnenangst leiden, versuchen diese Angst durch positive Selbstprogrammierung, beispielsweise durch autogenes Training (zum Beispiel: "Ich werde jetzt ganz locker und gelassen auf die Bühne gehen."), oder auch durch Alkohol oder andere Drogen zu mindern. Mit einer Rückführungstherapie gelang es einem meiner Klienten, einem Nachrichtensprecher im Fernsehen, sich von seiner *Angst, sich zu versprechen* und sich somit zu blamieren, zu befreien. Also mein besonderer Rat für angstbesessene Bühnendarsteller ist, sich schnellstens von diesen Ängsten zu befreien, und zwar ... na, Sie wissen schon.

In einer Ausbildungsgruppe in Baden bei Wien führte ich Ricarda als Demonstration vor den anderen zurück zu verschiedenen

Ursachen ihrer Probleme. Und eines davon war ebenfalls ihre *Angst, von anderen ausgelacht* zu werden.

Mit siebenundzwanzig war sie die Geliebte eines Burgherren. Als dieser entdeckte, dass sie sich mit anderen Männern eingelassen hatte, ließ er sie ins Verlies bringen. Um sie zusätzlich zu bestrafen, ordnete er an, sie gebunden und mit einem Halseisen an einem Pfahl auf dem Marktplatz auszustellen. Eine ihrer Freundinnen ließ ihr heimlich Gift zukommen.

Robert, ein Fünfzigjähriger, der sich neben verschiedenen Therapieangeboten auch einer fünf Jahre währenden Psychoanalyse mehr oder weniger erfolglos unterzogen hatte, kam nun zu mir in die Rückführungstherapie – quasi sein letzter Strohhalm. Neben seiner *Angst vor Armut, dem Alleinsein, Sex* und vor allem seiner *Angst, ausgelacht zu werden*, litt er unter Rückenbeschwerden.

Seine *Angst vor dem Alleinsein* stammte, wie wir aufdeckten, aus einem Leben, in dem er als Deserteur von Soldaten gesucht wurde. Er verbarg sich aus Angst, hingerichtet zu werden, bis zu seinem Lebensende mit vierzig in einer abgeschiedenen Höhle.

Doch seine Hauptangst bestand drin, von anderen verspottet oder ausgelacht zu werden. Er nahm sich vor einigen hundert Jahren als ein kleiner Herrscher im Orient wahr. Sein Harem bestand aus sieben Frauen. Er hatte zu seinem Leidwesen eine hohe piepsende Stimme, und deswegen wurde er von seinen sieben Frauen hinter vorgehaltener Hand oder auch unverhohlen ausgelacht, so dass er manches Mal außer sich geriet und sie mit der Peitsche traktierte, wobei seine Stimme noch ulkiger klang, so dass seine Frauen trotz der Wehschreie immer weiterlachen mussten. Um diesem Leben, in dem er sich einsam fühlte, ein Ende zu setzen, stürzte er sich von einer hohen Klippe. Und seine Verzichtsprogrammierung lautete: "Ich will nie wieder einsam sein und ausgelacht werden." Das Höhere Selbst erklärte ihm, dass seine heutigen Rückenschmerzen von dem damaligen tödlichen Sturz herrühren.

Gabriele ist die Zwillingsschwester der oben erwähnten Lena. Letztere hatte, wie wir sahen, Angst vor ihrer Mutter, während Gabriele, selbst Mutter von zwei Töchtern, aber keine Angst vor der Mutter hatte. Als Teilnehmerin meiner Ausbildung zum Rückführungstherapeuten beschloss ich, dass die übrigen Teilnehmer sie zur Aufdeckung ihrer *Angst, angeprangert zu werden,* und ihrer *Angst, im Mittelpunkt zu stehen,* zurückführen sollten, um sie von diesen Ängsten zu befreien. Amira war eine achtzehnjährige Indianerin, die 1795 in einer Goldgräberstadt in Amerika angestellt war. Ihr dicker fünfzigjähriger Vorgesetzter wollte sie unbedingt beschlafen. Als sie sich ihm verweigerte, schlug er sie brutal, fesselte sie und schleifte sie, an das Pferd gebunden, hinter sich her. Als sie sich ihm dennoch nicht hingeben wollte, band er sie nackt an einen Pfahl und ließ sie mehrere Tage lang, den Blicken aller anderen Goldsucher ausgesetzt, stehen, bis sie verdurstet und verhungert war. Und ihre Schlussprogrammierung lautete: "Nie wieder an den Pranger gestellt werden." Sie wurde von ihren verstorbenen Eltern abgeholt. Und das Höhere Selbst offenbarte ihr, dass dieser Goldgrubenbesitzer ihr zweiter Ehemann ist, von dem sie sich nach dreijähriger Ehe wegen seiner Trunksucht und anderer Probleme scheiden ließ.

In einem vorausgegangenen Täterleben hieß sie Henry, der als Dreiundzwanzigjähriger ein Mädchen vergewaltigte und tötete. Er wurde überführt und stand, den Blicken vieler Zuschauender ausgesetzt, am Galgen, wo ihm die Schlinge um den Hals gelegt wurde. Sein verstorbener Vater holte ihn ab. Und seine zuvor gesprochene Programmierung war: "Ich will nie wieder jemandem Gewalt antun."

In einem weiteren aufgedeckten Leben weigerte sie sich, einen viel älteren und von ihrem Vater für sie bestimmten reichen Mann zu ehelichen, der die auf einem Schiff Entflohene zurückbringen ließ und sie schließlich in einem Wutanfall erwürgte.

Ein Dreivierteljahr später teilte sie mir in einer E-Mail mit, dass sich ihre Blockaden immer mehr auflösten und dass die

Scheidung nun rechtskräftig geworden sei. Und sie fügte hinzu: "Bezüglich der Rückführungstherapie habe ich sehr große Heilungserfolge innerhalb meiner Familie erzielen können, und auch bei meinen Klienten war ich erfolgreich."

Edeltraut ist eine erfolgreiche diplomierte Schweizer Rückführungstherapeutin, die bei mir die Ausbildung in Baden bei Wien absolviert hat. Da sie selbst noch etwas bisher nicht Behandeltes auflösen wollte, suchte sie mich wieder auf. Sie hatte noch eine *Angstblockade vor öffentlichen Auftritten*, würde jedoch gern problemlos Vorträge über die Rückführungstherapie halten, was für sie jedoch immer noch ein angstbesetztes Martyrium darstellte.

In einem der aufgedeckten Leben war sie eine zwanzigjährige Adlige in Frankreich, die während der französischen Revolution 1789 vom Mob auf die Straße gezerrt und eingesperrt wurde. Wenig später fand sie auf einem Platz öffentlich durch die Guillotine den Tod. "Ich will nie wieder hochgestellt, bekannt und berühmt sein." In den Kiefernzapfen steckte sie ihre *Angst vor öffentlichen Auftritten* und ihr mangelndes Selbstwertgefühl. Anderthalb Monate später schickte sie mir eine E-Mail: "Mir geht es seit der letzten Rückführung viel besser. Ich merke, dass sich uralte Blockaden aufgelöst haben und ich mich schon viel freier fühle. Ich danke dir nochmals von ganzem Herzen. Mir kommt es oftmals wie ein Wunder vor, wie du diese Rückführungstechnik entwickelt hast. Sie ist das Allerbeste, was mir auf diesem Gebiet begegnet ist." (Nun, diese Technik ist nicht ganz allein auf meinem Mist gewachsen. Denn der Dünger kam von oben.)

Mitte der neunziger Jahre wurde ich zu einem internationalen Kongress für Rückführungstherapeuten in Los Angeles eingeladen, um dort in einem Workshop meine therapeutische Vorgehensweise zu demonstrieren. Ich fragte die Teilnehmer, wer von ihnen eine große Angst habe. Einige meldeten sich und beschrieben kurz ihre Angst. Doch eine von ihnen bat mich der Dringlichkeit wegen, sie von ihrer *Angst, vor Publikum zu sprechen,* zu befreien. Sie müsse am nächsten Morgen stellvertretend für die erkrankte Veranstalterin des Kongresses vor dem großen Publikum die Koryphäen der Rückführungstherapie begrüßen und organisatorische Dinge erläutern. Ich bat also Jane, nach vorn zu kommen und sich auf einen Stuhl zu setzen. Nachdem sie sich in einem ausreichenden Trancezustand befand, sah sie sich als eine alleinstehende Siebenundzwanzigjährige, deren Mann von den "kingsmen", also den Männern des Königs, getötet worden war. Sie wurde, nun schutzlos, wegen Hexerei angeklagt und kam in Kerkerhaft. Schließlich wurde angeordnet, sie zu Tode zu steinigen. Hier erlebte sie sich angebunden an einem Pfahl. Die Bevölkerung wohnte diesem "Spektakel" bei. Und nicht nur Jugendliche und Männer, sondern auch Frauen nahmen die vor ihnen liegenden Steine und warfen diese auf sie. Ihre Programmierung nach ihrem Tod lautete: "*I will never face humiliation again.*" (Ich möchte nie wieder eine Erniedrigung erfahren.)

Am nächsten Morgen saß ich in der zweiten Reihe des gefüllten Auditoriums. Vor mit saß Jane. Als der Vorredner nach seiner allgemeinen Begrüßung mit Händeklatschen seitens der Zuhörer das Podium verließ, stand nun Jane auf und begab sich nach oben. Mit einer lockeren Sicherheit begrüßte sie die besonderen Gäste, also die allgemein bekannten Buchautoren und Professoren der Medizin und Psychotherapie, erläuterte das weitere Programm des Kongresses, gab noch einige organisatorische Hinweise – und unter dem Beifall des Publikums kehrte sie zurück zu ihrem Platz, genau zu dem Stuhl vor mir. Und dann glitt ihre rechte Hand nach hinten, suchte die meine und drückte sie ganz heftig, um dadurch ihr Dankeschön zu bekunden. Denn ihre Angst, vor Publikum zu sprechen, war "Schnee von gestern".

Die *Angst, seine Meinung zu äußern,* geht in den meisten Fällen auf freie, im früheren Leben geäußerte Meinungen zurück, die einem dann Unheil brachten. In einigen Rückführungen zeigte es sich zum Beispiel, dass jener, der dem Gutsbesitzer im Namen der Bauernschaft die Klagen vortrug, zu großem Schaden kam, geschlagen, eingesperrt oder gar ermordet wurde. So erlebte sich eine Seminarteilnehmerin mit einer *Angst vor öffentlichen Reden* im Jahr 1648 als ein Einundvierzigjähriger namens Helebund. Dieser wurde wegen Aufhetzung durch Reden gegen die Obrigkeit öffentlich verbrannt.

Die *Angst vor Menschen und Menschenmassen* muss nicht von einem heutigen Erlebnis stammen. Meist ist sie unbegründet. Doch sieht jemand im Fernsehen, wie Leute in einer Masse zum Beispiel bei der Flucht aus einem brennenden Gebäude zu Tode gedrückt oder getrampelt werden und muss erschreckt den Raum verlassen, da er von Angstgefühlen übermannt wird, dann handelt es sich bestimmt um ein gespeichertes Erlebnis aus einem früheren Leben.

g. Angst vor Liebe

Die *Angst vor Liebe* hängt immer mit der *Angst vor Enttäuschung* zusammen, egal ob sie allein aus dem momentanen oder aus früheren Leben stammt. Es können auch beide Fälle zutreffen. Hin und wieder kommen auch Ärzte und Ärztinnen entweder in die Ausbildung oder zu einer Einzeltherapie zu mir. So suchte mich auch eine fünfunddreißigjährige Ärztin auf. Ich werde sie Roberta nennen. Neben einer Orgasmushemmung, der *Angst vor Enttäuschung* und der *Angst vor Sexualität* im Allgemeinen gehörte die *Angst vor Liebe* zu ihren Problemen. Von ihrem Partner hatte sie sich aus verschiedenen Gründen, vor allem aus Enttäuschung, getrennt. Außerdem litt sie seit Jahren unter Bauchschmerzen, denen auch die verschiedensten Therapien nicht beikommen konnten. Ihr erster Sexpartner mit neunzehn erklärte ihr, dass sie frigide sei, denn er zweifelte daran, ob sie überhaupt leidenschaftlich sein könne. Roberta hatte bis zur Rückführung noch nie einen Orgasmus mit einem Partner erlebt.

In dem zuerst aufgedeckten Leben war sie eine dreizehnjährige Waise und wohl ein uneheliches Kind, das vom Betteln und Stehlen lebte und eines Nachts von einem älteren Mann gewaltsam beschlafen wurde. Als neun Monate später das Kind zu Welt kam, verblutete sie bei dessen Geburt.

In dem nächsten Leben war sie eine fünfundzwanzigjährige ledige Frau namens Madelaine, die sich "unsterblich" (ein wunderbares Wort, besagt es doch, dass man sich über das momentane Leben hinaus lieben wird) in einen französischen Gutsherren namens Armin verliebte, der auch eine Zeit lang den Geliebten bestens zu spielen vermochte. Doch eines Tages kam ein älterer Freund zu Besuch, der sich lobend über Madelaine äußerte - sowie den Wunsch äußerte, mit solch einer schönen Frau zu schlafen. Ihr Geliebter zwang nun die über seine "Bitte" sehr Enttäuschte, dem Gast diesen Gefallen zu erweisen, und er versprach ihr, dass zwischen ihnen beiden weiterhin alles gut sei. Er wies ihnen ein Zimmer zu, wo sie sich dem älteren Herren hinzugeben hatte. Doch nach diesem Beischlaf hatte sich die Gesinnung von Armin total verändert. Er beschimpfte sie, eine Hure zu sein, und sperrte die über ihn maßlos Enttäuschte und in ihrer Liebe Betrogene wochenlang in ein Zimmer ein, in das er verschiedene Freunde ließ, um mit Madelaine zu schlafen. Mit fünfundzwanzig schnitt sie sich die Pulsadern auf und verstarb. Ihre Programmierung lautete: "Mich nie wieder verkaufen lassen." Und man könnte hinzufügen: "Nie wieder in der Liebe betrogen werden." Wie Roberta nun vom Höheren Selbst erfuhr, war ihr früherer Freund der damalige Armin.

Im folgenden aufgedeckten Leben lebte sie in den USA. Sie hieß Heinz und war wegen des Missbrauchs eines kleinen Mädchens ins Gefängnis gekommen, wo er aufgrund seiner Körperstärke unter den Gefangenen bald deren anerkannter Chef wurde. Bei einem Streit schlugen ihn die Mitinsassen jedoch zu Boden, traten ihm an den Kopf und vor allem in den Bauch. Von der mageren Gefängniskost geschwächt, verstarb er fünfzehn Jahre später an Krebs. Und auf die Frage, was er nie wieder tun würde, antwortete er, anstatt zu bereuen: "Ich will mich nie wieder erwischen lassen." Wie das Höhere Selbst ihr offenbarte, ist das damals missbrauchte Mädchen ihre heutige Kollegin. Und das Höhere Selbst ergänzte noch, dass sie sich die heutigen Bauchbeschwerden selbst als einen Bestrafungsmechanismus aus jenem Leben auferlegt hat.

In einem anderen Leben wurde ebenfalls eine Ursache für ihre Angst vor Liebe und Enttäuschung offenbart. Roberta lebte in New York als siebzehnjähriger Mann namens James, der in Laura verliebt war. Beide kannten sich seit ihrer Kindheit und hatten schon Verlobungs- und Heiratspläne geschmiedet. Doch eines Tages sah er zufällig, wie sie seinen besten Freund küsste, der ihn ebenfalls entdeckte und triumphierend zu ihm hinübergrinste. James fühlte sich als Verlierer und war total am Boden zerstört. All seine gemeinsamen Pläne mit Laura waren nun geplatzt. Und ein paar Jahre später heiratete sie jenen ehemaligen Freund. Als emeritierter Physiker traf er Laura mit siebzig Jahren wieder. Sie entschuldigte sich für ihr treuloses Verhalten und dass sie ihm so wehgetan hatte. Wie sie ihm nun gestand, glaubte sie damals, in dem anderen einen vom Verdienst her sichereren Partner gefunden zu haben.

In den ihr vom Höheren Selbst dargereichten Kiefernzapfen steckte Roberta folgende Befreiungsaffirmation: "Ich befreie mich von allen Bauchschmerzen, von Selbstbestrafung, von Leidenschaftslosigkeit, von Disharmonie mit ... (ihrem früheren Freund), von der Angst, abgelehnt und enttäuscht zu werden, sowie auch von allen Schuldgefühlen und meiner Angst vor Sexualität." Schon sechs Wochen später erhielt ich eine E-Mail von ihr. "Das Problem mit meinem Ex ist komplett gelöst. Ich habe mich noch niemals so frei und leicht gefühlt. (...) Von dieser tiefsitzenden Depression und von diesem Kummer bin ich völlig befreit. (...) Meine Bauchschmerzen sind deutlich besser, ich würde sagen zu siebzig bis achtzig Prozent. Und dafür bin ich dir sehr dankbar. Frag nicht, warum. Es ist einfach so. Insgesamt geht es mir sowohl seelisch als auch körperlich deutlich besser." Und zuletzt sprach sie den Wunsch aus, sich bei mir ebenfalls als Rückführungstherapeutin ausbilden zu lassen.

Eine von mir auf Bali ausgebildete Rückführungstherapeutin, die ich Sophia nennen möchte, hatte *Angst, den falschen Mann anzuziehen*, blieb doch diese Angst in der Ausbildung noch unbehandelt, da sie sich dort vorerst von anderen Problemen lösen wollte. Ihre zwei Ehemänner, von denen sie sich nach kurzer Zeit wieder scheiden ließ, wie auch ihr Langzeitpartner gingen fremd. Ihre Kernfrage war: "Warum ziehe ich die falschen Männer an?"

Um es gleich vorweg zu sagen: Niemand zieht aus höherer Sicht einen falschen Partner an, denn jede Partnerschaft ist eine Lerngemeinschaft. Auch von negativen Partnern kann man lernen. Sie sind oft ein Spiegel dessen, was man selbst in früheren Leben war. Und indem man den anderen verurteilt, verurteilt man sich selbst, wie man früher gewesen ist. Man kann also sagen, dass Erfahrungen mit negativen Partnern aus karmischen Gründen richtig sind. In der Rückführungstherapie deckt man die Gründe für solch eine Partnerschaft auf und vergibt dem anderen und vor allem sich selbst, indem man sich, der oder die man früher war, den Kelch der Vergebung, der Liebe und der Leid- und Schuldauflösung reicht und sich somit von aller damals angesammelten Schuld befreit.

Nun aber zurück zu Sophia, die unter anderem unter der *Angst vor dem Alleinsein* litt, obwohl sie eigentlich nie alleine war. Sie nahm sich in Paris noch vor der Französischen Revolution wahr. Mit zweiundzwanzig musste sie sich, da die Eltern es so wollten, mit einem älteren, dicken und ungeliebten Mann verloben und ihn schließlich heiraten. Sie aber liebte einen anderen, den sie heimlich traf. Nachdem ihr Mann sie schlug, weil er zornig darüber war, dass sie ihm nicht gefügig sein wollte, beschloss sie, sich von ihm zu trennen und mit ihrem Freund, wie abgesprochen, auszuwandern. Doch sie musste feststellen, dass dieser sich inzwischen einer anderen zugewandt hatte. Enttäuscht kehrte sie zu ihrem Mann zurück. Doch nach einigen weiteren Jahren verließ sie ihn ganz und schiffte sich nach Afrika ein, wo sie sich in einen deutschen Farmer verliebte, mit dem sie zusammenlebte und dem sie eine Tochter schenkte.

In einem anschließenden Leben war sie eine reiche, unabhängige, jedoch vollkommen unattraktive Frau. Sie lernte einen gut aussehenden Mann kennen, der sie umwarb. Diesem Werben nachgebend, heiratete sie ihn. Nun musste sie aber feststellen, dass er ein süchtiger Glücksspieler war, der sie nur des Geldes wegen geheiratet hatte. Enttäuscht trennte sie sich von ihm. In dem heutigen Leben hatte sie mit dieser Seele wiederum ein Liebesverhältnis, das nach wenigen Monaten in erneuter Enttäuschung endete.

Nach der eigentlichen tieferen Ursache gefragt, warum sie in zwei Leben wie auch in dem heutigen immer nur den falschen Mann traf, führte sie das Höhere Selbst in ein Leben in Bagdad im Jahre 1460. Sie war ein fünfzigjähriger, wohlhabender Kaufmann, der seinen Sohn davon abhielt, seine große Liebe, eine Magd, zu heiraten. Der Vater zwang ihn dazu, eine von ihm ausgesuchte Frau zu ehelichen. Der Sohn musste sich fügen, um nicht enterbt zu werden. Seine Frau liebte ihn von ganzem Herzen, doch er konnte in Gedanken nicht von seiner Geliebten lassen und traf sich heimlich mit ihr. In dem heutigen Leben wie auch in den beiden anderen musste Sophia wie jene Frau des Kaufmannssohnes erfahren, wie es ist, den falschen Mann geheiratet zu haben.

Bei einigen Frauen besteht die *Angst vor Schwangerschaft*. Diese kann natürlich verständlicherweise mit dem gegenwärtigen Leben zusammenhängen. Doch viele Frauen wurden besonders in früheren Zeiten, als es die Pille noch nicht gab, durch Unvorsichtigkeit oder durch genötigten Beischlaf oder Vergewaltigung schwanger. Die Angst, einen Bastard erzeugt zu haben und dann als Hure verschrien zu werden samt eventuellem Ausschluss aus der Gemeinschaft, brachte die ein oder andere in ihrer Not dazu, das Kind zu töten, wenn eine Abtreibung durch eine Kräuterfrau oder andere Maßnahmen nichts bewirkt hatten. Eine derartige Handlung wird in der Seele einer solchen Frau über viele Inkarnationen hinweg Schuldgefühle bewirken. Und vor einer erneuten Inkarnation wird sie bei der Planung womöglich darum bitten, diese getötete Seele als wiedergeborenes Kind zu bekommen, um an ihm alles durch besondere Hingabe wiedergutzumachen.

Klaus ist zweiundvierzig Jahre alt und leidet unter vielen Zwängen und anderen psychischen Störungen, weshalb er schon in verschiedenen Kliniken und von Therapeuten behandelt worden ist. Ja, zu einem Psychologen ging er zwei Jahre lang wöchentlich einmal und musste jedes Mal 57,50 Euro zahlen. Ein Professor riet ihm dann, zu einem Rückführungstherapeuten zu gehen. Und somit kam er zu mir. An dieser Stelle werde ich nur berichten, woher die Ursache seiner *Angst vor Blamage* zu finden ist. Später werde ich in Verbindung mit seinem Zählzwang weiter über ihn berichten.

Murat war ein indischer Schamane. Er war sehr angesehen, da er angeblich mit Hilfe seiner Geister heilen konnte. Jetzt war eine einflussreiche kranke Frau zu ihm gebracht worden. Mittels Zaubersprüchen und Ritualen samt der Anrufung seiner Geister versuchte er, diese Frau zu heilen, während viele dieser Zeremonie beiwohnten. Doch diese Frau starb. Alle waren enttäuscht. Es ging dann die Kunde, dass er ein Scharlatan sei, und die nun aufgebrachten Männer steinigten ihn zu Tode. Murats letzte Äußerung war: "Ich will mich nie wieder blamieren."

Zu dieser *Angst vor Blamage* gehört auch die *Angst, gedemütigt zu werden*. So erlebte sich eine meiner Klientinnen als ein französischer Schlossherr, der 1813 mit seiner herrischen Mutter zusammenlebte. Louis hatte nur einmal mit einer Frau zu schlafen versucht. Doch es klappte nicht. Diese lachte ihn aus. Seitdem hielt er sich von Frauen fern, um sich eventuell nicht nochmals zu blamieren. Seine Mutter beschimpfte ihn mit Ausdrücken wie "Du Taugenichts!" und schlug ihn auch mit ihrem Krückstock. Von ihr erhielt er eine Demütigung nach der anderen.

Roswita ist eine kinderlose und unverheiratete sechsundvierzigjährige "Puffmutter". Sie hat *Angst vor Liebe* und besonders *Angst, verstoßen zu werden*. Ihr erster Freund verstieß sie, der zweite schlug sie und der dritte nötigte die damals Neunzehnjährige, probeweise auf den Strich zu gehen. Alle drei hatten ihre anfängliche Liebe zu ihnen mit Füßen getreten. Nun hatte sie sich verboten, je wieder zu lieben, da Liebe in ihrer Erfahrung ja nur Leid bedeutet. Und nach mehreren weiteren Enttäuschungen mit Männern wurde die Prostitution ihr Beruf, bis sie schließlich selbst ein Bordell eröffnete. Ihre Hautekzeme wusste sie immer zu übertünchen und das Jucken durch Cortisonsalben zu mildern.

Der Grund für letzteres Leiden war ein Leben als zwanzigjähriger Junge in Passau 1270, der wegen seiner Beulenpest aus Angst vor weiteren Ansteckungen erschlagen wurde. Und seine letzte Programmierung war: "Nie wieder mit anderen Menschen zu tun haben."

In einem Leben in Spanien hieß sie Loretta, die mit dreißig dazu gezwungen wurde, einen Fünfundsechzigjährigen zu heiraten. Als sie sich unwillig zeigte, alle seine sexuellen Gelüste zu erfüllen, schickte er sie als wertlose Ehefrau in ihren Ort zurück, wo sie nun als Entehrte von fünf Männern vergewaltigt wurde. Und ihre Endprogrammierung nach einem baldigen Tod durch Krankheit lautete: "Nie wieder einem Mann angehören."

In einem weiteren Leben im Mittelalter war sie mit neunzehn Jahren eine Haremsdame in Persien. Als sie zwei Jahre später zur großen Enttäuschung ihres Herren statt eines erhofften Jungen ein Mädchen zur Welt brachte, galt sie für ihn als wertlos. In ihrer Verzweiflung nahm sie Gift. Und ihre Programmierung lautete: "Nie wieder ein Kind zur Welt bringen."

In einem späteren Leben war sie in einem Gasthaus ein zweiundzwanzigjähriges Dienstmädchen namens Gunda, die, von ihrem Wirt genötigt, mit Gästen ins Bett ging. Wegen angeblichen Diebstahls kam sie ins Gefängnis, wo sie sexuell missbraucht wurde. Nach ihrer Entlassung lebte sie als Bettlerin und erfror einige Jahre später unter einer Brücke. Und hier wiederholte sie ihre

Affirmation: "Nie wieder mit Männern zu tun haben." Doch das Eigenartige besteht darin, das sie ja gerade als Prostituierte besonders viel mit Männern zu tun hat. Aber hier kann sie sich durch ihre, wie sie sagt, "Gefühlskälte" an ihnen rächen. Und diese Gefühlskälte lässt auch keinen Freier auf die Idee kommen, sich in sie zu verlieben, ist diese doch wie auch ihre Hautekzeme zu einem Schutzmechanismus geworden. Sie möchte sich einem Mann nie wieder aus Herzensliebe hingeben, denn vor einer erneuten Liebe hat sie große Angst.

Dass Frauen oft *Angst* haben, *nicht gut genug auszusehen*, ist nur allzu bekannt. Aber zu mir kam eine Klientin, die genau von einer gegenteiligen Angst befallen war, nämlich von der *Angst, schön zu sein*. Auch hatte sie sich einen übergewichtigen Körper zugelegt und vermied jede äußerliche Schönheitspflege, auf die Frauen gewöhnlich achten.

In einem früheren Leben war sie eine äußerst schöne junge Frau gewesen, die von Männern umworben und schließlich auch vergewaltigt worden war. Nach ihrem Tod programmierte sie sich: "Ich will nie wieder schön sein." Derartige Programmierungen, die wir gefühlsmäßig am Ende eines Lebens in uns tragen, sind jene Programmierungen, die wir mit in die anschließenden Leben nehmen, bis sie durch gegenteilige Erfahrungen allmählich aufgehoben werden. Doch mittels der Rückführungstherapie müssen wir sie nicht noch in weitere Leben mitschleppen, denn man kann sich durch sie doch oft, wenn es von oberer Seite so vorgesehen ist, von den Problemen befreien. Niemand kommt zufällig zu einem Rückführungsleiter. Tatsächlich stellte es sich in meinen Rückführungstherapien immer wieder heraus, dass besonders Frauen, die sich nicht attraktiv finden und es manches Mal auch nicht sind, in früheren Leben wegen ihrer Schönheit sehr zu leiden hatten. Entweder näherten sich ihnen Männer in ungebührlicher oder sogar bedrohlicher Weise oder sie fügten ihnen größtes Leid durch Vergewaltigungen zu, die oft zum Tode führten. Deshalb schminken sie sich nicht, kleiden sich nicht der neuesten Mode entsprechend, gehen nicht in Stöckelschuhen, was ja die Männer auf sie aufmerksam machen würde, und kaufen sich auch keine Modezeitschriften.

Sie erinnern sich sicherlich noch an Hannelore, die als Burgherr namens Aribaldo Frauen vergewaltigte und eine Widerwillige als Hexe verbrennen ließ. Aus jenem Täterleben ergaben sich, wie wir gesehen haben, drei Opferleben. Hannelore kam nach der Ausbildung nochmals zu mir wegen eines anderen Problems. Und zwar hatte sie *Angst vor Schönheit* und auch *Angst zu verhungern*. Sie tat im heutigen Leben alles, um nicht attraktiv auszusehen. Ja, sie fraß alles in sich hinein, um durch Dicksein keinem Mann zu gefallen, was jedoch ihren Mann, mit dem sie schon neunzehn Jahre lang verheiratet war, nicht gestört zu haben schien. Wie wir sahen, war sie in einem Leben wegen ihrer Schönheit, die die Männer verhext haben sollte, als Hexe verbrannt worden, als die Geliebte des Kapitäns war sie von der Besatzung mit begehrlichen Blicken bedacht und schließlich von Räubern vergewaltigt und zu Tode geschleift worden. Und alles geschah hauptsächlich wegen ihrer besonderen Schönheit.

1745 arbeitete sie in einer Fabrik. Der Besitzer, von ihrer Schönheit angezogen, machte ihr einen Heiratsantrag. Sie fand diesen dicken, hässlichen Mann aber vollkommen unattraktiv. Um von ihm nicht weiterhin belästigt zu werden, begann sie, übermäßig viel zu essen, um dick zu werden, damit sie sich diesen abstoßend aussehenden Mann vom Leib halten konnte. Trotzdem kam es zu einer handgreiflichen Auseinandersetzung, bei der sie derart unglücklich fiel, dass sie sich beim Sturz das Genick brach.

In der dem heutigen Leben vorausgegangenen Inkarnation war sie ein Jude namens Karolus Franke, der 1942 nach Auschwitz kam und wie alle anderen KZler bei knappster Kost schwer zu arbeiten hatte. Er litt wie alle anderen unter ständigem Hunger.

Schließlich kam er durch eine Giftspritze ums Leben. Und seine letzte Programmierung lautete: "Ich will nie wieder Hunger leiden."

Und solche Programmierungen haben es "in sich". Viele meiner übergewichtigen Klienten, die sich von ihrem Übergewicht befreien wollen, sind in früheren Leben verhungert und haben sich programmiert, nie wieder hungern zu müssen, weshalb sie im heutigen Leben zwanghaft zu viel essen, um "Vorräte anzulegen". Für Hannelores Übergewicht überschnitten sich nun zwei unterschiedliche Programmierungen: einmal nie wieder schön sein und zum anderen nie wieder hungern.

Zu dieser *Angst vor Liebe* gehört auch die *Angst, dass der Partner fremdgeht*. Und wenn man sein Höheres Selbst befragt "Warum muss ich erleben, dass mein Partner fremdgeht? Bitte führe mich zu der Ursache!", so kann es sein, dass man in ein früheres Leben gelangt, wo man selbst als Mann oder Frau den Partner betrogen hat. Oft wird man auch erfahren, dass es zwischen beiden Seelen im Jenseits so vereinbart war, brauchte doch der eine aus karmischen Gründen das Erlebnis, wie es ist, wenn der Partner einen mit einem anderen betrügt. Wenn wir nur wüssten, warum alles so ist, wie es sich in dem gegenwärtigen Leben präsentiert, würden sich viele unserer Ängste einfach in Luft auflösen. Zu diesem Thema habe ich ein kleines Büchlein geschrieben mit dem Titel *Leiden heißt nicht wissen*. Und wir leiden auch an unseren Ängsten, weil wir nicht wissen, warum wir von ihnen geplagt werden. Die Rückführungstherapie bringt nun ein befreiendes Licht ins Dunkel.

h. Angst vor Sexualität

Obwohl darüber bisher schon einiges gesagt worden ist, komme ich nochmals auf dieses wichtige Thema zurück. Wie wir sahen, hängen die meisten sexuellen Ängste oft mit grässlichen sexuellen Erlebnissen in früheren Leben zusammen.

Rita ist eine siebenundvierzigjährige, unverheiratete und kinderlose Therapeutin. Ihre Gesichtsrose hatte sie mit einer Salbe übertüncht. Sie schilderte mir ihre Ängste, weshalb sie schon viele Therapeuten aufgesucht hatte. Zudem litt sie unter heftigen Unterleibsschmerzen. Ihre drei *Hauptängste* waren die *vor Sexualität, vor Männern* und ganz besonders ihre *Angst vor Vergewaltigung.* Diese Angst wirkte sich so stark bei ihr aus, dass sie in Filmen, wenn plötzlich Vergewaltigungsszenen eingeblendet wurden, regelrecht Panik bekam, die sie veranlasste, entweder das Kino fluchtartig zu verlassen oder den Fernseher abzustellen. Die vielen Behandlungen bei Therapeuten waren ihr keine große Hilfe gewesen, ja sie hatten sie sogar manches Mal enttäuscht. Einmal legte ein Therapeut sogar seinen Kopf in ihren Schoß. Schließlich nahm sie sich ein Herz und suchte auf eine Annonce hin eine sogenannte "Rückführungstherapeutin" auf, die sie von ihrer Angst vor Vergewaltigung erlösen sollte. Sie wurde nun in ein Vergewaltigungsleben zurückgeführt. Die Therapeutin konnte damit aber nicht umgehen. Deshalb holte sie Rita sofort aus der Trance und verabschiedete sie mit den Worten, dass sie mit ihr keine weitere Rückführung durchführen wolle. – Als sie sich vor mir auf der Liege niedergelegte und ich sie zugedeckt hatte, forderte ich sie auf, die Augen zu schließen. Und während ich die Induktion sprach, um sie in einen tiefen Alphazustand zu geleiten, machte sie plötzlich die Augen auf. Ich fragte, warum sie das täte, und sie antwortete, dass sie sich nur vergewissern wollte, dass ich sie nicht berühre, da ihr das bei einigen Therapeuten passiert sei. Also begann ich von neuem mit der Induktion, und sie ließ sich sehr gut in ihre früheren Leben führen.

In ihrem Täterleben war sie ein russischer Offizier, der nach einem Gefecht eine verwundete Frau am Boden liegen sah und sie trotz ihrer fürchterlichen Schmerzen vergewaltigte. Doch sie blieb nicht die Einzige von ihm Vergewaltigte. Und seine Programmierung am Ende seines Lebens lautete: "Ich will nie wieder vergewaltigen."

In einem Folgeleben war sie eine verheiratete Prinzessin. Ihr Mann nahm ihr jegliche Freiheit. Nach dessen Tod begann sie eine heimliche Affäre mit einem Mann aus dem Volk. Da sie wegen der Vergewaltigungen als Russe aus karmischen Gründen sicherlich unter heftigen Unterleibsschmerzen litt, brachte der Mann sie zu einer Heilerin. Mit sechzig starb sie. Und ihre Programmierung lautete: "Ich will mich nie wieder unterjochen lassen." Auch in zwei weiteren Folgeleben erfuhr sie den karmischen Ausgleich für ihre Untaten als Russe. Sie war eine Magd bei einem verheirateten Bauern, der sie vergewaltigte. Als sie von ihm ein Kind zur Welt brachte, tötete er es. Nun beschimpfte er sie mit den gemeinsten Ausdrücken wie "Du Hure!" und schickte sie weg. In einer Waldhütte starb sie. Und ihre letzte Programmierung lautete: "Ich will nie wieder mit einem verheirateten Mann schlafen."

In einem weiteren Leben im Orient wurde sie dazu gezwungen, einen reichen Mann zu heiraten. Sie fand ihn widerlich, wehrte sich gegen seine Annäherungsversuche und floh. Um sie zu bestrafen, schickte er ihr Männer hinterher, die sie vergewaltigten. Schließlich gelangte sie in einen Harem. Doch ihr neuer Herr schlief nicht mit ihr, da sie ihm als Minderwertige erschien. Mit vierzig wurde sie geisteskrank und starb. Ihre letzte Programmierung lautete: "Ich will nie wieder Männer an mich herankommen lassen." Diese drei Programmierungen nach den jeweiligen Erlebnissen bestimmen ihr heutiges Leben. Und auch ihre Gesichtsrose ist ein weiteres Mittel, um Männer nicht an sich herankommen zu lassen. Denn, wie sie mir gestand, ist sie nie eine Beziehung eingegangen.

In einem meiner Supervisionsseminare für ausgebildete Rückführungsleiter/-therapeuten demonstrierte ich bei einer verheirateten fünfundvierzigjährigen Mutter von zwei erwachsenen Kindern eine Rückführungstherapie, nachdem ich sie gefragt hatte, ob sie bereit sei, vor den übrigen Teilnehmern die Ursachen für ihr Hauptthema *Angst vor Nacktheit* herauszufinden und aufzulösen.

Außer sexueller Unlust samt Unterleibsbeschwerden hatte sie, die ich Helga nennen werde, *Angst, vor Menschen zu sprechen*. Doch eines ihrer größten Probleme war ihr Übergewicht samt Speckgürtel. Sie konnte sich selbst vor ihrem Mann nicht nackt zeigen. Nur ein einziges Mal vor der Ehe hatte sie mit einem Mann einen Orgasmus, mit ihrem Mann aber nie, was sie veranlasste, hin und wieder fremdzugehen, um wieder einen Orgasmus mit einem One-Night-Stand-Partner zu bekommen – vergeblich. Und sie ermutigte ihren Mann, wohl um ihre Schuldgefühle ihm gegenüber zu mindern, ebenfalls fremdzugehen.

Helga nahm sich als sechzehnjährige Indianerin namens Kirana wahr, die beständig Blut hustete. Der Medizinmann war überzeugt, dass ein böser Geist in ihr hauste, der durch ein Feuerritual auszutreiben sei. Sie wurde nackt an einem Pfahl gebunden, während die ganze Stammesbevölkerung, auf dem Bauch liegend, der Zeremonie beiwohnte. Kirana überkam eine große Scham, sah sie doch aller Augen neugierig auf sich gerichtet, während sie erneut von einem Anfall heimgesucht wurde und Blut spuckte. Der Medizinmann fuchtelte zuerst mit einer brennenden Fackel um ihre Schamhaare herum, und nachdem diese versengt waren, glitt er mit der heißen Flamme über ihren Körper. Doch der böse Geist schien nicht aus ihr herauskommen zu wollen. Wenige Tage später verstarb sie. Sie schwebte nach ihrem Tod in eine höhere Welt, wo sie sich von spielenden Kindern umringt sah. Und ihre Programmierung lautete: "Nie wieder nackt sein." Eigenartigerweise verfügt sie heute kaum über Schamhaare. Hat das etwa auch mit jener Feuerzeremonie zu tun? Wir haben in der Ursachenforschung bei Symptomen noch sehr viel zu entdecken.

In ihrem nächsten Leben bekam Helga, ohne direkt in das Leben hineinzugehen – da das Höhere Selbst ihr ein direktes Wiedererleben wohl ersparen wollte –, das Bild einer festgebundenen nackten Frau, die auf einer Felsplatte liegend von drei Kelten bestialisch behandelt wurde, indem sie ihr unter anderem ein Rohr in die Scheide schoben.

Zur Zeit des Römerkaisers Claudius war sie die sehr attraktive, einundzwanzigjährige Frau eines Mächtigen. Sie beobachtete, wie er sich mit den nackten Sklavinnen im Bad amüsierte. Sie war eine ausgemachte Voyeurin und Sadistin, die mit Vorliebe jene reizvollen Frauen ertränkte, die es mit ihrem Mann getrieben hatten. Einmal schlug sie im Beisein ihres Mannes mit der Peitsche so lange auf eine Sklavin ein, bis jene blutüberströmt tot zu Boden fiel. Schließlich, ihres blutigen Treibens überdrüssig, erstach er seine Frau.

Einige Monate später schrieb sie in ihrer E-Mail an mich: "Die Angst vor Nacktheit kann ich nicht mehr als richtige Angst bezeichnen, sondern eher als unangenehmes Gefühl, wenn andere sehen, wie speckig ich bin. Auf Kurzurlaub mit meinem Mann besuchten wir ein Wellnesshotel, wo ich mich am zweiten Tag dazu überwunden habe, mit ihm in die Sauna zu gehen. Dabei hatte ich nur anfangs dieses Schamgefühl – dann war es weg, und ich bin dann nur noch im FKK-Gelände herumgeflitzt."

Viele Frauen haben *Angst vor Regelschmerzen*. Mit sechzehn hatte eine zweiundvierzigjährige frühere Arzthelferin schon bei ihrer ersten Regelblutung Schmerzen, die sich allmonatlich bis zum heutigen Tag fortsetzten. In dem aufgedeckten Leben wurde sie mit zweiundzwanzig vergewaltigt. Als ihr Baby tot zur Welt kam, lag sie unter Krämpfen am Boden. Sie schaffte es noch, bis zum Fluss zu kommen und sich das Blut abzuwaschen. Daraufhin schluckte sie viele Tabletten und starb. "Nie wieder leben wollen", lautete ihr Fazit.

In einem anderen Leben war sie in Südamerika beheimatet. Von ihrem Freund wurde sie geschwängert. Er gab ihr das Eheversprechen, doch dann änderte er seine Meinung. Sie nahm ein Messer und erstach sich.

Einige Monate später erhielt ich eine E-Mail von ihr aus Indien: "Nach der Sitzung musste ich den Notarzt rufen, da ich es vor Schmerzen nicht mehr ausgehalten habe, und ich dachte schon, dass es dann doch nicht geholfen hat. Seitdem habe ich jedoch überhaupt keine Schmerzen mehr bei meiner Periode! Es war, als ob es sich noch einmal ganz stark zeigen wollte, um dann zu verschwinden. Vielen lieben Dank!" In einigen wenigen Fällen gibt es nach einer Rückführungstherapie eine sogenannte Erstverschlimmerung. Und danach erst stellt sich der Erfolg ein.

Anna ist eine sechsundfünfzigjährige Polin, die schon vor etwa dreißig Jahren nach Deutschland kam. Sie war nie verheiratet. Sie hatte große *Angst vor Sexualität* und *vor Enttäuschung.* Sie litt unter Klitorisschmerzen, weshalb sie auch auf den Beischlaf verzichtete.

Sie war in der römischen Kaiserzeit mit einem Feldherrn verheiratet. Als er in einer Schlacht das Leben verlor, wurde sie von den Feinden als Siegesbeute vergewaltigt und ihr wurde die Klitoris herausgeschnitten. Als Folge dieser Vergewaltigungen gebar sie einen Sohn, der ihr zu ihrem Leidwesen jedoch entrissen wurde. Sie verfiel schließlich dem Wahnsinn. Und ihre letzte Programmierung lautete: "Nie wieder vergewaltigt werden." 1756 war sie eine verlobte adlige Französin. Doch zu ihrem großen Kummer wurde sie verlassen. Späterhin ehelichte sie zwar einen viel älteren Mann, verkehrte aber nie sexuell mit ihm, sondern trauerte bis zu ihrem Tod mit fünfundsechzig ihrem Verlobten hinterher.

Rose ist eine Achtundvierzigjährige, die sich in meinem Ausbildungsseminar zuerst von mir und dann auch von der ganzen Teilnehmergruppe zurückführen ließ. Sie hatte große *sexuelle Probleme gepaart mit der Angst vor* Werner, ihrem zweiten *Ehemann,* und *Ängsten vor dessen Mutter.*

In einem früheren Leben hieß sie Pedro, der seinem Bruder Gianni die Freundin namens Susanna ausspannte und sie ehelichte, nachdem der Bruder sie verprügelt hatte. Doch da Pedro sich als kein guter Liebhaber erwies, unterhielt sie weiterhin ein heimliches Verhältnis mit Gianni. Dieser ist die heutige Schwiegermutter und Susanna ist Werner.

In einem weiteren Leben in Holland um 1816 war sie ein Knecht namens Wilhelm, der die Magd namens Trudi vergewaltigte.

Obwohl sie einen anderen heiratete, trafen sie sich heimlich und zeugten drei Kinder. Als der Ehemann erfuhr, dass drei von ihren sechs Kindern nicht seine waren, erstach er Wilhelm. Wie das Höhere Selbst vor dem Wolkentor offenbarte, ist Trudi die heutige Schwiegermutter und der damalige Ehemann ist Werner.

Dass Rose unbewusst immer noch Angst vor Werner hat, ergibt sich aus diesem Leben in Holland, wo sie als Wilhelm von ihm umgebracht worden war. Doch woher stammt Roses *Angst vor* ihrer *Schwiegermutter?*

1936 hieß sie Eva und war eine neunzehnjährige Jüdin, die von einem Mann zur Prostitution überredet wurde. Sie wurde einige Jahre später mit anderen Jüdinnen festgenommen und gelangte in das KZ Ravensbrück. Dort wurde sie von einer SS-Aufseherin misshandelt und von einem höheren SS-Mann sexuell missbraucht. Erstere ist im heutigen Leben ihre Schwiegermutter, während der SS-Mann Werner ist. Nun ist auch klar, warum sie im Bett Hemmungen vor ihm hatte, ja sogar jedes Mal Angst, mit ihm schlafen zu müssen.

Nach dem Aufdecken all dieser Leben reichte sie den Kelch der Vergebung allen involvierten Personen, bat um Vergebung oder vergab den anderen. Und einige Jahre später berichtete mir Rose freudestrahlend, dass die Ängste vor ihrer Schwiegermutter und vor Werner verflogen seien und sie sich ihm auf einmal angstfrei im Bett hingeben könne – oder wie sie sich ausdrückte: "Meine Laute wurde wieder zum Tönen gebracht."

Nahezu alle sexuellen Ängste gehen auf Vergewaltigungsakte in früheren Leben zurück, und meistens war man als Leidtragende eine vergewaltigte Frau oder noch eine Minderjährige. Manches Mal wird man in mehreren Leben vergewaltigt. Doch der Grund dafür ist, dass man zuvor in einem Täterleben Frauen oder Mädchen vergewaltigt hatte. Viele Dutzend Frauen ließen sich von mir zurückführen, und bei allen zeigte sich das gleiche Schema.

Else ist eine fünfzigjährige, verheiratete und kinderlose Arzthelferin. Sie hatte große *Angst vor Schwangerschaft* und *Angst vor Regelschmerzen*. Fünf Jahre vor ihrer jetzigen Wiedergeburt wurde sie mit zweiundzwanzig vergewaltigt. Sie bekam einige Wochen später schlimmste Bauch- und Unterleibsschmerzen. Das Baby kam tot zur Welt. Sie nahm nun eine Überdosis Schlaftabletten und beendete somit ihr Leben.

In einem vorausgegangenen Leben war sie eine zwanzigjährige Südamerikanerin namens Tja (Namen werden manchmal nur undeutlich ausgesprochen). Ihr Freund schwängerte sie. Aber statt sie wie versprochen zu ehelichen, zog er sich zurück, woraufhin sie sich ein Messer in den Bauch stieß.

In einem weiteren Leben war sie in Dänemark die Mutter von drei Kindern. Mit fünfundzwanzig fand sie heraus, dass ihr Mann fremdging. Auf einen heftigen Streit folgte die Trennung, und sie musste ihre Kinder nun alleine aufziehen, während er sich nicht mehr blicken ließ. Nach ihrem Tod im hohen Alter lautete ihre Programmierung: "Ich will mich nie wieder aufopfern."

Den meisten Aborten gehen frühere Programmierungen aufgrund von schrecklichen Erlebnissen voraus. Solche Programmierungen könnten gelautet haben: "Ich will nie wieder schwanger werden, nie wieder ein Kind zur Welt bringen."

Die unter Hautekzemen leidende Regina ist eine einundfünfzigjährige verheiratete Frau und Mutter einer Tochter. Im Täterleben weilte ihre Seele im Körper eines Folterknechtes in Westfalen. Er vergewaltigte die Gefangenen nach Lust und Laune, da diese sowieso bald verbrannt, geköpft oder geviertelt werden sollten. Doch war er zugleich Sadist. Ihm bereitete es Vergnügen, die Opfer mit einem glühenden Eisen an den Brüsten, im Schambereich und im Gesicht zu berühren.

Eines der ausgleichenden Opferleben erlebte Regina als deutsche Deportierte in einem russischen Gulag, wo sie im Steinbruch zu arbeiten hatte. Und natürlich wurde sie dort von verschiedenen Aufsehern vergewaltigt. Ihre Programmierung damals lautete: "Nie wieder mit Männern Sex haben."

In meinen vielen Rückführungstherapien hat sich immer wieder offenbart, dass nahezu alle Schmerzen im Intimbereich bei Männern und besonders bei Frauen auf Vergewaltigungen, Verstümmelungen und andere Gewaltanwendungen zurückgehen. Und diese Schmerzen sind sehr oft mit Ängsten verbunden, also nicht nur mit der *Angst vor* den *Schmerzen* an sich, sondern es treten auch *Ängste vor Berührungen im Intimbereich* im Allgemeinen auf den Plan. Wenn der Frau in vergangenen Zeiten die Brüste abgeschnitten oder angesengt wurden, wird sie heute noch Angst haben, sich dort berühren zu lassen. Solche mit Ängsten gekoppelte Empfindlichkeiten können sich auch an anderen Körperstellen manifestieren.

Früher, also noch vor dem Aufkommen der Antibabypille, hatten viele Frauen Angst vor einer unehelichen Schwangerschaft. Bis lange in die Neuzeit hinein galt ein uneheliches Kind als Bastard. Wer keinen Vater hatte, wurde von den anderen verspottet. Er war ein Außenseiter, durfte nicht mit den anderen spielen und wurde als "Sohn oder Tochter einer Hure" beschimpft. Die daraus entstandenen Ängste werden sich über einige Leben auswirken, zum Beispiel als *Angst, nicht dazuzugehören,* oder als *Angst, ein Außenseiter zu sein.*

Wie *Professor Ian Stevenson* (a. a. O.) erforschte, befand sich durchschnittlich jeder fünfte Inkarnierte im vorausgegangenen Leben im anderen Geschlecht, und viele von ihnen haben ihre frühere Neigung mit ins heutige Leben gebracht. Etwa ein Viertel, wie ich schätze, waren in einem ihrer früheren Leben Priester, Mönche oder Klosterfrauen, die vor Gott geloben mussten, keine sexuellen Gelüste aufkommen zu lassen, vor allem nicht mit Personen des anderen Geschlechts. Dies ist für jene Betroffenen einer der Hauptgründe für ihre heutigen *Ängste vor Sexualität* im Allgemeinen und *vor Homosexualität* im Speziellen. Viele sexuellen Ängste gehen auf oft Jahrhunderte zuvor stattgefundene Prägungen durch die Kirche zurück, welche den Menschen bis heute noch unterschwellige Ängste bereiten.

Wie wir an sehr vielen Beispielen gesehen haben, weisen viele Ängste ein ganz bestimmtes Muster auf. Im Täterleben sind es meistens Männer, die aus Lieblosigkeit anderen Gewalt antun und besonders gerne Frauen vergewaltigen. In Opferleben sind diese ehemaligen Täter dann zumeist Frauen und Opfer, die gleiche oder ähnliche Bedingungen erleben. Es geht also meistens um Sexualität als die bedeutendste Urmutter der Ängste. Und nun müssen wir Sigmund Freud recht geben, wenn er die Bedeutung der Sexualität für die meisten "Neurosen" – und zu diesen zählen im besonderen Maße die Ängste – hervorhebt. Nur stammen die meisten dieser durch die "Libido" entstandenen Ängste nicht aus dem heutigen, sondern aus früheren Leben. Wäre der Reinkarnationsgedanke damals für ihn selbstverständlich gewesen, dann hätte er das Rätsel für die meisten Ängste schon gelöst gehabt. Es war jedoch noch nicht an der Zeit, dieses bedeutsame Rätsel zu lösen.

Ich könnte noch eine ganze Reihe von Beispielen für die Ursachen von sexuellen Ängsten anführen, kamen doch nach der Veröffentlichung meines Buches *Handbuch der Sexualität. Was Trancerückführungen offenbaren* einige, besonders Frauen, zu mir, die sich durch das Buch ermutigt fühlten, ihre spezifischen Probleme in den Ursachen aufzudecken und sich dann von diesen Störungen zu befreien. In diesem Buch ist noch vieles nachzulesen, woher unter anderem auch die sexuellen Ängste stammen.

i. Indirekte soziale Ängste

Unter dieser Rubrik versammle ich solche Ängste, die sowohl mit Personen zusammenhängen können, jedoch aber zugleich auch ganz auf sich selbst bezogen als Eigenängste hervortreten können. Nehmen wir als Beispiel die *Angst vor Verantwortung*. Ich kann als Vater Verantwortung für meine Familie, als Bürgermeister Verantwortung für meine Ortsbewohner tragen oder ich bin mir selbst gegenüber – unabhängig von anderen Menschen – verantwortlich, dass ich ein anständiger, aufrichtiger Mensch bin, nicht lüge, nichts Unrechtes tue, so dass ich mir im Spiegel ins Gesicht schauen kann, ohne anderen und besonders mir selbst gegenüber Schuldgefühle zu haben.

Beatrice bekleidet eine verantwortungsvolle Position, doch sie hatte *Angst vor Verantwortung*. Ihr linkes Auge ist nur zu zwanzig Prozent sehfähig.

In einem Leben im alten Germanien lange vor unserer Zeitrechnung war sie ein Anführer namens Wotan. Mit seinen ihm treu ergebenen Männern töteten sie Widersacher, vergewaltigten, plünderten und verbreiteten weit und breit große Angst. Mit achtunddreißig wurde er im Genick von einem Speer getroffen. Nach seinem Tod wurde ihm bewusst, dass er allein verantwortlich war für das große Unheil, das er mit seinen ihm hörigen Männern verübt hatte, und es überkam ihn große Reue: "Ich will nie wieder Leute anführen."

In einem weiteren Täterleben avancierte er in Ungarn 1617 vom Folterknecht zum Stadthenker. Ihm wurden drei Frauen zur Hinrichtung gebracht. Der einen hatte er schon ein Auge ausgestochen. Sie war eine Hebamme, die Kinder getötet haben sollte. Die beiden anderen waren von ihr als Hebammen ausgebildet worden und sollten ihr bei den Entbindungen assistiert haben. Sie alle wurden der Hexerei angeklagt. Unter dem Grölen der Menge wurden sie von ihm auf dem Podest mit dem Beil geköpft. Mit zweiundfünfzig verstarb er an einer Krankheit. Nachdem er aus seinem Körper ausgestiegen war, überkam ihn sofort ein schlechtes Gewissen. "Ich will nie wieder quälen und töten." Lichtgestalten schwebten auf ihn zu. Sie geleiteten ihn zu einer grauen Felsenwand, wo er sich niederließ. Hier blickte er auf sein ganzes Leben zurück. Er erkannte auch, dass die drei Hebammen zum Beispiel völlig unschuldig gewesen und verantwortungsvoll bei ihrer Arbeit vorgegangen waren, obwohl manches Mal eine Totgeburt dabei gewesen war, die man ihnen schließlich als Anklagepunkt zur Last gelegt hatte.

Nachdem er aus vollstem Herzen bereut hatte, was er getan hatte, führte ihn eine Lichtgestalt in eine hellere Gegend. Dort durfte er sich unter einen "Lichtwasserfall" stellen, um von all seinen vielen Versündigungen gereinigt zu werden. Und nachdem er wieder in die höhere Welt zurückgeleitet worden war, traf er auf eine der von ihm geköpften Hebammen. Zu seiner Verwunderung trat sie mit einem freundlichen Lächeln auf ihn zu und umarmte ihn. Und vor dem Wolkentor wies das Höhere Selbst Beatrice darauf hin, dass diese Hebamme im heutigen Leben ihre Mutter ist.

In den Kiefernzapfen stopfte sie folgende Deprogrammierung, die anschließend positiv nochmals als Programmierung je dreimal gesprochen wurde: "Ich befreie mich von aller Angst vor Verantwortung, von dem Gefühl, nicht gut genug zu sein, und ich befreie mich von allen meinen Schuldgefühlen."

Als indirekt soziale Angst kann auch die *Angst vor dem Arzt oder Zahnarzt* angeführt werden. Ich kann einen Arzt als Autoritätsperson wahrnehmen, gegen dessen Behandlungsweise oder Verordnungen ich machtlos bin. Doch ich kann Angst davor haben, dass er mir eine schlimme Krankheit verkündet. Ich kann also Angst vor einem bestimmten Arzt haben oder allgemein eine Angst vor Ärzten. Aber es handelt sich dann um eine Eigenangst, wenn ich allein Angst vor einer bestimmten Diagnose habe oder *Angst vor Spritzen*, sei es beim Hausarzt, im Krankenhaus oder besonders beim Zahnarzt. Hat mir ein Zahnarzt einmal sehr wehgetan, dann kann es verständlich sein, dass ich vor jedem neuen Termin Angst verspüre. Diese Angst kann sich aber mit der Zeit wieder auflösen, wenn man bei häufigeren Besuchen keine Schmerzen mehr verspürte.

Die *Angst vor Schmerzen* gehört allgemein in diese Gruppierung. Ich kann Angst vor einer Person haben, die mir Schmerzen zufügen könnte. Aber ich könnte diese Angst auch unabhängig von einer Person haben. Beide können mit früheren Leben verbunden sein. Ebenso verhält es sich mit der *Angst vor Vergiftung*. Ich kann Angst vor einer bestimmten Person haben, dass sie mich vergiften könnte, obwohl keinerlei konkrete Verdachtsmomente darauf hinweisen. Doch tatsächlich bin ich in einer abgelebten Zeit von dieser Person vergiftet worden. Oder die betreffende heutige Person erinnert mich unbewusst durch ihr Aussehen oder ihre Ausstrahlung an eine andere, die mich wirklich vergiftet hat. Aber ich kann auch Angst vor einer Vergiftung haben, unabhängig von irgendeiner Person, da ich mich im früheren Leben durch Unachtsamkeit vergiftet habe, zum Beispiel durch eine Fischvergiftung.

Auch kann man die *Angst vor Vergewaltigung* zu den indirekten Ängsten zählen, denn sie kann sich auf eine bestimmte Person beziehen und folglich zu den sozialen Ängsten zählen, oder sie kann sich auch als Eigenangst manifestieren ohne Bezug zu irgendeiner Person. Im ersten Fall, so keine konkreten beziehungsweise erinnerbaren Fälle im heutigen Leben vorliegen, kann ich Angst vor, sagen wir, dem Großvater haben, dass er mir als Mädchen etwas antut. Wenn eine Frau im heutigen Leben sexuelle Probleme hat, sucht sie verständlicherweise nach Möglichkeit einen Sexualtherapeuten auf. Dieser versucht dann, die Ursachen dafür, wie bisher noch üblich, im heutigen Leben zu finden. Kann sich diese Frau jedoch nicht an eine Person erinnern, die sie als Mädchen sexuell missbraucht hat, dann wird er mit ihrer Hilfe die Personen durchgehen, die möglicherweise dafür infrage kämen, also eine Person, die in ihrer vorbewussten Zeit – von der Geburt an bis zum fünften Lebensjahr – etwas Unerlaubtes und vielleicht auch Schmerzhaftes mit ihrem Körper angestellt haben könnte. Und da diese Frau damals in der Obhut ihres Großvaters war, wird dieser nun als der eigentliche Täter festgemacht, und die

Therapierte glaubt selbst daran, sucht sie doch einen Grund für ihre Angst. Und vielleicht war dieser Großvater in einem früheren Leben sogar ihr Vergewaltiger gewesen, weshalb sie spontan zugestimmt hat. Wenn sie diesem Mann nun wiederbegegnet, wird sich ihr Verhalten ihm gegenüber drastisch verändern. Sie wird ihm aus dem Weg gehen oder ihm gar diesen Missbrauch an ihr vorwerfen.

So kam einst auch ein Vater zu mir, um die plötzlich entstandene Disharmonie mit seiner Tochter ergründen zu wollen. Er hatte drei Töchter, und Gisela war seine Lieblingstochter. Sie rief ihn an seinem Geburtstag an und fauchte: "Ich weiß, dass du mich als kleines Mädchen grob missbraucht hast. Von nun an will ich nie wieder etwas mit dir zu tun haben." Dann knallte sie den Hörer auf. Und dieser Mann schwor mir unter Tränen, dass er nie irgendetwas in dieser Richtung mit seiner Tochter als Kind oder späterhin getan habe. Nun kann bei ihm die Angst entstehen, dass eventuell eine seiner anderen Töchter, von der Lieblingstochter dazu angetrieben, ebenfalls eine solche Beschuldigung gegen ihn erheben könnte.

Bei diesen Beispielen handelt es sich um soziale Ängste. Aber es könnte auch sein, dass eine Seele sich im Jenseits vor ihrer erneuten Inkarnation aus karmischen Ausgleichsgründen ausgesucht hatte, eine Vergewaltigung zu erleben. Und im heutigen Leben als Mädchen oder Frau wird sie von dieser ihr unerklärlichen Angst heimgesucht, denn aus dem Unterbewusstsein ist etwas von der vorgeburtlichen Lebensplanung durchgesickert. Sie hat nun Angst vor Vergewaltigung. Und tatsächlich wird diese dann auch irgendwo stattfinden. Manche erklären solch ein schlimmes Erlebnis gerne damit, dass sie ja immer Angst davor hatte und es deshalb regelrecht angezogen hat. Ihr angstbefrachtetes Denken und Fühlen habe diese Tat also erst möglich gemacht.

Aber es gibt auch noch andere Gründe, warum man Angst vor einer Vergewaltigung haben kann, zum Beispiel kann sie durch Übertragung entstanden sein, wenn beispielsweise eine Schwester oder Freundin vergewaltigt worden ist und man sich diese Angst dann zu eigen machte. Oder vielleicht ist die Frau selbst aus einer Vergewaltigung hervorgegangen, oder die Mutter wurde, während sich das Kind in ihrem Bauch befand, vergewaltigt. Schließlich kann die Angst vor Vergewaltigung auch durch eine Besetzung entstehen.

Die *Angst vor Prüfungen* kann daher kommen, dass man Angst hat, sich vor den Prüfern zu blamieren, oder dass man die Familienangehörigen in ihren Erwartungen enttäuscht. Viele, die ein teures Studium abbrachen, haben sicherlich Ängste durchlebt. Aber es kann auch die Angst sein, vor sich selbst versagt zu haben, da man sich ein großes Ziel setzte, zum Beispiel das Universitätsstudium erfolgreich mit einem guten Abschluss zu schaffen. Obwohl der Betreffende bisher alle Prüfungen sehr gut bestanden haben mag, könnte er dennoch schon Wochen vorher an diese eine mündliche Prüfung denken. In solchen Fällen liegt immer ein Leben in vergangenen Zeiten zugrunde, in dem er durchgefallen ist, in dem er vor Richtern stand, die ihn verurteilten, oder in dem er unter Androhungen und eventuellen Schlägen verhört wurde.

Zu diesem Thema gehören auch *die Angst vor Bloßstellung, die Angst, etwas Falsches zu machen,* oder gar *die Angst, nicht gut genug zu sein.* So hatte sich eine Klientin mit der *Angst vor Verantwortung* in einem früheren Leben als französischer General wahrgenommen, der durch einen Bajonettstich in den Bauch zu Tode kam. Er konnte es sich nicht verzeihen, dass er leichtsinnig mit dem Leben seiner Soldaten umgegangen war, hätte er doch verantwortungsvoller in seinen Befehlen sein müssen, um deren Leben nicht derartig unnötigen Gefahren auszusetzen. Er gab sich also selbst die Schuld an dem Tod so vieler Soldaten. Und wir verstehen natürlich, warum die Seele im heutigen Leben die Angst vor Verantwortung noch immer mit sich herumträgt.

Eine Pianistin kam zu mir, die vor jedem öffentlichen Auftritt schon Tage vorher unruhig vor Angst in ihrer Wohnung herumlief. In einem früheren Leben hatte sie sich bei einem öffentlichen Klavierkonzert verspielt. Sie hatte nun *Angst*, sich wiederum *zu blamieren,* und zudem die *Angst,* vor sich selbst *als Versagerin dazustehen.* Später berichtete sie mir, dass diese Angst sich aufgelöst und sie bei einem Klavierwettbewerb den ersten Preis gewonnen habe.

Zu diesen Ängsten gehört auch die *Angst, nicht anerkannt zu werden.* Vordergründig würden wir diese Angst zu den sozialen Ängsten zählen. Aber vielleicht besteht die noch größere Angst darin, nicht vor sich selbst bestehen und sich nicht selbst wertschätzen und anerkennen zu können. So ist diese Angst zugleich verbunden mit *Selbstzweifel.* Eine Klientin hatte *Angst* davor, wieder *etwas Falsches zu machen.* Im früheren Leben war sie eine Magierin, die ihr Wissen an einen Mann weitergab, der es missbrauchte und dadurch sehr viel Schaden anrichtete.

Selbst die *Angst vor dem Alleinsein* kann eine indirekte soziale Angst sein. Eine ältere Frau mag den Begegnungen mit Menschen aus dem Weg gehen, ohne irgendeine Angst vor Menschen in sich zu spüren. Sie mag diese sogar freundlich grüßen. Vielleicht hat sie trotzdem in einem früheren Leben Schlimmes durch Menschen erlebt. Beispiele hierzu habe ich ja schon zur Genüge angeführt. Aber nach einigen Leben mag sie sich an das Alleinsein gewöhnt haben, und um nicht ganz allein zu sein, lebt sie glücklich mit ihren Katzen zusammen.

So mag auch ein Schriftsteller *Angst* davor haben, sein *Buch nicht* zu einem bestimmten Zeitpunkt *beendet zu haben.* Entweder hat er einen Vertrag mit dem Verleger abgeschlossen, sein Manuskript zu einem gewissen Zeitpunkt abzuliefern, oder seine Leserschaft schreibt ihm E-Mails, wann die Fortsetzung des ersten Bandes endlich herauskomme, man wolle nicht noch länger warten. Aber er kann sich auch unabhängig von Verlag und Leserschaft für die Fertigstellung seines Buches selbst einen Zeitpunkt gesetzt haben und hat Angst, es bis dahin nicht zu schaffen, da etwas dazwischen kommen könnte, zum Beispiel eine Krankheit oder dass der Computer abstürzt und seine gespeicherten Daten verloren gehen.

j. Wenn Ängste miteinander verwoben sind

In einem meiner Ausbildungsseminare bat ich eine Teilnehmerin namens Veronika, sich auf die Liege in unserer Mitte zu legen. Sie wollte gerne wie ihre Freundin *als Heilerin* arbeiten, hatte aber große *Angst* davor. Wie sie auf dem Fragebogen, den alle Teilnehmer anfangs ausfüllen, vermerkt hatte, verfolgte sie ihr ganzes Leben die Angst, immer nur *zweite Wahl zu sein*. Sie habe außer ihren Minderwertigkeitsgefühlen *Angst vor dem Alleinsein* und *Angst, gedemütigt zu werden*. Widersprüchlicherweise hatte sie aber auch *Angst vor ihrer eigenen Macht*. Für sie war es nun eine Überraschung, dass ausgerechnet sie zur Demonstration vor uns auf der Liege liegen durfte, hatte sie es sich doch gewünscht, jedoch nicht daran geglaubt, denn in ihrem Denken war sie ja nur "zweite Wahl". In allen Bereichen ihres Leben wurde jemand anders vorgezogen.

In ihrem zuerst aufgedeckten Leben war sie 1894 mit siebzehn eine Balletttänzerin an der Wiener Oper. Sie hieß Sybille. Frank, der Choreograf, hatte ihr ihrer hervorragenden tänzerischen Fähigkeiten wegen den Part des schwarzen Schwans zugeteilt. Ihre Freundin Gudrun neidete ihr dies. Sie begann ein heimliches Verhältnis mit Frank, doch Sybille überraschte sie, als die beiden sich küssten. Und am Tag der Aufführung sagte Gudrun höhnisch und triumphierend zu ihr, dass sie heute die Partie des schwarzen Schwanes tanze, Sybille aber ihren Part bei den Gruppen zu übernehmen hätte. Und bei dieser Premiere saßen ihre Eltern im Parkett, die sie, wie angekündigt, in einer Hauptrolle sehen wollten. Sybille weinte, hielt aber tapfer durch. Sie verließ Wien dann und ging nach Prag, aber auch dort wurde ihr nie wieder eine Hauptpartie angeboten, denn immer wieder wurde ihr eine andere vorgezogen. Mit vierunddreißig zog sie sich vom Tanzen zurück und verstarb einsam mit einundsiebzig Jahren. "Ich will nie wieder nur die zweite Wahl sein."

In dem nächsten aufgedeckten Leben stand sie als Katrin mit ihrem Bräutigam Ludwig vor dem Altar im Dom. Viele Menschen hatten sich zu dieser Vermählung eingefunden. Der vor den beiden stehende Priester sagte zu den Anwesenden, wenn jemand einen Grund habe, dass diese beiden nicht heiraten dürften, so möge er sich melden. Und eine Frau erhob sich und sagte: "Ich trage ein Kind von Ludwig unter meinem Herzen." Katrin fiel auf einmal der Blumenstrauß aus der Hand. Sie schaute erschrocken Ludwig an und wusste, dass es wahr war. Sie sank auf die Knie und weinte. Ihre Schwester lief auf sie zu und legte die nun Ohnmächtige vor dem Altar nieder. Katrin blieb bis zu ihrem Lebensende mit achtundsechzig ledig. "Ich will nie wieder so betrogen und gedemütigt werden."

In einem Leben im Orient war sie eine verschleierte Tänzerin namens Sunita, die sich auch Schlangen um den Hals wickelte. Sie tat alles, um einem der Gäste, von dem sie merkte, dass er sich in sie verliebt hatte, zu imponieren. Doch eine andere Tänzerin hatte sich ebenfalls in den Mann verliebt. Diese vertauschte die harmlose Schlange im Korb mit einer giftigen. Sunita entnahm aus diesem Korb nun jene Giftschlange und legte sich diese um den Hals. Nachdem sie von ihr gebissen worden war, verstarb sie kurz darauf.

In ihrem Täterleben war sie 1478 eine schottische Magierin namens Senia. Sie stellte Zaubertränke jeder Art her, die sie teuer verkaufte. Sie hatte besonders mit Heil- und Liebesgetränken oft schon viel Unheil angerichtet. Doch sie stand in der besonderen Gunst des Königs, verschaffte sie ihm doch Liebestränke für seinen großen Konsum an jungen Frauen. Senia hatte sich in den Ritter Asmus verliebt, der jedoch die Königstochter umwarb, die ihm, ebenfalls verliebt in ihn, schon ein Zeichen ihrer Huld gewährt hatte. Der König ließ ein Turnier austragen mit der Ankündigung, dass der Gewinner einen Wunsch äußern könne, den er ihm gewähren würde. Er wusste schon, dass Asmus gewinnen würde, denn er wollte ihn gern als Schwiegersohn. Senia gab dem Ritter einen Trank, der ihm angeblich Stärke verleihen sollte. Doch es war in Wirklichkeit ein Zaubertrank, der ihn verliebt machen sollte in sie selbst. Und als Asmus als Gewinner vor dem König stand und gefragt wurde, was er sich wünsche, antwortete er wie in Trance, dass er Senia zur Frau haben wolle. Die Königstochter, die fest damit gerechnet hatte, dass er um ihre Hand anhalten würde, fiel in Ohnmacht. Aber die Ehe von Asmus und Senia blieb kinderlos. Und da er ein langweiliger Liebhaber war, verführte sie nebenbei andere Männer mit ihren Liebeselixieren und Zaubersprüchen. Asmus wurden späterhin durch einen anderen Magier die Machenschaften Senias offenbart. Mit seinem Schwert streckte er sie nieder. Und ihre anschließende Programmierung lautete: "Nie wieder meine Macht missbrauchen, nie wieder heilen und auch nie wieder Vertrauen und Liebe missbrauchen." In den Kiefernzapfen steckte sie die Befreiungsaffirmation: "Ich befreie mich von der *Angst zu heilen*, von der *Angst, gedemütigt und kritisiert zu werden*, ich befreie mich von der Angst, immer nur zweite Wahl zu sein, ich befreie mich von allen Minderwertigkeitsgefühlen und meiner Gefühlskälte und ich befreie mich von der *Angst vor Einsamkeit* und von allen Schuldgefühlen." Jeder Rückführungstherapeut wird sogleich merken, dass sie einem Selbstbestrafungsmechanismus aufsaß, der ebenfalls in den Kiefernzapfen gesteckt wurde.

Ich habe diesen Fall deshalb unter der Rubrik *indirekte soziale Ängste* eingeordnet, da sich hier eine Zusammenballung von verschiedenen Ängsten zeigt. Doch unausgesprochen bleibt nach meinem Dafürhalten ihre Hauptangst: die *Angst, rückfällig zu werden,* und die *Angst, ihre im Jenseits getroffenen Vorhaben,* nie wieder zu lügen, zu betrügen, jemandem die/den Geliebte/n wegzunehmen, nicht zu erfüllen. Denn, wie sie später noch gestehen sollte, beneidete sie andere um das eine oder andere. Wir haben eine *ungewisse Angst* in uns, den Plan, den wir uns im Jenseits vorgenommen haben, nicht erfüllen zu können und nach der Rückkehr in unser wirkliches Zuhause, welches das sogenannte Jenseits ist, als Versager dazustehen. Doch niemand verurteilt uns nach unserer Heimkehr. Wir sind allerdings unser eigener Richter – und davor haben wir oft unbewusst Angst.

In dieser geschilderten Rückführung ist sehr gut das Karmagesetz verdeutlicht. Denn was Senia aus egoistischer Lieblosigkeit der Königstochter und auch Asmus angetan hatte, musste sie zum einen als Balletttänzerin und dann als Braut vor dem Altar erleben. Und ihre *Angst vor Demütigung* und die *Angst, immer wieder nur die zweite Wahl zu sein*, ergibt sich schlüssig aus diesen Leben. Die Rückführungstherapie macht durch die Aufdeckung der Ursachen die Ängste überhaupt erst schlüssig. Wenn man nur in den heutigen herbeigesuchten Ursachen forscht, bleibt vieles oft im Dunkeln. Die Rückführungsmethode bringt endlich Licht in die dunklen Winkel der Ängste und kann sie häufig in einer einzigen Sitzung auflösen. Und nun noch ein Beispiel für das Ineinandergreifen von Ängsten.

Man ist sich in der Medizin heutzutage einig, dass Ängste auch Krankheiten verursachen können. Ein Zweiunddreißigjähriger, den ich Herrmann nennen möchte, kam zu mir mit einer ganzen Reihe von Ängsten.

Seine *Angst vor der Polizei* ging auf zwei Leben zurück. In dem ersten war er ein Dieb, der beständig in der Angst lebte, ertappt und bestraft zu werden. In ein Verlies gesperrt, verhungerte er. Die magere und oft verschimmelte Kost damals ist eine der Ursachen für seine heutigen Magenprobleme.

In einem zweiten Leben war er ein Mafioso im Chicago der Zwanzigerjahre des 20. Jahrhunderts. Seine ständige Angst, von der Polizei geschnappt und als Verbrecher überführt zu werden, bescherte ihm schon damals Magenbeschwerden, die er dann ebenfalls in das heutige Leben mitbrachte.

In einem Leben einige Jahrhunderte zuvor verheiratete er sich als Knecht mit siebenundzwanzig. Doch nachdem seine Frau ihr

Verhältnis mit dem Bauern erst heimlich, dann offen auslebte, bereitete ihm dies große Angst, seine Frau ganz zu verlieren. Um ihn als Störenfried loszuwerden, entließ ihn der Bauer. Arbeitslos und krank am Herzen schlief er im Wald auf nassem Boden, bis er mit Magenkrämpfen verschied.

Wie ihm das Höhere Selbst verdeutlichte, kommen seine heutigen Magenprobleme aus jenem Leben, ebenso seine *Angst, verletzt und in der Liebe enttäuscht zu werden*, sowie seine *Angst vor Armut*. Diese und seine zusätzliche heutige *Angst vor Verlust* entstammen auch einem Leben in Indien, wo er als Gelegenheitsarbeiter dem Kartenspiel verfiel und öfter alles wieder verlor, bis er schließlich als armer Bettler verstarb.

2. Eigenständige Ängste

Zu den eigenständigen Ängsten zähle ich alle Ängste, die nicht oder nur bedingt mit anderen Personen verbunden sind, also Ängste, die ein Individuum in sich und aus sich selbst erlebt. Natürlich werden sich bei den darzustellenden Ursachen von derlei Ängsten auch automatisch soziale Ängste auftun, da Personen aus den aufgedeckten Leben im heutigen Leben in anderer Gestalt wieder auftauchen werden. Und sollten diese mit Ängsten verbunden sein, so werden sie in der Rückführungstherapie gleich mit aufgelöst.

a. Angst vor Krankheit und Schmerzen

Wie ich schon erwähnt habe, können derlei Ängste ihre alleinige Ursache im heutigen Leben haben. Doch auch wenn alles dafür spräche, sollte man einmal nachprüfen, ob nicht doch noch weiter zurückreichende Ursachen für die Angst verantwortlich sein könnten. Somit kann eine Rückführung zu anderen Ursachen eines Krankheit- oder Angstsymptoms eine Heilung möglicherweise komplettieren.

Wollen wir uns zuerst der *Angst vor Geschlechtskrankheiten* zuwenden. Diese hat seit dem Aufkommen von AIDS im letzten Drittel des 20. Jahrhunderts weltweit zugenommen. Obwohl immer wieder vor ungeschütztem Geschlechtsverkehr gewarnt wird, lässt man sich aus Liebe oder spontaner Lust und im Vertrauen darauf, das der Partner "clean" ist, dazu hinreißen, ohne Präservativ miteinander intim zu werden. Doch im Nachhinein überkommt einen die Angst, ob man sich doch mit dieser schlimmen Krankheit oder einer anderen Infektion angesteckt haben könnte. Um diese zu überwinden, lässt man sich medizinisch untersuchen. Diese Angst, geschürt unter anderem durch Zeitungsartikel, die sich auf Statistiken der *World Health Organisation* berufen, wie viele Personen im vergangenen Jahr wieder weltweit an dieser Krankheit gestorben sind, kann als Alphaangst allein aus dem jetzigen Leben stammen. Doch wenn jemand in einem früheren Leben an einer Geschlechtskrankheit wie Syphilis schwer erkrankte oder gar daran gestorben ist, könnte er/sie im heutigen Leben große Angst vor Sexualverkehr haben oder den Partner bitten, sich vorher untersuchen zu lassen. Und wenn man in früheren Leben an durch Syphilis bedingten hässlichen Hauterscheinungen zu leiden hatte und deswegen verspottet oder gar verurteilt wurde, kann dies zu einer Sauberkeits- beziehungsweise Waschmanie führen, aus der panischen *Angst* heraus, durch auffallende Hautkrankheiten Abscheu zu erwecken.

Wenn Klienten zu mir kommen, um die Ursache für ihre *Angst vor Schmerzen* oder *Krankheiten* zu ergründen, und sich von diesen Ängsten befreien wollen, wird immer ein Leben aufgedeckt, in dem man meistens unter grässlichen oder auch sich in die Länge ziehenden Schmerzen oder an schlimmen Krankheiten gelitten hat, die häufig zum Tod führten. Eine Klientin mit Atemnot und massiver Angst vor Krankheit war im Ruhrgebiet als Bergmannsfrau qualvoll an Lungenentzündung gestorben. Eine Sozialhelferin mit den Symptomen *Angst vor dem Tod*, *Angst vor dem Alleinsein* und besonders *Angst vor Krankheit* und der *Angst vor Ansteckung* erlebte sich 1729 in der französischen Stadt Rouen als achtundzwanzigjährige Kurtisane. Sie entdeckte auf einmal, dass sie die "französische Krankheit", also Syphilis, hatte, die sie wohl von einem adligen Freier übertragen bekommen hatte, denn dieser hatte, als er die Krankheit an sich bemerkte, Suizid begangen. Sie verarmte und lebte ein zurückgezogenes Leben. Auch eine andere Klientin mit der *Angst vor Ansteckung* und der *Angst vor Sex* hatte, wie sie mir gestand, im heutigen Leben noch nie Sex mit einem Mann gehabt. Sie lebte um 1650 als Prostituierte in Paris und steckte sich mit Syphilis an.

Bei einer unter Rheuma leidenden Klientin mit *Angst vor massiven Schmerzen* stellte sich heraus, dass sie vor einigen hundert Jahren als "Hexe" gefoltert wurde, wobei man ihr die Hände verbrannte und sie auf der Streckbank quälte. Dies stellte sich als Ursache für ihr Rheuma heraus. – Die Verstümmelung von angeblichen Hexen im Mittelalter bis zum Anfang des 18. Jahrhunderts ist nicht nur die Ursache für körperliche Beschweren – wie hier durch das Gestrecktwerden, wobei man die Glieder und meist auch das Rückgrat auseinanderzog –, sondern ist die Ursache für viele Ängste vor Schmerzen. Folterungen, Erhängen, Verbrennen oder auch das Angeprangertwerden, verurteilt und dem Zorn des Pöbels ausgeliefert, können sich auch in die *Angst vor Publikum* verwandeln.

Bei allen spezifischen Ängsten, die mit Körpersymptomen zusammenhängen, finden sich in den früheren Leben als Ursache eine körperliche Gewaltanwendung, ein Unfall, eine Verwundung (zum Beispiel im Krieg), eine Krankheit und/oder große Schmerzen. Ebenso verhält es sich mit der *Angst vor Blut, Geschwüren, Medikamenten, Infektionen*, der *Angst vor dem Erfrieren* oder *Verdursten*, vor *Operationen*, dem *Zähneziehen* oder der *Angst zu ersticken.* Und hat eine Frau *Angst vor dem Gebären und Geburtsschmerzen,* dann hatte sie mit Sicherheit im früheren Leben ein schreckliches Erlebnis bei der Geburt, entweder ist das Kind tot zur Welt gekommen oder sie ist bei der Entbindung unter grauenvollen Schmerzen oder aufgrund einer Infektion gestorben. Und hat sie sich zudem noch programmiert, dass sie nie wieder schwanger werden oder ein Kind zur Welt bringen will, dann könnte dies eventuell dazu geführt haben, dass sie im heutigen Leben kinderlos bleibt. Hat sich ein schlimmes vormaliges Todeserlebnis in einem Krankenhaus ereignet, so mag jemand zudem eine unerklärliche Angst vor Krankenhäusern haben.

b. Angst vor Enge

Viele Menschen haben *Angst vor Enge,* ohne dass man von Klaustrophobie sprechen müsste. Diese wird weiter unten beschrieben.

Uta ist eine fünfundvierzigjährige Angestellte. Sie litt unter der Angst, *nicht entkommen zu können* und *sich in Ausweglosigkeit zu befinden.* Sie wartete noch mit zwei anderen Problemen auf, die wir dann ebenfalls auflösen konnten. Es handelte sich hierbei um Reizhusten und Atemnot (beide entstammten einem Verbrennungstod in Russland).

Doch in dem Leben, das sich auf ihre beiden Ängste bezog, erlebte sie sich in Würzburg in der Mitte des 18. Jahrhunderts als fünfjähriges Mädchen namens Irmgard, das schon mit fünf Jahren ins Kloster gebracht wurde. Mit zwölf Jahren schnitt man ihr ihre Locken ab und legte ihr ein strenges Schweigegebot auf. Jedes kleinste Vergehen wurde bestraft, entweder mit Essensentzug, Zellenarrest oder sogar mit Züchtigungen. Sie fühlte sich wie eine Gefangene und durfte das Kloster nicht verlassen. Eine der jungen Novizinnen hatte sich mit einem Jungen heimlich im Klostergarten getroffen. Sie wurde zur Strafe ertränkt. Doch bei ihrem ersten

Ausflug in Begleitung gelang es Irmgard davonzulaufen. Mit fünf-
undsiebzig Jahren verstarb sie als Bettlerin. Und ihre Schlussprogrammierung war: "Ich will nie wieder eingesperrt sein."

(Es ist übrigens interessant, dass meistens Frauen zwischen dreißig
und sechzig zu mir in die Einzeltherapien oder in die Ausbildungsseminare kommen, nachdem sie manches Mal schon über Jahre hinweg andere Therapien gegen ihre Ängste ausprobiert haben.)

Einer meiner unter Migräne leidenden Klienten mit der *Angst
vor dem Unvorhersehbaren,* der *Angst, eingesperrt zu sein,* und
der *Angst, ausgelacht zu werden,* erlebte sich als Roberto in Italien
im Jahr 1909, als er unschuldig als Dieb inhaftiert wurde und, als
er weiterhin seine Unschuld beteuerte, von Polizisten ausgelacht
sowie auch auf den Kopf geschlagen wurde.

Eine Fünfunddreißigjährige, die sich bei mir zur Rückführungstherapeutin ausbilden ließ, will ich Lea nennen. Außer unter
ihrer *Angst vor Nacktheit* und ihrer Neurodermitis litt sie an
Asthma und war von der *Angst* befallen, *erdrückt zu werden.*

In ihrem Täterleben im alten Ägypten war sie eine grausame
Herrscherin. Ihren Mann, den Pharao, ließ sie durch eine Giftschlange umbringen. Sie hatte viele Menschenleben auf dem Gewissen. Bei einem Brand wurde sie von einer umfallenden Säule
erschlagen.

1752 erlebte sie sich als Mädchen mit dem Namen Joelle. Sie
wurde von einer "bösen" Frau mit anderen Kindern längere Zeit
in einen Keller gesperrt. Als sie rebellierte, stach diese ihr ein Messer in die Brust. Von einem Engel wurde sie abgeholt. Das Höhere
Selbst gab Lea den Namen jener bösen Frau an, die im heutigen
Leben eine spirituelle Lehrerin mit einem behinderten Kind ist
und mit einem starken Wiedergutmachungszwang und einem Helfersyndrom befrachtet ist.

In der dem heutigen Leben vorausgegangenen Inkarnation war
Lea ein jüdisches Mädchen namens Johanna Meier aus Frankfurt

am Main. Sie erlebte sich nach ihrer Deportation kaum noch atmend und vollkommen nackt unter einem Haufen anderer Nackter, die gerade vergast worden waren.

Jene Menschen, die von der *Angst vor Enge* oder dem *Wiedereingesperrtsein* geplagt werden, haben in ihren Vorvergangenheiten meist Schlimmstes erlebt. Sie waren oft lange in Verliesen, Kerkern oder Gefängnissen eingesperrt. Und daraus ergaben sich häufig noch andere Ängste, die sie heute belasten, wie die *Angst vor Dunkelheit*, die *Angst vor dem Verhungern, Verdursten, vor Kälte, Schlägen* oder *Unfreiheit*. Typisch sind auch die *Angst vor Ratten* und *Läusen*. Auch in Albträumen können diesbezügliche Ängste wieder auftauchen.

Aber es gibt viele Ursachen für die *Angst vor Enge*. So fiel ein Ritter in voller Rüstung in eine Felsspalte und konnte selbst nicht nach oben kriechen. Er musste lange warten, bis man ihn hervorzog. So können Leute irgendwo stecken geblieben sein. Ein General lag unter seinem tödlich getroffenen Pferd und konnte sich nicht selbst befreien. Andere lagen unter einem umgestürzten Baum oder Wagen. Viele, die durch einen Erdrutsch, Lawinen oder bei einem Hauseinsturz ums Leben kamen, leiden heute noch unter Engegefühle oder gar unter der Angst vor Enge. Es gibt also viele Ursachen für diese Angst, die man körperlich oder auch seelisch erfahren hat. Auch die *Angst* vor dem *Gefesseltwerden* oder *Angebundensein* oder überhaupt die *Angst, unfrei zu sein,* gehört in diese Rubrik.

Eine Klientin wollte wissen, warum sie unter der *Angst vor Unfreiheit und Hilflosigkeit* litt. Sie war 1849 eine zweiundzwanzigjährige Frau, die einen Offizier heiratete, also eigentlich eine gute Partie machte. Doch er unterdrückte sie und verbot ihr, ohne seine Erlaubnis das Haus zu verlassen. Bei ihrer zweiten Abtreibung verstarb sie.

In dem Leben davor war sie während der Französischen Revolution ein Mann, der eine neunjährige Waise bei sich aufnahm.

Als diese späterhin heiratete, erlaubte er, um nicht allein leben zu müssen, dass sie mit ihrem Mann bei ihm wohnte. Als er durch einen Unfall ein Bein verlor, war er ganz auf die Hilfe der beiden angewiesen. Sie entpuppte sich nun aber als herrische Frau, die ihn unterdrückte, ihn bevormundete und ihm jegliche Freiheit nahm.

c. Angst vor Armut

In Sydney führte ich Susan, eine achtundfünfzigjährige, wegen Krankheit arbeitslose Krankenschwester, zurück. Sie hatte *Angst vor Armut*, *Angst vor dem Alleinsein* und litt unter ständigen Magenproblemen. Sie wollte gerne wieder einen Partner haben, lebte sie doch, nachdem ihre drei Kinder weggezogen waren, ganz allein.

Sie nahm sich in dem ersten aufgedeckten Leben in Indien als eine in unglücklicher Ehe lebende Frau und Mutter von drei Kindern wahr. Schließlich verließ sie ihre Familie und verdingte sich als Prostituierte. Als sie nicht mehr begehrt wurde, lebte sie in bitterster Armut. Sie starb mit dreiundvierzig an Unterernährung und, wie sie sich ausdrückte, an gebrochenem Herzen. Und ihre Abschlussprogrammierung lautete: "Ich will nie wieder meinen Mann und die Kinder verlassen." In den beiden anderen Leben ergründeten wir die Ursachen für ihre Magenprobleme und ihre *Angst vor dem Alleinsein*. Zehn Tage später rief ich sie an, und sie sagte voller Freude, dass sie eine Stunde, nachdem ich ihre Wohnung verlassen hatte, draußen einen Mann getroffen habe, den sie schon vorher im Krankenhaus hin und wieder gesehen, aber nie gesprochen hatte. Und sie verliebten sich sofort (es klingt wie ein Märchen, ist aber wahr). Weiterhin berichtete sie triumphierend, dass sich ihre Magenprobleme auf einmal vollkommen aufgelöst hätten.

Willi, ein Einundvierzigjähriger, kam zu mir, um seine *Angst vor Armut* aufzudecken samt seiner *Angst vor Verlust* und seiner *Angst vor Einsamkeit* sowie einige andere Probleme.

In dem ersten der drei aufgedeckten Leben war er 1590 ein deutscher Waldarbeiter, der, nachdem er von einem niederstürzenden Baum an Kopf und Schulter getroffen worden war, lange mit Schmerzen auf dem Boden lag. Danach konnte er sich nur unter Schmerzen bewegen und lebte ziemlich hilflos allein in bitterster Armut, da andere Waldarbeiter schon vor Jahren seine Frau sowie seine Kindern entführt hatten. Er war damals zu feige gewesen, seine Frau zurückzuholen und sich an ihnen zu rächen.

In dem anschließenden Leben war er ein reicher Kaufmann in Venedig. Doch seine Handelsschiffe gingen im Sturm unter. Nun hatte er alles verloren. Die letzten fünfundzwanzig Jahre verdingte er sich als Tagelöhner. Von zwei Wagen eingequetscht, verlor er mit sechzig Jahren sein Leben.

1690 war er ein französischer Offizier, der seine Frau nach längerer Abwesenheit in flagranti mit einem Liebhaber im Bett entdeckte, der sofort floh. Er verstieß seine Frau nicht, sondern sie blieben bis zu seinem Tod mit achtzig zusammen, doch er konnte ihr nie vergeben. Und seine Programmierung am Lebensende lautete: "Ich will nie wieder so abgrundtief lieben. Ich will mich nie wieder so unversöhnlich zeigen."

In dem nun noch aufzudeckenden Täterleben war er ein kenianischer Krieger, der mit seinem Speer andere tötete und im Ganzen etwa hundert Frauen vergewaltigte.

Eine vierundvierzigjährige Klientin hatte *Angst vor Armut*. Schon mit siebzehn arbeitete sie nebenbei als Prostituierte, um ihr Gehalt aufzubessern. Als ihr Zuhälter, den sie verlassen hatte, ihrem Vater aus Rache ihren Nebenverdienst offenbarte, verprügelte er sie. Danach ließ sie von diesem Zubrot ab.

Um 1200 lebte sie mit drei Kindern allein in bitterster Armut. Und wenn die Kinder nach Brot schrien, stahl sie hin und wieder das ein oder andere. Schließlich hatte man sie wieder einmal ertappt und brachte sie als "Hexe" um. "Ich will nie wieder arm sein."

Erwin war ein geschiedener promovierter Arzt. Er, obwohl in guter Stellung, hatte *Angst vor Armut* und *Angst vor dem Alleinsein*.

In jenem dem heutigen vorausgegangenen Leben war er der Chef eines Krankenhauses, der seine Familie im Krieg verloren hatte und nun bis zu seinem Tod allein leben musste.

Vor einigen Hundert Jahren lebte er in Persien. Er ernährte sich vom Betteln und vom Stehlen. Einmal bezog er deshalb fünfzig Peitschenhiebe.

In einem weiteren Leben war er in Gallien ein Köhler, dem seine Frau von Reitern gestohlen wurde. Er lebte seitdem in größter Armut.

Sebastian, der eine Ausbildung bei mir absolviert hatte, besuchte ich auf einer Durchreise. Er bat mich, mit ihm spontan eine Rückführungstherapie durchzuführen, da er *Angst* habe, *nicht genug zu verdienen* beziehungsweise dass man ihn für seine *Arbeit* als Elektriker *nicht bezahlen* könnte.

In dem einen Leben war er 1793 in Dänemark ein verheirateter Holzarbeiter mit Kindern. Und jener, für den er hart arbeitete, verweigerte ihm die Bezahlung. Er war außer sich vor Wut.

Im nächsten Leben war er eine zweiundvierzigjährige Polin, die mit dem Suchen von Holz ihren Lebensunterhalt verdiente. Einmal nahm man das Holz und versprach ihr, später zu bezahlen. Als sie schließlich ihr Geld einforderte, verjagte man sie. Danach lebte sie als Bettlerin. "Nie wieder von anderen abhängig sein."

Ängste vor Armut und Verlust sind zu fünfundneunzig Prozent - so meine Schätzung - mit früheren Leben verbunden, so man nicht im gegenwärtigen Leben schon Verlust samt Armut erleben musste. Doch bei einer Klientin verhielt es sich ganz anders. Sie hatte als reicher Mann in Russland viel Unheil mit dem Reichtum angerichtet, weswegen er schließlich unter anderem wegen Vergewaltigung im Gefängnis landete. An den Folgen der Kerkerhaft verstarb er. Und seine Programmierung am Lebensende hieß: "Ich will nie wieder so viel Geld haben." Und nun lebt sie in finanziellen Schwierigkeiten und hat *Angst, zu wenig Geld* zu haben.

d. Angst vor Reichtum

Roswita ist eine geschiedene promovierte Ärztin für Psychosomatik und Psychotherapie und leitet eine Klinik. In den aufgedeckten Leben, in welchen sie reich und erfolgreich war, begegnete ihr nur Unglück. Auch in dem heutigen Leben ist sie wohlhabend und sehr erfolgreich. Doch sie ließ sich nach unglücklicher Ehe scheiden, und sie erlebte in Kliniken seitens neidischer Kollegen Mobbing. Mit ihrer Gesundheit steht es bei weitem nicht zum Besten, und sie lebt nach einem Arbeitstag meist für sich zurückgezogen und ist nicht glücklich. Sie hat *Angst vor* noch mehr *Erfolg* und *Reichtum*, denn sie erlebt dadurch eine zunehmende Isolierung und hat Angst, dass ihr weiteres Leben noch mehr Unglücklichsein mit sich bringen könnte. "Ach, wäre ich doch nur eine glückliche, wenn auch in Bescheidenheit lebende Frau", so könnte sie gesagt haben.

In einem ihrer früheren Leben war sie eine streng regierende Königin, angetan mit kostbarstem Schmuck. Aber sie war todunglücklich und konnte sich über nichts freuen. Sie lebte isoliert, niemand traute sich, sich ihr zu nähern. Sie erlebte keine Liebe. – Und die Liebe fehlt Roswita auch im gegenwärtigen Leben. Was nützt all der Erfolg und der Reichtum, wenn die Liebe fehlt?

Eine meiner Klientinnen, die *Angst* davor hat, *reich zu sein*, erlebte sich als fünfundzwanzigjährige Corinna 1857 im Sauerland. Sie fand einen vergrabenen Goldschatz, doch sie wurde beschuldigt, diese Goldstücke gestohlen zu haben. Man nahm sie fest. Man brandmarkte sie vor aller Augen, indem man ihr als verurteilte Diebin auf den linken Arm mit einem glühenden Eisen ein Mal einbrannte. Und Männer brannten zudem noch ihre Hütte ab. Sie verdingte sich ihren weiteren Lebensunterhalt als Magd.

Nach ihrem Tod programmierte sie sich: "Ich will nie wieder viel Geld besitze. Geld bringt Unglück."

e. Angst vor Verlust

Eine weitverbreitete Angst ist die *Verlustangst*. Falls es sich um den Verlust von Personen handelt, ist es eine soziale Angst, doch so sie sich auf Heimat, Hab und Gut bezieht, gehört sie zu den Eigenängsten. Und oft sind beide Arten von Verlustängsten miteinander verschränkt. Natürlich können diese Ängste auch allein im heutigen Leben entstanden sein. Zum Beispiel berichtete mir eine Klientin aus der ehemaligen DDR, dass sie als Baby nach einigen Monaten ihre Mutter verlor. Sie war auf einmal weg. Alsdann kam sie in die Obhut ihrer sie umsorgenden Großmutter. Und wiederum nach einigen Monaten war diese verschwunden. Denn sie und auch die Mutter kamen für sehr lange Zeit ins entfernte Krankenhaus. Schließlich übernahm der Vater die Fürsorge. Aber auch er war nach einigen Monaten nicht mehr da, denn er wurde wegen politischer Delikte von der Staatssicherheit eingesperrt. Sicherlich wird es den Psychologen und Therapeuten leichtfallen, ihre Verlustangst mit diesen Fakten zu begründen, und sie werden viele Therapiestunden anberaumen, um eine solche Angst zu besiegen oder zumindest einzuschränken. Doch in den meisten Fällen stammen derlei Ängste auch aus vorausgegangenen Zeiten – und wenn diese noch durch heutige Ängste verstärkt werden, handelt es sich um massive Ängste. Eine komplette Befreiung der Ängste kann jedoch nur dann stattfinden, wenn möglichst alle wichtigen Ursachen dafür gefunden und aufgelöst werden.

Ulrike ist eine Einundfünfzigjährige, die an einem meiner Ausbildungsseminare zum Rückführungsleiter/-therapeuten teilnahm. Sie ist verheiratet und Mutter von zwei Töchtern. Sie hat *Angst vor dem Verlust* von Besitz und ihrer Arbeitsstelle. Und ihre Verlustangst geht so weit, dass sie Dinge auf Vorrat hamstert, so ist auch ihr Eisschrank geradezu überfüllt. Außer dieser *Angst vor Verlust* hat sie *Angst, vor vielen Leuten zu sprechen.* Doch da sie im Laufe der letzten Kurstage Zutrauen zu allen Seminarteilnehmern gefasst hatte, besaß sie den Mut, sich nun von ihnen als Gruppe zurückführen zu lassen.

Sie nahm sich zuerst als Josef von Atzewald, einen Schlossbesitzer, im 17. Jahrhundert in Deutschland wahr. Mit zweiunddreißig erlebte er einen Aufstand der Bauern, die sich gegen die noble und sie ausbeutende Gesellschaft erhoben. Es gelang ihnen, nachts in das Schloss einzudringen. Noch im Nachtgewand rief er, als er den immer näher kommenden Lärm vernahm sowie die um Hilfe schreienden Lakaien: "Schnell raus! Die bringen uns alle um!" Und tatsächlich drangen die Wutentbrannten mit ihren Schlagstöcken auch in die oberen Gemächer ein und schlugen auf ihn ein. Noch im Nachtgewand rannte er fluchtartig aus dem Haus. Alles tat noch weh von den Schlägen. Er versteckte sich im Wald. Und als er sich nach einiger Zeit heimlich wieder in sein Schloss zurücktraute, musste er feststellen, dass alle seine wertvollen Gegenstände, all sein Besitz verloren war. Niemand aus seiner Familie war zudem dorthin zurückgekehrt. Eine frühere Amme seiner Kinder warnte ihn, sich nicht entdecken zu lassen, da man ihn immer noch totschlagen könnte. Bei ihr fand er ein Versteck und blieb dort, bis er mit fünfundvierzig Jahren starb. Diese Amme, wie das Höhere Selbst Ulrike mitteilte, ist heute ihr Mann.

Ulrike erlebte sich anschließend als eine sechsundzwanzigjährige Ungarin, die vom Kräutersammeln in einem Häuschen am Waldrand lebte und öfter auf den Markt des benachbarten Städtchens ging, um ihre Waren anzubieten. Ein Apotheker bezichtigte sie, wohl aus Konkurrenzneid, der Giftmischerei, woraufhin sie drei Tage lang am Pranger zu stehen hat, während die Leute sie bespuckten, verhöhnten und sie mit Unrat bewarfen. Ihr wurde verboten, je wieder Kräuter zu verkaufen. Und als sie zurück zu ihrer Hütte kam, war diese abgebaut und weggetragen worden. Nun hatte sie alles verloren, ihren Lebensunterhalt und ihr Zuhause. Wenige Tage später lag sie tot vor einem Baumstamm. "Ich will nie wieder Kräuter sammeln. Ich will nie wieder alleine leben."

In einem Täterleben um 1500 war sie in Spanien ein Bauer. Seine Frau war schwer erkrankt, und sie bat darum, eine Kräuterfrau kommen zu lassen, um ihr heilende Kräuter gegen ihre Krankheit und die damit verbundenen Schmerzen zu geben. Als sich der Zustand der Erkrankten nach der Einnahme dieser Kräuter verschlimmerte und sie schließlich starb, gab der Bauer der Kräuterfrau die alleinige Schuld und erstach sie. - Die jeweils dreimal gesprochene Befreiungsaffirmation lautete: "Ich befreie mich von Verlustängsten, von der Angst, vor vielen Menschen zu stehen, von der Angst vor dem Alleinsein und von meinen Schuldgefühlen."

In einem weiteren aufgedeckten Leben um 1200 in Israel war sie ein vierzehnjähriger Junge, dem bei einem Unfall durch ein Rad die rechte Hand abgetrennt wurde. Durch den Verlust der rechten Hand war Joshua für sein ganzes weiteres Leben bei den meisten Verrichtungen behindert. So wurde auch klar, warum Ulrike im heutigen Leben Linkshänderin ist, musste sie doch damals alle Tätigkeiten mit der linken Hand ausführen. Frühere Gewohnheiten übernehmen wir oft in späteren Leben. - Ihre Schlussaffirmation, nachdem sie sich von ihrer Verlustangst befreit hatte, lautete: "Ich bin von nun an eine starke, mutige, erfolgreiche und liebevolle Frau."

Nach einer solchen Rückführung sieht man den Klienten gewöhnlich an, dass sie, obwohl noch etwas verwirrt, ein strahlendes, entspanntes Aussehen haben. Ein halbes Jahr später erkundigte ich mich nach ihrem Befinden, und Ulrike mailte Folgendes zurück: "Lieber Tom, meine Verlustangst, Haus und Hof zu verlieren, ist einfach weg. Vor fremden Leuten zu sprechen, das ist verändert. Ich traue mich mehr, mit meiner Arbeit an die Öffentlichkeit zu gehen, um mich zu zeigen. Ich bin mutiger ... ja, es melden sich immer wieder Leute für eine Rückführung, und ich bin jedes Mal gespannt und auch aufgeregt, was sich zeigen wird." Ulrike ist nun eine erfolgreiche Rückführungsleiterin.

Aurelia, eine Teilnehmerin in einem meiner Ausbildungsseminare, litt unter einer ihr unerklärlichen *Verlustangst*. Neben ihrem mangelnden Selbstwertgefühl hatte sie *Angst, schön zu sein*.

In einer von mir durchgeführten Demonstration nahm sie sich in ihrem zuerst aufgedeckten Leben als ein vierzehnjähriger Indianerjunge namens Amel wahr. Er musste als Mutprobe drei Tage allein im Wald zubringen. Als er zurückkehrte, waren alle Bewohner nach einem Überfall getötet worden.

In seinem nächsten Leben war er im 11. Jahrhundert in Schottland ein zwölfjähriger Junge namens Tristan, der mit seinem Pferd so unglücklich stürzte, dass es sich das Genick brach und er mit mehreren Brüchen drei Tage unentdeckt neben ihm lieben blieb, bis er ebenfalls starb. Anschließend sah er, wie er auf seinem Pferd in die Wolken ritt.

In einem Leben in England war Aurelia eine verheiratete und überaus schöne Frau namens Mary. Der Schlossherr wollte sie unbedingt zu seiner Mätresse machen und ließ ihren Mann hinterrücks ermorden. Als er sie nun umwerbend in sein Gemach führte, wehrte sie sich und wollte sich ihm nicht hingeben. Er versuchte es mit Gewalt, doch die sich tapfer Wehrende versetzte ihn derart in Wut, dass er die Unwillige erstach. Ihre Abschlussprogrammierung lautete: "Ich will nie wieder schön sein."

In ihrem Täterleben war Aurelia im alten Griechenland eine Priesterin, die jeweils die Schönsten des Landes auf dem Opferaltar für die Götter erstach.

Ein Jahr später erhielt ich von Aurelia die Mitteilung, dass ihre Verlustangst weiter abgenommen hatte und ihr Selbstvertrauen sich positiv entwickelte.

f. Ortsspezifische Ängste

Man kann einen Ort ablehnen, ja sogar *Angst* vor einem *Ort, einer Stadt*, einem *Land* oder gar vor einem *Kontinent* haben. Und das kann sich auch auf *Gegenden* oder sogar *Landschaften* beziehen, wo wir im heutigen Leben noch nie gewesen sind. Habe ich ein schreckliches Leben im mittelalterlichen England verbracht, in dem ich verfolgt, unter vielen Schlägen gefangen genommen, dann in Verliesen gefoltert und schließlich in London gehängt worden bin, dann hege ich vielleicht bis ins gegenwärtige Leben eine Abneigung gegen dieses Land und speziell gegen London. Und wenn der Partner seine Partnerin einlädt zu einem Wochenendausflug nach London, dann wird sie vielleicht sagen: "Bitte, lass uns nach Paris oder irgendwo anders hinfahren. Aber nicht nach London!" Er wird fragen: "Was hast du gegen London?" Und sie mag antworten: "Ich weiß auch nicht, warum. Aber alles, was mit England und besonders mit London zusammenhängt, macht mir Angst." Nun, eine Rückführung samt Therapie würde sicherlich Aufklärung schaffen und diese Angst beheben.

Ich kann auch eine Abneigung gegen Berge – oder aber gerade eine Vorliebe für sie haben. Denn einerseits kann ich in einem früheren Leben in den Bergen abgestürzt sein oder ich habe dort ein anderes schlimmes Erlebnis gehabt. Im anderen Fall erlebte ich in den Bergen vormals mein glücklichstes Leben. So ist auch die Auswahl unserer Ferienziele von unseren Vorlieben oder Abneigungen abhängig, immer im Zusammenhang mit positiven oder negativen Erlebnissen aus dem heutigen oder aus früheren Leben, die wir dort gemacht haben.

In einer Rückführung wollte eine achtundvierzigjährige Klientin, die ich Marianne nenne, herausfinden, warum sie auf einer Ferienreise nach Cancun auf einmal von einer inneren Unruhe, ja von Angst und Panik erfasst wurde und zu ihrer Freundin sagte: "Wir müssen diese Stadt so schnell wie möglich wieder verlassen." Im Hotel angekommen, die Sachen erst halb ausgepackt, erkundigte Marianne sich telefonisch, wann das nächste Flugzeug nach Mexico City fliege. Und zurück ging es mit dem Taxi zum Flughafen. Doch auf dem Weg kamen sie an einer Stelle im Wald vorbei, an der sie sich vor Angst zitternd in den Armen ihrer Freundin verkroch.

Marianne war im 16. Jahrhundert die Tochter eines Mayafürsten gewesen. Ihre Stiefmutter vergiftete ihn, um die Macht zu ergreifen. Sie wusste, dass ihre Stieftochter diesen Mord durchschaut hatte. Diese wurde nun angeklagt, ihren Vater getötet zu haben, um seine Nachfolgerin zu werden. Das ganze Volk war nun voller Zorn auf sie und verachtete sie. Sie sollte durch eine giftige Schlange den Tod finden. Ihr gelang es jedoch mit Hilfe einer Vertrauten, zu den Spaniern nach Mérida zu entkommen. Sie sann auf Rache, und daher machte sie den Stadtkommandanten in sich verliebt und wurde unter dem Namen Dona Malipali einflussreich. Alsdann log sie, dass in ihrem Heimatort viel Gold zu holen sei. Kein anderes Stichwort hätte die Spanier mehr elektrisieren können. Sie führte nun die Soldaten dorthin. Diese veranstalteten ein Gemetzel, da man sich gegen sie wehrte. Sie ließ auch die Stiefmutter foltern, um ein angebliches Geständnis zu erpressen. Das ganze Dorf wurde nun von den enttäuschten Spaniern niedergebrannt, denn bis auf ein wenig Schmuck wurde kein Gold gefunden. Dona Malipali genoss ihre Rache. Doch späterhin überkamen sie Gewissensbisse. Sie setzte sich eine Giftschlange an den Hals und beendete somit ihr Leben. Und wie sich durch einen Hinweis ihres Höheren Selbst herausstellte, war an jener Stelle, wo sie sich im Taxi voller Panik in die Arme ihrer Freundin geflüchtet hatte, genau der Ort gewesen, wo sich ihr Heimatort befunden hatte.

Kommen sie in finstere, feuchte Kellergewölbe, überkommt einige Menschen eine unerklärliche Angst. Denn diese Gewölbe mit ihrer düsteren Atmosphäre erinnern einen an frühere Leben, als man in dunkeln Verliesen eingesperrt war. Es kann sogar sein, dass man zum ersten Mal ein Haus betritt, in welchem einen zuerst ein ungutes Gefühl überkommt, das sich dann zu einer Angst mit Zittern an den Händen steigert, so dass man es fluchtartig wieder verlässt. Es kann sein, dass ich in der Vorvergangenheit gerade in diesem Haus Böses erlebt habe. Es können sich in diesem Haus aber auch unsichtbare Verstorbene aufhalten, welche von sensiblen Menschen wahrgenommen werden, die das Gebäude dann ebenfalls schnellstens verlassen.

130

g. Angst vor Verbotenem

Darunter verstehe ich, dass man Angst hat, gewisse Verbote oder Grenzen wieder zu übertreten, da man sie im heutigen oder auch in früheren Leben bereits übertreten hat. Ich kann *Angst haben, Ski zu fahren*, da ich im heutigen oder in einem früheren Leben dadurch einen Bruch oder einen anderen Schaden erlitten habe. Bin ich jedoch in einem früheren Leben durch einen Skiunfall zu Tode gekommen, indem ich zum Beispiel einen steilen Abhang hinunterstürzte, dann kann ich eine massive Angst vor dem Skifahren haben, die sich auch dahingehend äußern mag, dass ich andere mir Nahestehende vor dem Skifahren warne. Ein Kleptomane würde gerne dem Zwang nachgehen, etwas zu stehlen. Aber er hat Angst, entdeckt und bestraft zu werden. Autodiebe leben in beständiger Angst, gefasst zu werden und im Gefängnis zu landen – aber so ergeht es wohl allen Dieben und Verbrechern. Die Angst ist ihr ständiger Begleiter. Ebenso hat ein Verheirateter Angst, dass seine Frau herausfinden könnte, dass er öfter ein Bordell aufsucht oder eine Nebenbeziehung eingegangen ist. Alle, die zum Beispiel für häufige Vergehen im Gefängnis saßen, haben nach ihrer Freilassung wieder *Angst, rückfällig zu werden*. Ähnlich verhält es sich mit Drogensüchtigen, die aus einer Entziehungskur entlassen wurden. So haben Alkoholiker, die ihrer Frau hoch und heilig versprochen haben, nie wieder zu trinken, da sie sie ansonsten verlassen würde, stets Angst, wieder mit dem Trinken anzufangen und dann allein dazustehen. Sie haben auch Angst vor sich selbst. Denn wie wir noch sehen werden, haben Trinker oft einen Unsichtbaren in sich "sitzen", der sie zum Trinken animiert, der sie sogar dazu zu zwingen vermag. Und diese Einflüsterungen bereiten ihnen Angst. Viele haben auch *Angst, dass der Teufel sie verführen könnte*, verbotene Dinge auszuführen. Vielleicht ist auch die *Angst vor einem strafenden Gott* noch größer, der sie entweder in diesem Leben noch oder erst nach dem Tod belangen könnte. Und Kindern wird vor dem lieben Gott, der alles sieht, Angst gemacht, denn er kann einen beispielsweise beim verbotenen Naschen in der Speisekammer beobachten oder beim Masturbieren. Dies sind meistens von kirchlichen Seelsorgern und Eltern den Kindern eingetrichterte Ängste, die allerdings, so sie sich mit den entsprechenden Programmierungen aus früheren Leben überschneiden, zu massiven Ängsten führen können.

In einem Ausbildungsseminar demonstrierte ich vor den Teilnehmern eine Rückführungstherapie mit einer siebenundvierzigjährigen Verheirateten namens Marlene. Neben ihrer *Angst vor Verbotenem*, denn sie würde nie ein Gesetz übertreten und sie achtet peinlich auf die Einhaltung aller Regeln, hat sie *Angst vor Ägypten*, *Angst, verlassen zu werden*, eine *Schlangenphobie* und neben sexueller Unlust und mangelndem Selbstbewusstsein zusätzlich ein Helfersyndrom.

In dem zuerst aufgedeckten Leben im 19. Jahrhundert hieß sie Marietta. Sie war zwanzig Jahre alt und lebte als Sennerin in einer einsamen Berghütte in der Schweiz mit ihrem verwitweten Vater. Sie bekam von ihrem Vater einen Sohn, den sie Thomas nannte. Sie lebte ständig mit einem schlechten Gewissen und in der *Angst, von Gott* sicherlich bald *bestraft zu werden*. Als sie mit dreißig Blut zu husten begann, glaubte sie, dass "Gottes Strafe" nun gekommen sei. Ein paar Monate später starb sie. "Nie wieder etwas Verbotenes tun", so lautete ihre Schlussprogrammierung. Nach dem Tod holte sie ihre Mutter ab. Sie versicherte der Angsterfüllten, die eine Höllenstrafe erwartete: "Es ist alles gut. Hab kein schlechtes Gewissen." Im Jenseits begegnete sie ihrem Geistführer. Er sagte ihr, dass es ihre Aufgabe gewesen wäre, nein zu sagen. Und von ihrem Höheren Selbst erfuhr sie, das Thomas ihre heutige Tochter sei, jener Vater aber ihr jetziger Freund. Und man kann sich denken, dass sie in der Gegenwart ihres Freundes unbewusst immer an das damals verbotene Verhältnis erinnert wird. Daher stammt unter anderem auch ihre sexuelle Unlust samt ihrer Angst vor Sexualität.

In ihrem nächsten Leben wurde sie wieder auf die Probe gestellt, ob sie inzwischen gelernt hatte, nein zu sagen. Dort war sie 1911 mit siebzehn schwanger von ihrem Bruder. Beide verband eine übergroße Liebe zueinander. Nachdem das Kind tot zur Welt kam, beschlossen sie, Deutschland zu verlassen und sich als Mann und Frau auszugeben. Doch mit fünfunddreißig gestand ihr der Bruder, dass er eine andere Frau liebe. Das also war die von ihr weiterhin erwartete "Strafe Gottes". Nach der Trennung blieb sie knapp dreißig Jahre bis zu ihrem Tod allein. "Ich will nie wieder einem Mann vertrauen."

In ihrem Täterleben war sie als eine der Töchter des Pharaos eine grausame Richterin. Eine ihrer Bestrafungsmethoden war die Schlangengrube, in die die Delinquenten geworfen wurden. Nach dem Tod des Vaters rächte man sich an ihr, indem man sie ebenfalls in die Schlangengrube warf.

h. Angst vor dem Unvorhersehbaren

Treffen einen im heutigen oder in früheren Leben unvorhergesehene Schicksalsschläge, dann kann sich die Angst vor unvorhersehbaren Ereignissen in einem festgesetzt haben. Gibt es aber keinerlei Gründe dafür im heutigen Leben, dann stammen solche Ängste aus früheren Leben.

Man kann Angst vor Gewitter haben, da im früheren Leben durch einen Blitz das Haus abbrannte. Bin ich durch einen herunterfallenden Ast verwundet oder gar getötet worden, werde ich mich nicht unter Bäume wagen. Hat mich in einem früheren Leben ein Auto an- oder überfahren, werde ich mich heute im Straßenverkehr immer besonders umsehen und bei Rot, auch wenn kein Auto kommt, an der Ampel stehen bleiben. Und ich werde meine Nächsten immer warnen, vorsichtig im Straßenverkehr zu sein. Diese Angst vor Verkehrsunfällen kann selbst dann ein ständiger Begleiter sein, wenn man nicht selbst fährt. Man sagt dann dem Wagenlenker immer wieder, nicht zu schnell und ganz vorsichtig zu fahren. Bin ich im Winter auf dem Bürgersteig ausgerutscht und habe mir das Bein gebrochen, werde ich im heutigen Leben womöglich Angst haben, bei Glätte das Haus zu verlassen. Es kann auch sein, dass ich im früheren Leben an einer im Hals stecken gebliebenen Gräte erstickt bin, so dass ich es heute vermeide, Fisch zu essen, wenn ich nicht ganz sicher bin, dass sich darin keinerlei Gräten befinden. Ist man in einem früheren Leben von der Leiter gefallen und hat sich dabei einen Bruch zugezogen oder ist zu Tode gekommen, dann wird man nur unter Vorbehalt auf eine Leiter steigen oder ganz davon absehen. – Es gibt also tausenderlei Dinge, vor denen wir wenig bis große Angst haben, da uns etwas Ähnliches in früheren Leben passiert ist. Die Intensität des Erlebten ist der Faktor für die Intensität der entsprechenden Angst. Natürlich kann eine Angst durch positive Erlebnisse in späteren Leben bereits gemildert sein.

Harald kam zu mir, um aufzudecken, woher seine *Angst vor dem Unvorhersehbaren* komme. Außerdem schränkten ihn auch die *Angst vor Wasser* und die *Angst vor dem Fliegen* ein.

In einem Leben 1889 war er Pfarrer in Irland und wollte wie üblich den Gottesdienst halten. Aber die Kirche war leer. Man hatte gegen ihn intrigiert. Er sprang vor Verzweiflung von einem Felsen.

In dem Leben davor hieß er Roland und musste in einer Höhle arbeiten, als plötzlich Wasser eindrang und er ertrank.

Im Zweiten Weltkrieg stürzte er als US-Pilot mit seiner Maschine ab. "Nie wieder fliegen."

Die meisten Menschen, die Angst vor Höhe oder vor dem Fliegen haben, sind in früheren Leben abgestürzt.

Unter diese Rubrik zähle ich auch die *Angst vor der Zukunft.* Diese mag darin begründet sein, dass man sich schon vor dem Eintritt ins heutige Leben aus Lerngründen oder als karmischen Ausgleich einen Schicksalsschlag ausgesucht hat und nun noch intuitiv eine Ahnung von dieser Planung hat. Aber im Normalfall handelt es sich um im Unterbewusstsein gespeicherte Erlebnisse, die einen in früheren Leben trafen.

Aber es kann auch Zukunftsängste geben, die nicht unbedingt mit vergangenen Leben zu tun haben müssen und keine Ängste sind, die durch Zeitungen, Verwandte oder sonstige Mitteilungen übernommen worden sind. So hatte eine meiner Klientinnen Angst, ein Kind zu bekommen, und außerdem Angst vor dem Autofahren. Bei der Führerscheinprüfung ist sie zwei Mal durchgefallen. In ihren Vorbereitungen im Jenseits sah sie noch vor ihrem Einstieg in den Mutterleib, dass sie einmal eine Tochter bekommen würde, die mit sieben Jahren in einem von der Mutter gesteuerten Wagen tödlich verunglücken würde. Ihre Angst beruhte nun auf einem intuitiven Einblick in die Lebensplanung. Leider habe ich keine Möglichkeit, um nachzuforschen, ob sich dieser Unfall wirklich ereignet hat. Also: Zukunftsängste müssen nicht immer mit vergangenen Leben zu tun haben.

Leute, die noch zu ihren Lebzeiten einen Krieg und seine Folgen erleben mussten, mögen berechtigte Angst vor einer Wiederholung haben. Doch auch Menschen, die keinen Krieg miterlebt hatten, mögen, obwohl keine Kriegsgefahr für ihr Land besteht, trotzdem Angst vor Krieg haben und vielleicht auch in Albträumen davon verfolgt werden. Hier handelt es sich immer um unbewusste Erinnerungen aus früheren Leben, wo man durch Krieg zu großem Schaden kam, sei es als Soldat oder als verwundete, getötete oder vergewaltigte Person. Vielleicht wurde man auch um sein Hab und Gut gebracht oder erlebte Schlimmes auf der Flucht.

Zu den Ängsten vor Unvorhersehbarem gehört auch die *Angst vor der Existenz*. Ist diese im heutigen Leben bedroht, dann ist die Angst einfach zu erklären. Doch stammt sie zusätzlich noch aus früheren Leben, dann steigert sie sich. Viele Menschen haben Zukunftsängste, obwohl es eigentlich keinen Grund dafür gibt. Man ist auch für das Alter versorgt, hat ein eigenes Zuhause. Und trotzdem wird man diese Angst nicht los. Es ist eine Angst, die unerklärlicherweise in einem haust, ohne von einem Besetzer bewirkt zu werden. Meistens liegen, wenn man fürchtet, seine Existenz sei bedroht, Ereignisse aus früheren Leben vor. Und diese können auch dann wieder auftauchen, wenn man als "vorbelastete" Person von drohender Altersarmut, von Geldentwertung oder Ähnlichem nur hört oder liest.

Hilke ist eine vierzigjährige verheiratete Heilpraktikerin. Neben ihrer *Angst, es nicht schaffen zu können*, *nicht genug zu verdienen* und *nicht überleben zu können* – was eine völlig grundlose Angst ist, verdient doch ihr Mann sehr gut –, litt sie an Minderwertigkeitsgefühlen wie auch unter Migräneanfällen und an Kältegefühlen.

Im Zweiten Weltkrieg war sie ein sechsjähriger französischer Junge namens Pierre, der sich, als alle vor den Deutschen flohen, versteckte. Nach einigen Tagen das Herumirrens, des Sichverlassenfühlens und des Hungerns brachten ihn Leute zu seiner Großmutter. Mit zwanzig begann er sein Studium in Paris. Er bestand die Prüfungen aber nicht und fand trotz aller Bemühungen keine Anstellung. Mutlos geworden und vom Dasein enttäuscht, lebte er als Clochard unter den Brücken von Paris. Mit fünfunddreißig ist er erfroren. "Ich will nie wieder arm sein, nie wieder frieren."

In einem viel früheren Leben war er wie Jesus ein wandernder Heiler, der in dessen Namen Kranken die Hände auflegte. Man hielt ihn für einen Scharlatan, und er wurde vom Pöbel erschlagen.

Volker ist ein neununddreißigjähriger Psychotherapeut, der bei mir zusätzlich die Ausbildung zum Rückführungstherapeuten mit Diplomabschluss beendete. In einer Demonstration führte ich ihn vor den anderen zurück. Er hat neben seinen Herzproblemen *Angst vor dem Alleinsein, Angst, vor Leuten zu sprechen*, und *Angst vor Reisen.*

In einem Leben im 19. Jahrhundert war er Arzt und wurde von einem Freund gebeten, zu ihm zu kommen. Mit dem Zug dort angekommen, erfuhr er, dass jener verstorben war.

In einem anderen Leben war er ein siebzehnjähriger Junge, der in Afrika mit seinen Eltern auf einer Ranch lebte und mit dem Gewehr auf eigene Gefahr unerlaubt auf Jagd ging. Er wurde von einem Leoparden von hinten angegriffen und getötet. "Ich will nie wieder alleine mein Zuhause verlassen."

In einem Leben in Norwegen um 750 hieß er Ingolf und kochte für die Soldaten. Auf Befehl seiner Sippe musste er Gift ins Essen mischen. Er hatte Angst, dass es herauskommen würde, und floh in die Wälder. Als er zurückkam, hatten die Soldaten aus Rache all die Seinen getötet. Später wurde er gefangen und öffentlich durch einen Schwertstich ins Herz getötet. Und sein Höheres Selbst erklärte ihm, dass auch seine Angst vor Reisen daher rühre – so hat er Angst, dass immer, wenn er sein Zuhause verlässt, etwas Schlimmes passiert.

Ein paar Monate später schickte er mir einen Brief, worin er verkündete, dass seine Reisephobie überwunden sei und er ohne Ängste nun zu Vorträgen reisen und sie angstfrei halten könne.

Daniela ist eine fünfundvierzigjährige Reisekauffrau. Sie litt unter Schluckbeschwerden und mangelndem Selbstwertgefühl. Sie hatte *Angst vor Einsamkeit* und lebte schon acht Jahre als Single. Zu ihrer zusätzlichen *Angst vor Verlust* kam die *Angst vor gewaltsamen Männern* hinzu und überhaupt ihre große *Angst vor Existenz* und *Tod*.

In dem zuerst aufgedeckten Leben war sie eine spanische Flamencotänzerin. Doch nachdem sie plötzlich Lungenprobleme bekam, lebte sie kränklich allein, litt unter Einsamkeit und bitterster Armut. Mit fünfundvierzig ist sie 1844 erstickt.

In einem anderen Leben war sie eine achtundzwanzigjährige indische Bettlerin mit dem Namen Sunetri. An vielen Tagen musste sie hungern, da sie keine Almosen bekam. Wegen angeblichen Diebstahls hatte man sie mit siebenundvierzig Jahren verbrannt.

In einem Leben in Afrika war sie eine verheiratete Frau mit Kindern. Feinde verwüsteten ihr Dorf, brannten alles nieder und vergewaltigten die Frauen. Sie wurde zudem noch erwürgt.

Eine fünfundfünfzigjährige Ärztin suchte mich auf, um sich von ihrer unbegründeten *Existenzangst* zu befreien. Außer ihrer *Angst vor Spinnen* fühlte sie eine beständige Enge in ihrer Brust. Ich nenne sie Sylvia.

Zuerst nahm sie sich als zwanzigjährige Indianerin wahr, die als Strafe wegen Diebstahls von einer Frau mit Stricken eng eingeschnürt wurde, bis sie verstarb.

In einem Leben in Wien der Zwanzigerjahre des 20. Jahrhunderts hieß sie Paula und war als Fünfzigjährige an den Rollstuhl gefesselt. Sie hatte Angst vor der Zukunft, war sie doch von ihrer älteren Tante abhängig, mit der sie oft stritt und die damit drohte, sie zu verlassen.

Viele der Menschen, die unter Existenzangst leiden, haben in früheren Leben hungern oder frieren müssen. Und viele Frauen, um eine Existenz zu haben, sind eine Pflichtehe oder erotische Verhältnisse eingegangen, nur um versorgt und nicht allein zu sein. Oft gaben sie sich auch Männern hin, die sie zwar abscheulich fanden, die tranken und sie eventuell auch beschimpften und schlugen, doch sie blieben bei ihnen, weil sie nicht wussten, wie sie ohne ihr Geld weiterleben sollten.

i. Angst vor Sterben und Tod

Renate ist eine vierzigjährige ehemalige Krankenschwester, verheiratet und kinderlos, die vor einem Jahr einen Esoterikladen eröffnete. Ihre große *Angst* bestand darin, *erdolcht* oder überhaupt *getötet zu werden* beziehungsweise *unerwartet zu sterben*. Ab dem vierundzwanzigsten Lebensjahr stellte sich auf einmal eine große Angst ein, über freischwebende Brücken zu gehen. Außerdem litt sie an beständigen Nacken- und Kreuzschmerzen und unter einer Halsphobie, so dass ihr Hals immer mit einem Schal umwickelt war. Niemand durfte sie am Hals berühren, auch nicht ihr Ehemann.

In dem zuerst aufgedeckten Leben war sie der dreizehnjährige Knappe eines schottischen Ritters und hieß Piter. In einer Schlacht gegen die Wikinger verloren die Seinen. Auf Piter fiel ein Getöteter. Piter blieb absichtlich unter ihm liegen, um nicht entdeckt und ebenfalls getötet zu werden. Später wurde er Schmied und wurde von dessen Sohn im Streit in einen ausgetrockneten Brunnen geworfen, wo er sich das Genick brach. Dies ist der Grund für Renates heutige Nackenbeschwerden, wie das Höhere Selbst ihr kundtat.

In dem anschließenden Leben war sie eine sechzehnjährige Haremsdame im Palast des Sultans, an den ihr Vater sie aus Geldgier verkauft hatte. Sie fand ihren sehr dicken Herrn, der sich nach Belieben jede Nacht eine der etwa neunzig Frauen für sein Bett aussuchte, widerlich. Suleika, so hieß sie, versteckte sich jedes Mal, da sie auf keinen Fall mit ihm zusammenliegen wollte. Auch wollte sie auf keinen Fall schwanger werden, denn Schwangere, wie sie herausgefunden hatte, mussten ihre Leibesfrucht abtreiben lassen oder wurden heimlich ertränkt. Suleika hatte also zu Recht Angst vor dem Sterben. Doch der Fünfzigjährige bestimmte, dass man sie in sein Schlafgemach tragen solle. Sie stieß ihn, als er sie entkleiden wollte, zurück und zerkratzte ihm das Gesicht, was ihn jedoch nicht davon abhielt, sie zu vergewaltigen. Sie wurde nun zu den anderen Frauen zurückgebracht, die sie auslachten, weil sie so dumm gewesen war, sich ihm zu verweigern. Eine mit ihr befreundete Haremsdame gab ihr ein Pulver gegen eine mögliche Schwangerschaft. – Suleika stieg nun trotzdem in der Gunst des Sultans, da sie hellseherische Fähigkeiten besaß. Sie durfte ihm sogar die Füße waschen. Doch der Hofastrologe sah sie als Konkurrentin und intrigierte mit der ersten Frau des Sultans gegen sie. Suleika las in dem Wasser, mit dem sie die Füße des Sultans wusch, dass diese beiden den Sultan toten wollten, damit sein noch unmündiger Sohn der Nachfolger werden könnte, durch den sie dann selbst an die Macht gelangen wollten. Sie teilte ihre Vermutung dem Sultan mit. Der aber glaubte, dass sie gegen die beiden intrigierte, und in seiner Wut stieß er ihr einen Dolch in den Rücken. Genau an dieser Stelle hat Renate heute ein braunes

Muttermal. Und wie das Höhere Selbst ihr mitteilte, sind ihre Rückenschmerzen ein Überbleibsel von diesem Dolchstoß. (Es ist immer interessant, die Ursachen von Muttermalen in früheren Leben aufzudecken, da dann viel Ungeklärtes ans Tageslicht gebracht wird. Denn jedes Muttermal hat seine Vorgeschichte, die bestimmt nicht mit dem heutigen Leben zusammenhängt.)

In einem weiteren Leben als Schatzmeister am französischen Hof im 17. Jahrhundert hieß sie Philippe. Er stahl Gold und wollte es heimlich verstecken, doch seine Kutsche wurde auf Befehl des Königs von angeblichen Räubern überfallen, die ihm die Kehle durchschnitten. "Ich will nie wieder auf die Erde zurück", war die letzte Programmierung. Der damalige Mörder ist Renates heutiger Gatte. Wenn er ein Messer in der Hand hielt, wich sie erschreckt zurück. In seiner Gegenwart trug sie immer – auch nachts – ein Halstuch. Und oft konnte sie seine Nähe nicht ertragen. Doch warum hatte sie ihn sich vor dem Eintritt in ihr heutiges Leben als Ehemann ausgesucht? Hatte er sie etwa im Jenseits bei der Planung des Lebens gebeten, ihr liebevoller Gatte werden zu dürfen, um das, was er ihr damals angetan hatte, wiedergutzumachen?

In einem Leben im Mittelalter war sie die Astrologin des englischen Königs. Sie war die Nachfolgerin ihres Bruders, der wegen einer falschen Deutung ermordet worden war. Sie lebte nun in der ständigen Angst, ebenfalls ihr Leben zu verlieren. Als der König von ihr wissen wollte, ob er die Schacht gegen seine Feinde gewinnen könnte, sagte sie ihm den Sieg voraus. Doch es war eine Lüge, denn sie sah, dass der König getötet werden würde. Dann könnte sie den Königshof verlassen und in ihre Heimatstadt zurückkehren. Und wie sie vorausgesehen hatte, verlor der König in der Schlacht sein Leben, und sie konnte, befreit von ihrer vorher durchlebten Todesangst, zu ihren Eltern heimkehren. Mit neunundvierzig verstarb sie. Ihre letzte Affirmation lautete: "Ich will nie wieder lügen." Und in den Kiefernzapfen steckte sie Folgendes: "Ich befreie mich von meiner Angst, erdolcht oder ermordet zu werden oder unerwartet zu sterben. Ich befreie mich von meinen

Nacken- und Kreuzschmerzen und von meiner Halsphobie." (Da diese Rückführungstherapie schon lange zurückliegt, habe ich keine Möglichkeit, Renate eine E-Mail zu schicken, um nach möglichen positiven Veränderungen, von denen ich ausgehe, zu fragen.)

Dr. med. Rüdiger Dahlke stellte fest, dass in Rückführungen durch das Erleben eines oder mehrerer Tode die Angst vor dem Tod "seinen Schrecken verliert". Und er meinte weiterhin: "Wenn man sich in den verschiedenen Inkarnationen wechselweise als Opfer und als Täter erlebt, relativieren sich Wertungen gegenüber anderen und sich selbst." [8]

Zu diesen *Ängsten vor dem Tod* gehört auch die *Angst*, für seine Vergehen – seien es kleinere oder größere Sünden – noch *bestraft zu werden*. Dies sind Ängste, die einem nicht nur von der Kirche eingebläut wurden, sondern seit früheren Leben im Stillen schlummern und vor dem herannahenden Tod plötzlich wieder lebhaft werden. Aber jene Angst vor dem Tod beinhaltet auch die Frage: "Was geschieht mit mir? Wird meine Seele danach für immer ausgelöscht sein?" Und tatsächlich kann diese Angst bewirken, dass man mit aller Macht das Leben verlängern möchte, sich sträubt, schon oder überhaupt sterben zu müssen. Man geht mit dieser Angst beim Sterben auch die fünf Sterbephasen durch, die die Ärztin Elisabeth Kübler-Ross wissenschaftlich erforscht hat. [9]

Jene sehen dem Tod gelassen ins Auge, die schon an ein Weiterleben nach dem Tod glauben, wie auch jene, die mit einiger oder großer Zufriedenheit auf ihr Leben zurückblicken und vielleicht unbewusst fühlen, dass sie ihre Lebensaufgaben, die sie sich vorgenommen hatten, einigermaßen oder gut erfüllt haben. Aber jene, die wissen, dass sie ihr Leben nur ungenügend oder gar schlecht erfüllt haben, klammern sich an eine Verlängerung des Lebens, um nicht wieder rückblickend sagen zu müssen: "Ich habe es wieder nicht geschafft." Tröstlich ist es, sich schon im Leben mit dem Tod auseinandergesetzt zu haben und zu wissen: Es gibt keinen Tod. Hierzu empfehle ich das wichtigste Buch von

Elisabeth Kübler-Ross (*Über den Tod und das Leben danach*, Güllesheim 2004). [10] Schon Goethe sagte: "Und solang du das nicht hast, dieses Stirb und Werde, bist du nur ein trüber Gast auf der dunklen Erde."

Der große Vorteil der Rückführungstherapie liegt darin, dass man dabei wahrscheinlich mehrere Tode erfahren hat und dann auch wahrnimmt, dass man danach weiterlebt. Man erkennt, dass man im eigentlichen Sinn gar nicht gestorben ist, sondern weiterhin existiert, bis die Seele sich wieder für eine neue Inkarnation entscheidet. Allein dieses Erleben innerhalb der Rückführungstherapie – und mag ein vormaliges Todeserlebnis auch noch so grausam gewesen sein –, vermindert die Angst vor dem Tod oder hilft dabei, sie ganz aufzulösen. [11]

j. Angst vor dem Heilen

Die meisten, die in meine Ausbildungsseminare kommen, haben sich bereits einem Heilberuf zugewandt, handele es sich dabei um Ärzte, Therapeuten aller Couleur oder um Heilpraktiker und Geistheiler – oder es sind solche, die es noch werden wollen. Nicht nur unter den Erstgenannten, sondern vor allem bei Letzteren ist oft noch eine *Angst* vorhanden, *heilen* zu können oder heilen zu dürfen. Bei dem Aufdecken der Ursachen lassen sich meistens ganz einheitliche Muster feststellen. Eigentlich waren alle in früheren Leben als Heiler tätig, die dann aus den verschiedensten Gründen verfolgt, eingesperrt, gefoltert oder gar getötet wurden, meistens durch Vertreibung, durch Köpfen, Hängen oder Verbrennen. Doch sie haben sich im Jenseits vor ihrer Inkarnation entschieden, wieder zu inkarnieren, da sie im jetzigen Leben vor jenen grausamen Verfolgungen geschützt sind. Sie wollen unbedingt ihre damaligen und inzwischen vermehrten Heilfähigkeiten zur Anwendung bringen. Es ist für viele von ihnen ein ganz großes Bedürfnis, anderen Menschen zu helfen, da sie im Täterleben das Gegenteil getan haben, also vielen Menschen

Leid zufügten oder sie umbrachten, und von daher ein Helfersyndrom mitgebracht haben. Sie wollen unbedingt etwas von dem Bösen wiedergutmachen. Sie wollen mittels ihrer Heilergaben, die bei den Vorbereitungen im Jenseits noch verstärkt worden sind, helfen. Doch diesem Willen und Wunsch steht oft noch eine Programmierung im Weg, die da heißt: "Ich will nie wieder heilen." Es ist eine Programmierung, die man sich nach einem schrecklichen Opferleben in seinen Emotionalkörper einprogrammierte. Diese gilt es, wieder rückgängig zu machen und durch eine positive Programmierung zu ersetzen.

Eine meiner Klientinnen hatte als Geistheilerin Angst vor dem Heilen. Außerdem litt sie unter Rheuma und anderen körperlichen Schmerzen.

Um 1640 war sie eine zwanzigjährige Heilerin in England und hieß Sarah. Sie stellte Kräuterelixiere her, war Wahrsagerin und Astrologin. Mit drei anderen Frauen wurde sie festgenommen, in der Folterkammer gestreckt und mit einem glühenden Eisen gebrandmarkt. Nachdem sie gestanden hatten, dass sie Hexen seien – denn wer würde, um den Folterungen ein Ende zu setzen, nicht ebenfalls gelogen haben, eine Hexe zu sein? –, wurden die vier ertränkt.

Felicitas ist eine siebenundvierzigjährige verheiratete Mutter von zwei erwachsenen Kindern. Sie war Teilnehmerin an einem meiner Ausbildungskurse. Sie wartete mit einer ganzen Liste von Symptomen und besonders von Ängsten auf. Ihre größte Angst war die *Angst vor dem Heilen* und die *Angst vor dem Tod und dem Sterben*. Sie hatte sich als Heilerin ausbilden lassen. Doch plötzlich überkam sie diese Angst vor dem Heilen, die vorher nicht da gewesen war. Dazu gesellte sich die Angst vor Bestrafung. Sie, mit Minderwertigkeitsgefühlen behaftet, litt zudem unter hohem Blutdruck, Darm- und Halsbeschwerden samt gelegentlichen Erstickungsanfällen und außerdem unter Lungenproblemen und Nackenschmerzen. Die Teilnehmer übernahmen die therapeutische Rückführung, wobei ich mich nur gelegentlich und wenn nötig einbrachte. Wir konzentrierten uns auf ihr Problem *Angst vor dem Heilen*. Natürlich ist solch eine Angst unter die sozialen Ängste einzuordnen. Aber da so viele andere Ängste mit ihrer Angst zu heilen verbunden waren, soll sie hier aufgeführt werden.

Felicitas nahm sich zuerst in Italien im Jahre 1835 als achtundzwanzigjährige Heilerin namens Maria wahr. Sie war verheiratet und erwartete bald ihr erstes Kind. Sie verfügte über übernatürliche hellseherische Fähigkeiten und vermochte Dinge vorauszusagen, die dann auch wirklich eintrafen. Viele kamen zu ihr oder brachten ihre Kinder, um sie von ihr heilen zu lassen. Für einen Teil der Bevölkerung war sie ein Engel auf Erden, für einen anderen Teil eine Magierin, die nur mit dem Teufel im Bunde stehen konnte, denn wer sonst könnte ihr diese hellseherischen Fähigkeiten übertragen haben ... Auch die Kirche stand ihr skeptisch gegenüber. Der Kommandant des Ortes hatte sich schon vor ihrer Verehelichung in sie verliebt und sie unbedingt heiraten wollen. Doch sie hatte ihn abgewiesen und einen anderen geheiratet. Seitdem sann er auf Rache, da sie ihn verschmäht hatte. Als dieser Ort von der Pest befallen wurde, beschuldigte er Maria, diese mit ihren übersinnlichen, vom Teufel verliehenen Fähigkeiten bewirkt zu haben. Er hetzte das Volk gegen sie auf, fand Männer, die nachts mit ihm zum Haus von Maria gingen, die Türen und die Fenster verrammelten und das ganze Haus anzündeten, so dass die ganze Familie samt Marias Eltern in den Flammen umkam. Und ihre letzte Programmierung lautete: "Nie wieder heilen." Ein Engel holte sie ab.

1718 war sie eine sechsunddreißigjährige Engländerin, die mit einem Holzfäller verheiratet war und ein Kind hatte. Sie hieß Thori, hatte hellseherische Fähigkeiten und konnte heilen, weshalb Leute sie in ihrer Hütte am Waldrand aufsuchten. Sie legte nicht nur ihre Hände auf die erkrankten Stellen, sondern rieb sie oft mit angewärmten Kräuteressenzen ein. Ihr Mann hatte Angst vor ihren Fähigkeiten, weshalb er ihr gegenüber auch misstrauisch war. Als sie sich einmal über ihren heimlichen Geliebten beugte, kam unerwartet ihr Mann herein. Er sah, dass sie diesen Mann gerade küsste, und schlug auf Thori und jenen ein, nahm das minderjährige Kind, brachte es zum See und ertränkte es. Er warf Thori vor, dass es, wie er immer schon vermutet hatte, nicht sein Kind, sondern das ihres Liebhabers gewesen sei. In der darauffolgenden Nacht kam er mit Männern, die Fackeln trugen. Sie banden Thori an einen Baum fest, schichteten Reisig um sie auf und verbrannten sie. "Nie wieder heilen und nie wieder meinen Mann betrügen." Jener Ehemann ist, wie das Höhere Selbst ihr mitteilte, ihr heutiger Vater. Und es fügte hinzu, dass dieses Leben mit einem ungeliebten Mann die Folge eines Selbstbestrafungsmechanismus gewesen sei – weswegen, das sollte nun ihr Täterleben aufzeigen. Es wurde allerdings schon klar, warum sie im heutigen Leben Lungenprobleme mit Erstickungsanfällen hat.

Sie erlebte sich im nächsten Leben als achtundzwanzigjährigen Judas Iskariot. Als ein Jünger Jesu hatte er wie alle seine Anhänger die Kraft des Heilens von ihm erhalten. Er erlebte sich nun, wie er den Männern des jüdischen Rats sagte, welche Wunder Jesus als Sohn Gottes wirke. Man wollte seinen Meister nun beschützen, da das Volk sich gegen ihn wandte, und man drängte ihm Geld auf, damit er ihnen sagte, wo sich Jesus im Augenblick aufhalte. Nachdem er erlebte, dass man den Gesuchten entgegen den geheuchelten Aussagen gefangen nahm und kreuzigte, erhängte er sich. Und seine letzte Programmierung war: "Ich will nie wieder jemanden so lieben, wie ich ihn geliebt habe." Er glaubte an eine Bestrafung nach dem Tod für seinen törichten "Verrat" und erlebte sich zuerst in Dunkelheit, in der schattenhafte Wesen herumzuirren schienen. Schließlich wurde es hell, und er sah sich an einem Brunnen. Dort erwartete ihn seine Mutter, die ihn umarmte. Zu seiner Überraschung kam auch Jesus auf ihn zu, umarmte ihn und sagte, dass alles so sein sollte, wie es geplant und geschehen war. Denn er habe aus Liebe zu ihm diesen "Verrat" begehen müssen.

In den Kiefernzapfen steckte Felicitas folgende Befreiungsaffirmationen: "Ich befreie mich von der Angst zu heilen, ich befreie mich von der Angst vor Bestrafung und von meiner Angst vor Tod und Sterben. Ich befreie mich von Selbstbestrafung, von meinen Darm-, Nacken- und Halsbeschwerden, von meiner Atemnot, von meinen Erstickungsanfällen und den Minderwertigkeitsgefühlen. Und ich befreie mich von allen Schuldgefühlen." Und sie fügte hinzu: "Von nun an bin ich eine attraktive, selbstbewusste, liebende und im Namen Jesu heilende Frau."

Ein paar Wochen später kam sie zu meiner Partnerin Sinaida, um sich "*clearen*" zu lassen. Ein Jahr später erkundigte ich mich nach dem Verlauf der Rückführung und des Clearings, bei dem auch ein Besetzer von den herbeigebetenen Engeln ins Licht geführt worden war. Und sie mailte Folgendes: "... was sich seit damals geändert hat – ich fühle mich wohler und habe keine Angst mehr, Rückführungen zu geben beziehungsweise meinen spirituellen Weg zu gehen. Aber so richtig gut ging es mir erst, nachdem Sinaida den Fluch bei mir aufgehoben hat. Ich bin ihr von ganzem Herzen dankbar, es ist nicht mit Worten auszudrücken, was ich fühle. Kein Druck mehr. Und meine Angst ist schon so weit weg, nur noch gering vorhanden. Ich freue mich auf die Zukunft und werde jetzt mit den Rückführungen und dem Clearing beginnen."

An dieser Stelle muss ich etwas ausführlicher erklären. Selten kommen Klienten, die glauben, in der Vergangenheit eine berühmte Person gewesen zu sein. Nimmt sich eine Klientin während einer Rückführung als Cleopatra wahr, dann kann es sein, dass sie diese vor sich sieht und denkt, sie selbst sei es. Fragt man dann aber genauer nach, dann ist sie jemand im Umfeld dieser früheren Berühmtheit gewesen, also nicht beispielsweise Cleopatra selbst. Aber sie könnte auch eine Teilseele von Cleopatra gewesen sein. Über Teilseelen habe ich in meinem Buch *Das große Handbuch der Reinkarnation. Heilung durch Rückführungen* geschrieben. [12]

Mit Bezug auf Felicitas' Leben als Judas ist Folgendes zu bemerken: 1. Dieses Leben könnte rein auf Fantasie beruhen, besonders wenn sie sich nicht tief genug im Alphazustand befunden hat. 2. Es handelt sich um ein Leben in Verbindung mit einer

Teilseele. 3. Es ist ein Leben ihres Besetzers, der es wirklich oder als Teilseele erlebte, doch könnte er es auch erfunden haben, um sich wichtig zu machen oder sich zu amüsieren. 4. Felicitas war wirklich Judas. Wie dem auch sei, eine Rückführungstherapie ist ab einem gewissen Grad immer heilsam für die Seele. So arbeiten eine ganze Reihe von Therapeuten erfolgreich mit der Rückführungstherapie, ohne wirklich an die Reinkarnation zu glauben.

Es gäbe bei den sozialen Ängsten noch viele zu nennen. Aber dieses Buch will ja nur eine Auswahl vorlegen, um Ihnen eine Vorstellung zu geben, was die Ursachen dafür sind oder sein können.

k. Gebündelte Ängste

Unter meinen Angstklienten befanden sich viele, die in der Anamnese mit einem ganzen Bündel von Ängsten aufwarteten. Eine ledige, übergewichtige Neunundvierzigjährige, die ich Berta nenne, hatte *Angst, angestarrt zu werden*, *Angst vor tiefem Wasser*, *Angst vor Feuer*, *Angst vor Sexualität* und *Angst vor dem Alleinsein*. Dazu kam die *Angst, ihre Mutter zu verlieren*, sowie verschiedene Phobien und ein Hass auf Männer, daneben Wut und Aggression, eine Disharmonie mit dem Bruder und *Angst vor dem Vater*, der sie früher geschlagen hatte, sie beim Duschen überraschte, sich an ihrer Nacktheit ergötzte und sie auch schon mal an der Brust anfasste. Außerdem litt sie unter Depressionen samt Suizidgedanken, weshalb sie schon sechs Wochen in einer Klinik verbracht hatte und immer noch täglich ihre verschriebenen Antidepressiva einnahm. Wo also anfangen?

Wir begannen mit der *Angst, ausgelacht zu werden*. Sie war im 15. Jahrhundert in Deutschland ein Rittersmann, der im Kampf einen Gegner erschlug, dann aber darüber derart entsetzt war, dass er weglief. Er wurde daraufhin ausgelacht und vom Rittertum ausgeschlossen. Wie das Höhere Selbst offenbarte, ist jener Getötete im heutigen Leben ihr Vater.

In dem nächsten aufdeckten Leben, zu dem sie das Höhere Selbst führte, war sie im alten Ägypten ein Steuereintreiber, der, um widerwillige Bauern zur geforderten Tributabgabe zu bewegen, mit seinen Mannen auch tötete und die Dächer von Lehmhütten anzündete, so dass auch Kleinkinder und Bettlägerige, die nicht rechtzeitig entkommen konnten, verbrannten. Als er aber sein abzulieferndes Soll nicht erreichte, wurde er selbst in den Kerker geworfen, wo er in Einsamkeit langsam dahinsiechte und schließlich verhungerte. Die Programmierung nach dem damaligen Tod lautete dementsprechend: "Ich will nie wieder hungern. Ich will nie wieder so alleine sein." Und das Höhere Selbst erklärte ihr, dass die damalige Programmierung einer der Gründe sei, warum sie im heutigen Leben so viel esse und daher übergewichtig sei. Auch stamme ihre *Angst vor dem Alleinsein* unter anderem aus jenem Leben.

Danach baten wir ihr Höheres Selbst, sie in ein Leben zu führen, in dem die Ursache für ihre *Angst vor Feuer* zu finden ist. Sie schilderte ihr Leben als Kräuterfrau im 17. Jahrhundert in Deutschland, die als Hexe angeklagt und schließlich auf dem Scheiterhaufen verbrannt wurde. Die Menge grölte ihr Verwünschungen entgegen und starrte sie, als die Flammen hochstiegen, höhnisch oder auch gebannt an. Und ihre abschließende Programmierung nach ihrem Verbrennungstod lautete: "Ich will nie wieder so angestarrt werden." Der Geistliche, der sie damals verbrennen ließ, ist ihr heutiger Bruder.

Anschließend, um ihr Leben aufzudecken, in dem die Ursache für ihre *Angst vor tiefem Wasser* begründet lag, sah Berta sich in ein Leben als Piratenkapitän versetzt, der mit seinen Männern nicht nur Schiffe kaperte und deren Besatzung umbrachte oder über Bord warf, sondern sie überfielen auch Küstenorte, töteten, raubten und vergewaltigten. In einem Orkan sank das Schiff, und er und seine ganze Besatzung ertranken.

Schließlich wurde Berta noch in ein Leben geführt, in dem herausgefunden werden sollte, woher ihre *sexuellen Ängste* und ihr Hass auf Männer kommen. Sie erlebte sich als eine Magd namens

Angelina, die beim Einfall der Russen im März 1945 von fünf bis zehn Russen vergewaltigt wurde. Danach hatte sie einen unbändigen Hass auf alle Männer, den sie mit in ihr heutiges Leben nahm. Mit fünfundzwanzig verstarb sie damals an Schwäche. Ihr Höheres Selbst offenbarte ihr, dass sie auch deshalb so viel esse, um durch ihre Körperfülle Männer abzuwehren, da sie Angst habe, wieder vergewaltigt zu werden.

Nun, man kann sich denken, wie viele Befreiungsaffirmationen in den Zapfen gesteckt werden mussten. Doch wie sie mir in einer E-Mail ein Jahr später berichtete, hatte diese eine Rückführung nicht viel bei ihr bewirkt. Wir hätten uns auf ein oder höchstens zwei Ängste beschränken und dazu mehrere Leben aufdecken müssen. Sie war immer noch wütend auf ihr Schicksal und fragte sich, warum sie sich solch eine schreckliche Inkarnation bloß ausgesucht habe. "Alles ist problematisch, ich bin echt ein problembeladener Mensch, es ist zum Weglaufen! Gibt es einen Grund, sich nicht umzubringen?" Ich antwortete ihr, dass man durch einen Selbstmord nicht vor seinem Schicksal davonlaufen kann, holt es einen doch im nächsten Leben wieder ein. Zudem findet man sich nach einem Selbstmord manchmal in einer dunklen, schrecklichen Zwischenwelt wieder, zu der die Probleme im Leben im Vergleich klein erscheinen. Dann lieber tapfer ein Leben durchstehen und möglichst alle oder doch wenigstens viele karmische Bürden bis zum Lebensende abgeworfen haben! Im Grunde sind jene Menschen, die mit vielen Ängsten und anderen Symptomen durch ein schweres Leben gehen, zu bewundern. Denn sie haben bei ihrer Lebensplanung vor ihrer Inkarnation den Mut gehabt, alle noch anstehenden karmischen Lasten in einem einzigen Leben ausgleichen zu wollen, während man gewöhnlich, dem Rat der Karmaberater folgend, sich immer nur einen Teil oder wenige der noch aufzulösenden Schicksalsverknotungen aussucht.

Monika ist kurzsichtig und trägt seit dem elften Lebensjahr eine Brille. Sie hatte *Angst, etwas nicht zu schaffen,* und *Angst, Entscheidungen zu treffen* oder *andere zu enttäuschen* oder selbst *enttäuscht zu werden.* Sie war Abiturientin und hatte *Angst, das Abitur nicht zu schaffen,* obwohl sie eine mittelgute Schülerin war. Und sie hatte auch *Angst vor tiefem Wasser.* Mit achtzehn bekam sie Asthma, so dass das Atemspray ihr ständiger Begleiter wurde. Und natürlich hatte sie *Angst vor Atemnot.* Dazu kamen noch Nackenverspannungen, Halsenge und Schluckbeschwerden. Ein weiteres Problem bestand darin, dass sie *Angst* hatte, *nie* mit einem Mann einen *Orgasmus zu bekommen.*

Drei Jahrhunderte vor unserer Zeitrechnung war sie ein lediger Arbeiter in Ägypten. Bei einem Streit mit ein paar Männern wurde er ins Wasser geschubst und ertrank. Einer von ihnen ist ihr heutiger Vater, vor dem sie ebenfalls Angst hat.

In der ersten Hälfte des 20. Jahrhunderts war sie eine dreiundzwanzigjährige Norwegerin, die beim Examen durchgefallen ist. Sie fühlte sich blamiert und war von sich selbst enttäuscht. Sie erhängte sich. Ihr Höheres Selbst wies sie darauf hin, dass dies der Grund für ihre Halsenge und ihre Nackenverspannung sei.

Für Ersteres kommt auch noch das nächste Leben infrage. Sie wurde als sechzehnjähriger Junge in einem New Yorker Park erwürgt.

In dem Leben, das dem heutigen vorausgegangen ist, wohnte sie 1950 in Kanada in einer kleinen Stadt. Sie fand heraus, dass ihr geliebter Freund zu ihrer großen Enttäuschung fremdging. Sie war darüber derart enttäuscht, dass sie ihm nun den Beischlaf verweigerte, was ihn nicht davon abhielt, sie zu vergewaltigen. Ihre Schlussprogrammierung lautete: "Ich will nie wieder einen untreuen oder gewalttätigen Mann haben."

In den Kiefernzapfen steckte sie folgende Affirmation: "Ich befreie mich von Atemnot, von der Angst, etwas nicht zu schaffen, von dem Zugeschnürtsein des Halses, von aller Orgasmushemmung, von Selbstzweifeln und von allen Schuldgefühlen." Und sie programmierte weiterhin: "Ich bin von nun an eine glückliche, hilfsbereite, erfolgreiche und liebende Frau." – Leider habe ich mir damals keine Kontaktadresse oder E-Mail notiert, um sie nach dem Ausgang dieser Rückführungstherapie zu fragen. Doch meinen

Erfahrungen nach kann ich sagen, dass sich bei ihr viel Positives ergeben haben wird.

Unter den Eigenängsten wären noch viele anzuführen wie zum Beispiel die *Angst vor Erfolglosigkeit*, die *Angst, die Kontrolle zu verlieren* beziehungsweise seine selbstgesteckten Grenzen zu überschreiten und so weiter. Auch die *Angst vor der eigenen Macht* zählt hierzu. So sagte Nelson Mandela (gest. 2013), der Präsident Südafrikas: "Unsere tiefste Angst ist, dass wir grenzenlose Macht in uns haben. Es ist unser Licht, nicht unsere Dunkelheit, vor der wir uns am meisten fürchten." Und er hatte Recht. Denn als der Mensch über Macht verfügte, setzte er sie, anstatt sie zum Guten zu verwenden, meist falsch ein und gebärdete sich als liebloser Täter, meist in einem männlichen Körper. Und in den folgenden Leben - meist als Frau - war diese Macht unter den Ängsten vergraben. Nun ist die Zeit gekommen, diese Macht ans Tageslicht zu bringen und sie für das Allgemeinwohl zu nutzen.

Phobien in Verbindung mit früheren Leben

Phobien sind verstärkte Ängste. [(13)] Bei den Situationen, die die Angst auslösen, handelt es sich meist um ungefährliche Situationen, Tiere oder um Objekte, die sich im Umfeld der betreffenden Person befinden. Diese werden im Allgemeinen ängstlich gemieden oder voller Angst ertragen. Sie stehen oft in Zusammenhang mit anderen Ängsten, wie die Angst vor Sterben und Tod, vor Kontrollverlust und dem Gefühl, wahnsinnig zu werden. Für Außenstehende sind derlei Ängste nicht zu verstehen, da ja keine wirkliche Gefahr besteht. Man kann derlei Phobien als lächerlich bezeichnen, und trotzdem sind sie für den Phobiker real. Er empfindet die Situationen als unerklärliche, aber doch eindeutig angstbereitende Bedrohungen. Und dies kann sich zu *Erwartungsängsten* steigern, also die Erwartung, dass sich solch ein Angstgefühl, das bis zur Panik ausarten kann, wiederholt. Diese Phobien treten meistens schon als Kind oder in der Jugend auf. [(14)] Nur Kleinkinder sind meistens noch beschützt vor ihnen.

Phobien, welcher Art auch immer, sind, wie die Rückführungstherapie immer wieder bestätigen kann, in nahezu allen Fällen mit leidvollen Erfahrungen aus früheren Leben verbunden. Nicht die Menschen, Tiere, Situationen und Dinge an sich sind gefährlich, sondern sie sind für Phobiker nur der Auslöser, der sie an damit verbundene Erlebnisse erinnert, die oft weit, weit in vergangenen Leben zurückliegen können. Diese Erlebnisse sind im Emotionalkörper als Programme gespeichert und werden durch etwas Ähnliches gemäß dem Resonanzgesetz in Schwingung gebracht. Bei wiederholten Angsterlebnissen prägt sich der Glaube ein "Ich habe Angst vor ...", was als Affirmation eben diese Angst noch verstärkt. Die Stärke einer Phobie hängt von der Intensität des vormals Erlebten ab.

Leider greifen Phobiker, wenn die gesuchte Hilfe bei Medizinern und Therapeuten nicht den erhofften Erfolg bringt, oft zu Drogen oder Alkohol, um ihre Angst vor der Angst zu unterdrücken. Viele Phobiker verbergen, um sich nicht lächerlich zu machen, zudem ihre Phobie vor anderen, suchen auch keine professionelle Hilfe und ertränken ihre phobischen Gefühle in übertriebenen, ablenkenden Aktivitäten oder eben in Alkohol oder Drogen. Gott sei gedankt gibt es die Rückführungstherapie.

1. Situationsbezogene Phobien

a. Angst vor tiefem Wasser

Bei den Klienten, die *Angst vor tiefem Wasser* haben, stellte sich immer heraus, dass sie in früheren Leben ertrunken waren. Oft handelte es sich um Schiffsunglücke, oder man wurde aus verschiedenen Gründen über Bord gespült oder gar geworfen. Eine ukrainische Klientin deckte auf, dass ihre Angst vor Wasser daher kam, dass sie 1925 als junger Mann in Irland, um vor anderen anzugeben, aus zu hoher Höhe ins Meer gesprungen war, wobei sein Kopf zerschmetterte. Andere waren beim Schwimmen ertrunken, sei es als Kind oder Erwachsener. Viele Menschen gehen nur dann in ein Schwimmbecken, wenn sie sicher sind, darin noch stehen zu können. Doch wenn sie den Boden unter den Füßen nicht mehr spüren, geraten sie in Panik. Und einige von ihnen haben sogar Angst, auch nur kurz mit dem Kopf unterzutauchen. (Um herauszufinden, ob eine Frau eine Hexe war, wendete man vor einigen Hundert Jahren im "christlichen" Mittelalter oft die sogenannte "Wasserprobe" an. Mit an die Zehen gefesselten Fingern tauchte man die vermeintliche Hexe ins Wasser. Überlebte sie, dann stand sie angeblich mit dem Teufel im Bunde, sank sie auf den Grund, dann war sie unschuldig – wobei sie auch ertrank!)

Eine sechzigjährige kinderlose Ärztin für Psychiatrie und Neurologie, die sich neben ihrem Beruf auf eine alternative Selbstfindungssuche begeben hatte, litt unter Selbstbestrafung und einem Wiedergutmachungszwang. Außerdem hatte sie große Angst vor tiefem Wasser. Um das Jahr 1000 war sie als Mann mit einem Schiff untergegangen. Die panischen Ängste, die man zuerst noch auf dem Wasser ausstand, wo man versuchte, irgendwo Halt zu finden, und dann jene, die beim Wasserschlucken aufkamen, können sich über viele anschließende Leben immer wieder bemerkbar machen. Es sei denn, eine gelungene Rückführungssitzung kann dieser Angst ein Ende bereiten.

Gerald wurde während einer meiner Ausbildungskurse in Partnerarbeit von einer anderen Teilnehmerin zurückgeführt. Er litt unter einer extremen Wasser- und Brückenphobie. Er konnte noch nicht einmal Wasser trinken, geschweige denn in der Wanne ein Bad nehmen. Wenn er aber hin und wieder unter Aufbietung all seines Mutes einen halben Liter Wasser getrunken hatte, kam er sich wie ein Held vor. Er konnte noch nicht einmal an einem Strand spazieren gehen. Es wurden für beide Phobien zusammen fünf verschiedene Leben aufgedeckt.

In dem entscheidenden Leben, das die Ursache für seine Wasserphobie aufdeckte, sah er sich 1734 als Magier in Frankreich. Männer schlugen ihn am Strand zusammen und tunkten ihn ins Wasser, bis er tot war.

Zwei Tage später reichte ich ihm ein großes Glas Wasser. Er nahm es ohne Zögern, trank den Inhalt ganz leer und sagte:

"Hoppla, ich kann ja Wasser trinken." Seine Wasserphobie war seit jener Rückführung verschwunden. Und jene, die diese Partnerarbeit durchführte, löste auch gleichzeitig seine Brückenphobie auf. Denn sieben Tage später rief er mich an und sagte erfreut, dass er jetzt angstfrei über hohe Brücken gehen könne.

Eine Teilnehmerin in einem meiner Ausbildungsseminare erlebte sich als fünfjähriges Mädchen namens Maria, aus Königsberg stammend, beim Untergang der Gustloff 1945 in der Ostsee. Natürlich hatte sie im heutigen Leben Angst vor tiefem Wasser, ja mehr noch, sie hatte schon Angst, mit Wasser vollgespritzt zu werden. Nach ihrem Tod begegnete sie Jesus und nahm an einem Fest teil, in welchem man Licht in einen Tempel trug.

In einem anderen Leben musste sie bestürzt erfahren, dass ihr mitgereister Freund auf Hawaii von einem Hai angefallen worden war und ertrank.

Eine andere meiner Klientinnen, die unter anderem Angst vor tiefem Wasser hatte, fiel in der Mitte des 19. Jahrhunderts von einer Brücke. Man zog die Leblose aus dem Wasser. Durch Wiederbelebungsversuche schlug sie wieder die Augen auf und berichtete, dass sie durch einen Tunnel geglitten sei und wunderschöne Musik gehört habe.

Zehntausende von Menschen haben über ihren klinischen Tod berichtet, und zum Teil wurden viele Berichte auch veröffentlicht. [15] Aber selten ist es, dass mir jemand über einen klinischen Tod aus einem früheren Leben berichtet hat. Übrigens bestätigte mir diese Klientin auf meine Nachfrage hin, dass ihre Angst vor tiefem Wasser nun aufgelöst sei.

Lara ist eine vierzehnjährige Gymnasialschülerin. Ihre Mutter hatte mich fünfzehn Jahre zuvor aufgesucht, um herauszufinden, warum sie trotz aller medizinischen Untersuchungen kein Kind zur Welt bringen konnte. Acht Aborte hatte sie schon hinter sich gehabt. Nachdem ich einen Besetzer aus ihr befreien konnte, der nicht duldete, dass eine andere Seele seinen Platz einengte, gebar sie kurz danach Lara. Diese kam nun zu mir und wartete außer ihren Minderwertigkeitsgefühlen mit einer ganzen Reihe von Ängsten auf, worunter sich die *Angst vor Verlust, die Angst vor Sexualität* und *vor Männern* und auch jene *Angst vor tiefem Wasser* befand. Für sie war es schlimm, mit anderen Klassenschülerinnen nicht im See schwimmen zu gehen, befiel sie doch immer große Angst, weshalb die anderen sie als Feigling und Angsthase verspotteten.

Unter den drei aufgedeckten Inkarnationen ereignete sich jene, die sich auf ihre Angst vor tiefem Wasser bezog, in Amerika. Sie war ein siebenjähriger Junge und hieß Ben. Die Mutter war bei seiner Geburt verstorben (sie ist auch ihre heutige Mutter!). Ben lebte nun mit dem Vater und seiner Schwester allein. Der Vater hatte nach dem Tod seiner Frau mit dem Trinken begonnen. In Ben sah er den Mörder seiner Frau, und er ließ, wenn er betrunken war, seine Wut oft an Ben und auch an seiner Tochter aus. Als er diese schlagen wollte, stellte sich der Sohn mutig dazwischen. Der Vater schrie ihn an: "Du bist viel zu klein, gegen mich kannst du nichts machen." Als Ben trotzdem nicht zur Seite ging und ihn sogar noch mit einer Eisenstange bedrohte, schlug der Vater ihn, so dass die Eisenstange zu Boden fiel. Doch als der Wütende die Tochter erneut schlagen wollte, schlug Ben ihm von hinten die Eisenstange auf den Kopf. Der Vater lag nun blutend und tot vor ihnen. Sie alarmierten die Polizei. Beide Kinder kamen in ein Heim und wurden später von Adoptiveltern angenommen. Doch sein Adoptivvater entpuppte sich als ähnlich gewalttätig wie sein Vater. Er trank ebenfalls und schlug ihn, kommandierte ihn herum und warf ihm vor, ein Mörder zu sein, der auch noch zu faul sei. Ben hatte nun die Angst vor Männern eingebläut bekommen. Mit sechzehn lief er weg und schlug sich mit Betteln und Stehlen durch. Er fand trotz seiner Suche keine Arbeit, da jeder in der Gegend wusste, dass er seinen Vater umgebracht hatte. Mit dreißig stürzte er sich in einen Fluss und ertrank. Und seine letzte Programmierung lautete: "Ich will nie wieder verletzt werden."

In einem der anderen aufgedeckten Leben war sie eine zweiundzwanzigjährige Indianerin, die erleben musste, wie weiße Soldaten ihr Dorf überfielen, sie und die anderen Mädchen und Frauen vergewaltigten und ein großes Blutbad anrichteten. Sie wurde mitgenommen, musste in deren Camp arbeiten und den Männern als Lustobjekt zur Verfügung stehen. Als sie mit vierzig weggelaufen war, ritt man hinter ihr her und erschoss sie.

Ein Dreivierteljahr nach dieser Rückführung schrieb ich Lara an, um mich nach einer möglichen Besserung ihrer Angst zu erkundigen. Sie mailte zurück: "Hallo Tom, seit der Rückführungstherapie hat sich ziemlich viel verändert. Ich bin sehr selbstbewusst geworden. Und auch die anderen Dinge sind besser geworden. Aber da wir herausgefunden haben, dass ich mein letztes Leben (als Ben) in Amerika gelebt habe, habe ich jetzt den noch größeren Wunsch, wieder dorthin zu kommen."

Ein Klient hatte Angst vor Meereswellen. In einem früheren Leben erfasste ihn eine Welle bei einem Tsunami, die ihn ertrinken ließ. Ich habe viele Klienten mit der Angst, im tiefen Wasser zu schwimmen, zu ihren Ursachen zurückführen können. Einige hatten vormals auch Suizid durch Ertrinken begangen. Eine Klientin, die ihr früheres Leben im Rollstuhl nicht ertragen konnte, ließ sich an eine Klippe fahren. Und in einem unbeobachteten Moment rollte sie mit ihrem Gefährt an den Rand und stürzte hinunter in die Meeresfluten. Eine Klientin mit einer *Phobie* vor dem *Schwimmen in tiefem Wasser* wurde als Sechzehnjährige von einem Kraken umfangen und in die Tiefe gezogen. Und nun ist auch zu verstehen, warum sie sich bei Umarmungen nicht gern fest drücken lässt.

Alle, die Angst vor tiefem Wasser haben, sind im früheren Leben ertrunken. Solche Menschen haben oft auch nicht schwimmen gelernt. Nur mit viel Überredungskunst gelingt es, einen

Phobiker in ein Ruderboot zu bitten, denn er wird bei dieser Fahrt Angst haben, dass das Boot, vor allem wenn noch ein paar Wellen hinzukommen, umkippen könnte. Wenn eine Welle dieses Boot nun tatsächlich in Gefahr brächte, würde er wahrscheinlich in Panik geraten und sich hinfort nie wieder auf eine Bootsfahrt einlassen.

b. Angst bei Gewitter

Zu mir ins Hotel in Kaufbeuren kam eine ganze Familie, also die beiden Eltern und drei Söhne. Nach telefonischer Anmeldung waren sie aus der Schweiz angereist, um herauszufinden, warum einer der Zwillingssöhne eine *Phobie vor Gewitter* hatte, wovon er sich gerne befreien wollte. Ich arbeite gerne mit Teenagern, da sie sich eigentlich immer leicht in einen tiefen Alphazustand hineinbegeben können. Wie die Eltern mir berichteten, begann Max bei Gewitter, sich ängstlich und zitternd zu verkriechen. Wenn es während des Schulunterrichts draußen gewitterte und blitzte, geriet er in Panik und weinte. Im Klassenraum war dies schon sechsmal passiert. Sein Zwillingsbruder, der neben ihm sitzt, verspürte keinerlei Ängste und versuchte ihn dann zu beruhigen. Wie die Mutter mir mitteilte, habe Max eine große Angst, sie zu verlieren. Er wolle immer bei ihr sein. Und bei Gewitter durfte sie auf keinen Fall das Haus verlassen.

Um erst einmal Zutrauen zu ihm zu gewinnen, denn das Thema Gewitter könnte ihn unruhig werden lassen, schlug ich vor, mit der ganzen Familie eine Gruppenrückführung durchzuführen, und zwar in eines ihrer jeweils schönsten Leben. Alle haben dabei viel erlebt, wovon die drei Jungen ganz begeistert erzählten.

Am nächsten Vormittag lag nun Max im Beisein der Mutter vor mir. Zuerst führte ich ihn in ein Leben, in welchem er eine schöne Hochzeit erlebte. Er sah sich in der Schweiz als eine Vierundzwanzigjährige namens Lena Hunzinger, die auf mein Befragen hin ihre Hochzeit detailliert schilderte. Und der damalige Ehemann, wie der begleitende Engel ihm vor dem Wolkentor mitteilte, ist sein heutiger älterer Bruder.

"Und nun bitte deinen Engel, dich in jenes Leben zu führen, wo die Ursache für deine Angst vor Gewitter entstanden ist." Er erlebte sich als Junge namens Jonas, dessen neunter Geburtstag gerade gefeiert wurde. Auf einmal zog ein Unwetter herauf. Es donnerte mächtig und blitzte ganz grell. Alle hatten Angst, dass der Blitz bei ihnen einschlagen könnte. Doch dann hörten sie in der Nachbarschaft ein Krachen, und eines der Häuser ging in Flammen auf. Ein wenig später hörten sie die Sirenen der Feuerwehr. Wie sie bald erfuhren, war jenes Haus abgebrannt und eine Frau dort in den Flammen umgekommen. Dieses Erlebnis hätte schon die Ursache für seine Phobie sein können. Aber irgendetwas in mir sagte mir weiterzufragen: "Jonas, wenn es noch ein anderes wichtiges Ereignis in deinen früheren Leben gibt, das mit Gewitter zusammenhängt, dann erlebst du es bei drei. Eins, zwei drei. Jetzt bist du da. Wo bist du?" Er war nun zehn Jahre alt und befand sich mit seiner Mutter im Wald, um Himbeeren zu sammeln. Dann nahte ein furchtbares Gewitter. Jeder wählte einen Baum aus, um Schutz zu suchen. Doch jener Baum, unter welchem die Mutter stand, wurde vom Blitz getroffen. Die Mutter lag tot am Boden. Und wie der Engel ihm vor dem Wolkentor mitteilte, ist die damalige Mutter auch seine heutige.

c. Klaustrophobie

Unter Klaustrophobie versteht man die gesteigerte *Angst vor Enge und Eingeschlossensein*. Klaustrophobiker würden lieber zehn Stockwerke zu Fuß gehen, als den Fahrstuhl zu benutzen. Sie haben Hemmungen oder gar *Angst*, einer *Bühnenvorstellung* beizuwohnen oder ins *Kino* zu gehen. Wenn sie sich trotzdem dazu überreden lassen, so sitzen sie ganz in der Nähe des Ausgangs – und zwar ganz auf der Seite, um im Notfall schnellstens nach draußen gelangen zu können. Einige haben *Angst, in Bussen, Zügen, U-Bahnen* oder *Flugzeugen zu reisen.* Wenn es aber keine andere Möglichkeit gibt, zu ihrer Arbeitsstelle oder sonst wohin zu gelangen, dann werden sie während der Fahrt von innerer Unruhe, von Unbehagen bis Zittern oder von Schweißausbrüchen gequält.

Franziska ist eine einunddreißigjährige Frisöse und arbeitet nebenbei als Fotomodell. Sie ging vor der Rückführung nur mit Überwindung in ein Kaufhaus. Wenn ihr Auto eingeengt war, ließ sie es stehen und eilte davon. Auch hatte sie *Angst vor Nähe* und konnte im Bett niemanden neben sich schlafen lassen.

In einem früheren Leben befand sie sich als Amerikaner in einer Zelle. Plötzlich strömte Wasser durch die obere Luke, so dass er bald bis zu den Schultern im Wasser stand und wie wild um Hilfe schrie. Er wurde noch gerettet. Einige Jahre nach seiner Freilassung entgleiste der Zug, in dem er saß, auf einer Brücke und stürzte in den Fluss. Alle versuchten noch, trotz des einströmenden Wassers durch Fenster und Türen zu kommen. Doch er ertrank. Er beobachtete dann alles weitere als Zuschauer, der sich mit seinem Astralkörper außerhalb des Geschehens befand.

In einem späteren Leben hieß sie Greta. Sie war seit vielen Monaten in einem Kellergewölbe eingesperrt von einem Mann, der ihr täglich Suppe brachte und sie vergewaltigte. Sie verblutete schließlich bei einer Kindsgeburt, denn niemand kam ihr zu Hilfe.

Ein dreiundfünfzigjähriger Klient mit Klaustrophobie und Platzangst erlebte sich 1882 als schottischer Rechtsanwalt, der im Gefängnis einen Mandanten aufsuchte, als durch eine Erderschütterung das Gebäude einstürzte.

In meinem Karmahandbuch [16] habe ich die Klaustrophobie von Ulli genauer beschrieben. Er verließ panikartig eine indianische Schwitzhüttenzeremonie. Genauso konnte er sich auch im

160

Osho-Ashram in Indien nicht an den Gruppenumarmungen beteiligen, denn sie bereiteten ihm höchste Ängste, so dass er fluchtartig den Raum verließ.

In einem seiner früheren Leben war er ein geistig behinderter Mann, der von Jugendlichen getreten und schließlich ertränkt wurde. In einem weiteren Opferleben war Ulli eine persische Prostituierte, die einen aufdringlichen Freier erdolchte. Sie wurde an einen Pfahl gebunden und mit Steinen beworfen, bis sie anscheinend tot unter Steinen begraben lag. Aber sie war noch nicht tot. Sie erlebte nun, wie Erde auf diese Steine geschüttet wurde, während sie immer weniger Luft bekam, bis sie ganz erstickte.

Jana ist eine Fünfundvierzigjährige, die an einem meiner Ausbildungsseminare teilnahm. Sie ist zweimal geschieden und hat einen Sohn und eine Tochter. Sie litt unter Atembeschwerden, verbunden mit Reizhusten, und unter der *Angst vor Enge*. Sie konnte zum Beispiel, wie sie uns im Vorgespräch darlegte, nicht unter das Bett kriechen, um etwas, das daruntergerollt war, hervorzuholen. Vor den anderen demonstrierte ich die Durchführung einer Rückführungstherapie.

1944 war sie in Köln die dreijährige Tochter jüdischer Eltern. Sie hieß Susanne Hoffmann. Die Eltern, die befürchtet hatten, bald ebenfalls wie ihre jüdischen Nachbarn abgeholt zu werden, versteckten ihre beiden Kinder in einer Truhe und geboten ihnen, keinen Laut von sich zu geben. Die beiden hörten, wie ihre Eltern fortgeführt wurden. Sie blieben noch weiterhin in der Truhe, denn man könnte ja nach ihnen suchen. Doch dann wurde das Haus durch Bomben getroffen, und beide fanden durch die Brand- und Rauchentwicklung den Erstickungstod.

In einem Leben in Polen im Jahre 1725 war Jana ein Mann namens Franz, der mit einer Verheirateten ein geheimes Verhältnis hatte. Als sie ihren Mann, den sie um diese Zeit nicht erwartet hatte, die Treppen hinaufsteigen hörte, versteckte sie ihren Liebhaber schnell in einer Truhe und verschloss sie. Auf einmal brach in dem Haus ein Brand aus. Franz schrie, kam nicht aus seinem Versteck und erstickte schließlich.

Im Leben davor war Jana in Österreich eine Sechsundzwanzigjährige namens Anna. Die Kirche gab ihr Geld dafür, dass sie unter den Frauen eine entdeckte, die eine heimliche "Hexe" sein könnte, mit Kräutern heilte oder vergewaltigten Frauen half, die unerwünschte Leibesfrucht zu entfernen. Sie war, wie sie gestand, eine böse Frau. Doch schließlich wurde auch sie der Hexerei beschuldigt und öffentlich verbrannt. – Hier handelte es sich um ein Sofortkarma (*instant karma*), da ein Teil ihrer Schuld schon mit diesem Verbrennungstod ausgeglichen wurde. Und ihre Programmierung am Ende ihres Lebens war: "Nie wieder Menschen verleugnen."

Einen Tag später nahm ich sie zur Seite, führte sie vor ein Bett und schubste mit dem Fuß einen kleinen Gegenstand darunter. Dann bat ich sie, mir diesen zu holen. Und sofort bückte sie sich, kroch ganz unter das Bett und zog ihn hervor. Sie war ganz erfreut und wunderte sich, dass sie zum ersten Mal in ihrem Leben, ohne auch nur die geringste Angst zu verspüren, unter ein Bett gekrochen war.

Eine Klientin wurde in einem ihrer früheren Leben von einem Fuhrwerk auf der Brücke an den Rand gedrückt und zerquetscht. Eine andere erstickte als Mann unter einem umgekippten Heuwagen, der ihn mit seiner Ladung bedeckte. Wieder eine andere erlebte die Vergasung in einer Gaskammer. Einige erlebten ihren Tod durch Erdrutsch, Häusereinsturz oder durch Lawinen. So musste eine Klientin im früheren Leben als Bergmann mit seinen Kollegen einen Stolleneinsturz erleben, bei dem sie eingeschlossen wurden und nicht mehr gerettet werden konnten. Auch jene, die in früheren Leben lange in Kerkern, Verliesen oder in Gefängnissen inhaftiert waren, oft bis zum Tod, sind unter den Klaustrophobikern zu finden. Sie haben meistens auch eine Phobie in Bezug auf Kellergewölbe oder Dunkelheit oder haben *Angst vor Ratten*. Andere erlebten, wie sie im früheren oder im heutigen Leben beim Geburtsvorgang längere Zeit eingeklemmt waren. Oder

jemand, den man für verstorben hielt und den man im Sarg beer-
digte, erwachte wieder und kam nicht heraus. Als man amerikanische Soldaten, die im Vietnamkrieg ums Leben kamen, aus ihren
provisorischen Särgen holte, um sie für ein Familienbegräbnis nach
Hause in die USA zu fliegen und sie dort in einen ordentlichen
Sarg zu betten, entdeckte man beim Öffnen bei jedem sechsten
Eingesargten, dass sich Holzsplitter unter den Fingernägeln befanden, was darauf hindeutete, dass sie im Sarg wieder aufgewacht
waren und mit aller Macht versucht hatten herauszukommen. Man
kann sich vorstellen, dass sie bei einer erneuten Inkarnation die
Angst vor Enge und Eingeschlossensein mitbringen werden.

d. Höhenangst

Emanuel ist ein sechsundsechzigjähriger Arzt. Er lebt in Scheidung samt "Rosenkrieg" und hat mit seiner Arzthelferin eine Wo-
chenendbeziehung. Er litt schon sein ganzes Leben unter
Höhenangst und *Klaustrophobie*. Er könnte sich unmöglich, wie
er sagte, in eine CT-Röhre legen. Er würde dann Panik bekommen.
Doch wir nahmen uns zunächst die Höhenangst vor.

Als Ziegenhirt fiel er von einem Felsen hinunter. In Holland
war Emanuel eine achtundzwanzigjährige Frau namens Magdalene. Ein Achtzehnjähriger stellte ihr nach, und auch als sie auf
einen Turm stieg, kam er hinterher. Sie verbot ihm, ihr zu folgen,
doch er lachte. Sie schlug ihn, aber er lachte noch immer. In
einem Handgemenge rempelte sie ihn so unglücklich an, dass er
über die Brüstung fiel. Sie war entsetzt. Man sperrte sie ein und
stellte sie schließlich an den Schandpfahl, wo Leute sie bespuckten
und sogar Steine auf sie warfen. Nach sechsunddreißig Tagen erlag
sie den vielen Verwundungen. Und die letzte Programmierung
lautete: "Ich will nie wieder Hand an jemanden legen. Ich will
mich nie wieder wehren."

Als ich Emanuel ein Jahr später eine E-Mail schickte, um mich
nach einer möglichen Besserung seiner Phobien zu erkundigen,

schrieb er zurück: "Mir geht es eigentlich sehr gut. Deine Therapie hat zum Teil gut angeschlagen."

Edith ist eine siebenundfünfzigjährige geschiedene und kinderlose Apothekerin. Ich wurde ihr von einer Freundin empfohlen, aber sie selbst hatte noch nie ein Buch von mir gelesen oder bis dahin von Rückführungen gehört. Sie hatte massive *Höhenangst* und *Flugangst*. Dazu gesellte sich ihre *Angst vor tiefem Wasser* und die *Angst vor Verlust und Hilflosigkeit*.

Zuerst musste ich zwei Besetzer aus ihr herausholen, einmal einen im Zweiten Weltkrieg erschossenen russischen Soldaten und zum anderen ein fünfjähriges Mädchen. Da diese beiden ausführlich über sich erzählten, werde ich deren Berichte unter der weiter unten aufgeführten Rubrik *Besetzungen* wiedergeben (S. 258). Edith begann mit sechzehn Alkoholika zu trinken, als jener Russe in sie eindrang und sie zum Alkohol verführte. Mit einundzwanzig heiratete sie einen, wie sich dann herausstellte, tyrannischen Mann, der ebenfalls trank. Dann verlagerte sie ihre Trunksucht auf das Essen und nahm kräftig zu. Nach der Scheidung begann sie mit fünfzig, um ihre Einsamkeitsgefühle zu unterdrücken, wieder mit Wein und Bier und wurde zur Spiegeltrinkerin. Ihre Mutter war ebenfalls Alkoholikerin und starb an Leberzirrhose.

Edith war bisher erst zweimal geflogen. Und jedes Mal überkam sie eine *Flugphobie* samt *Todessangst*. Sie hatte *Angst*, auf einen *Turm* zu steigen, und eine große *Angst vor Wasser*, in dem sie nicht mehr stehen kann. Sie konnte wie ihre Mutter, die ebenfalls Angst vor Wasser hatte, nicht schwimmen.

In ihrem dem heutigen vorausgegangenen Leben erlebte sie sich 1937 als ein dreiundvierzigjähriger österreichischer Bergsteiger namens Josef. Mit drei Männern, ausgerüstet mit Seilen und Haken, erklommen sie eine steile Bergwand. Josef stürzte ab und war sofort tot. "Nie wieder bergsteigen." Im Jenseits fühlte er sich wieder ganz heil und traf dort seine Mutter und seinen Bruder.

In einem Parallelleben 1943 [17] hieß Edith Magret. Sie war ledig und lebte als Vierunddreißigjährige auf einem bayrischen Bauernhof. Sie hörte und sah amerikanische Tiefflieger und lief in großer Angst in den Wald, um sich zu verstecken. Dort sah sie, wie ein abgeschossenes Flugzeug brennend zur Erde stürzte. In größter Panik eilte sie davon.

Nach diesen zwei geschilderten Leben bat ich sie, ihr Höheres Selbst zu fragen, warum sie diese beiden parallelen Inkarnationen erleben sollte. Und das Höhere Selbst führte sie vor ein anderes Wolkentor, wohinter sich ihr dafür maßgebliches Täterleben befand. Hier erlebte Edith sich als einen fünfundzwanzigjährigen Mann in Ritterrüstung, der sich mit einer siebzehnjährigen Magd auf einem Burgturm aufhielt. Sie war von ihm schwanger und flehte ihn an, schnellstens sein ihr gegebenes Heiratsversprechen wahrzumachen. Er aber bestritt, ihr jemals ein solches gegeben zu haben, und lachte sie sogar aus. Sie stritten sich, und es kam zum Handgemenge. Er stieß sie über den Söller. Obwohl er den Richtern zu versichern versuchte, dass es sich um einen Unfall gehandelt habe, wurde er zu einem Jahr Kerkerhaft verurteilt. Als Ritter, der im Kampf viele Männer getötet hatte, verstarb er mit dreiundfünfzig. Seine abschließende Programmierung lautete: "Ich will nie wieder jemanden umbringen."

Da Edith ja auch *Angst vor tiefem Wasser* hatte, bat ich sie, ihr Höheres Selbst in jenes Leben zu führen, wo ihre Angst vor tiefem Wasser herrühre. Sie nahm sich daraufhin 1739 als siebzehnjähriger Schiffsjunge auf einem Segelschiff wahr und hieß Peter MacIntosh. Als ein Sturm aufzog, befahl ihm der Kapitän, nach oben zu klettern, um ein Segel einzuziehen. Als das Schiff auf einmal sehr schwankte, fiel er vom Mast auf die Reling und von dort ins Wasser. Er konnte nicht schwimmen. Die Mannschaft warf ihm Holzplanken hinunter, damit er sich daran festklammern konnte, doch er trieb ab und ertrank.

In den Kiefernzapfen steckte sie folgende Deprogrammierung: "Ich befreie mich von meiner Höhenangst, von meiner Flugangst, von meiner Angst vor tiefem Wasser und ich befreie mich von meiner Alkoholsucht."

Eine Seminarteilnehmerin ließ sich in der Ausbildung von der Gruppe zurückführen. In dem einen Leben war sie eine Bauersfrau. Als ihr Mann die geforderten Abgaben nicht bezahlen konnte, wurde er eingesperrt. Sie nahm ihre Kinder und sprang mit ihnen einen Felsen hinunter. Wie das Höhere Selbst ihr mitteilte, ist eine ihrer heutigen Töchter, die ebenfalls massive Höhenangst hat, mit ihr damals von dem Felsen gesprungen.

In dem Täterleben davor war sie ein Irokese, der befahl, die gefangenen Mohikaner dazu zu zwingen, sich mit ihren Pferden in den Abgrund zu stürzen.

Ein Klient mit massiver Höhenangst stürzte in einem früheren Leben als Bergsteiger ab. In dem Leben darauf wurde sein Flugzeug im Zweiten Weltkrieg abgeschossen.

Eine Klientin bekam auf dem Eifelturm "Zustände", wie sie ihren phobischen Zustand beschrieb. Sie musste sofort wieder mit dem Fahrstuhl hinabfahren. 1921 war sie als Dreiundzwanzigjähriger mit dem Motorrad von einer Brücke gestürzt. In einem weiter davorliegenden Leben rutsche sie als Hirte mit seiner Schafherde einen Anhang hinunter. Allen Ängsten vor Höhe liegt in fünfundneunzig Prozent der Fälle, so meine Einschätzung, ein Abstürzen zugrunde, sei es durch Unfall, durch Gewalt oder durch Suizid.

Eine Auszubildende mit langjährigen Knieschmerzen, die ich Anita nenne, litt unter der Aviophobie, der *Flugangst*. Ihr Mann war Segelfluglehrer, und sie stand jeden Tag unzählige Ängste aus, dass ihm etwas passieren könnte. Tatsächlich ist er 2000 bei einem Flug von Paris nach New York mit der Concorde beim Abheben verbrannt. Begründete das allein ihre Flugangst? Aber nein, sie hatte diese Flugangst auch schon, bevor sie ihren Mann kennenlernte.

1712 stürzte sie in der Schweiz als Elfjähriger von einer Klippe. Er überlebte zwar, aber verletzte sich schwer am Knie. In einem Parallelleben erlebte sie im März 1945 die Bombardierung Dresdens und kam selbst in den Flammen eines abgestürzten Flugzeugs ums Leben. 1946 war Anita ein russischer Kampfflieger, der mit seiner Maschine abstürzte. Das Höhere Selbst erklärte Anita vor dem Wolkentor auf ihre Nachfrage hin etwas über Seelenanteile, denn von jenen beiden damals ziemlich zeitgleich ums Leben gekommenen Personen sind Seelenanteile in ihr.

Interessant ist eine Untersuchung, dass nur zwölf Prozent der Patienten mit Höhenangst im gegenwärtigen Leben einen Unfall durch einen Sturz erlebt haben. [18] Also woher kommt ihre Angst? Die hier angegebenen Beispiele decken sicherlich in überzeugender Weise die eigentlichen Ursachen in früheren Leben auf.

e. Agoraphobie

Die Agoraphobie ist "die häufigste und wohl auch schwerste Form der Phobie ... (die) oft dazu tendiert, sich auf immer mehr Situationen auszudehnen. Sie tritt überwiegend bei Frauen auf, meist im dritten Lebensjahrzehnt." [19] Bezog sich diese Bezeichnung vormals allein auf die Angst vor leeren oder mit Menschen gefüllten Plätzen, so wurde dieser Terminus mit der Zeit auf immer größere Bereiche ausgedehnt. [20] Hinzu kamen Straßen, Wege, Gassen, ja alle sich unter dem freien Himmel befindenden Orte. Die Agoraphobie beinhaltet auch den dringenden Wunsch, "sich wieder sofort und leicht an einen sicheren Platz, im Allgemeinen nach Hause, zurückziehen zu können." [21] Viele, die unter dieser Phobie leiden, verlassen ihr Zuhause nur ungern oder in Begleitung. Manche habe *Angst, Läden zu besuchen*, in die *Nähe von Menschenansammlungen* zu kommen oder alleine in öffentlichen *Verkehrsmitteln*, ja selbst in Autos als Beifahrer zu fahren.

Viele der Agoraphobiker sind in früheren Leben dem öffentlichen Missfallen der Menge samt Schmährufen oder Verwünschungen ausgesetzt gewesen und wurden mit Steinen oder anderem beworfen. Sie wurden an den Pranger gestellt oder an den Schandpfahl gebunden, öffentlich ausgepeitscht, geviertelt, gerädert, geköpft, gehängt oder gar verbrannt. Ein heute lispelnder Zwölfjähriger erlebte sich als Vierzigjähriger in Italien, dem öffentlich wegen Verrats die Zunge herausgeschnitten wurde.

Martin leidet unter der *Agoraphobie*, der *Angst vor Menschenmassen* und der *Angst, von Menschen ausgelacht* zu werden. [48] Ein Albtraum wäre für ihn ein überfülltes Stadion. Befindet er sich in einem *Zug*, einer *Straßenbahn* oder in einem *Bus* voller Menschen, steht er Höllenqualen aus, so dass er, wie er sagt, seinen eigenen Speichel im Mund kaum noch schlucken kann und auch kaum noch Luft bekommt. Ebenfalls bedrohlich und ängstigend ist für ihn die Gegenwart von Männern überhaupt, so dass er in einer Versammlung, bei der sich Männer befinden, kaum ein Wort über die Lippen bringt.

In seinem Täterleben erlebte er sich als ein römischer Zenturio, der wie alle seine Kameraden im Krieg nicht nur mordete, sondern auch Frauen vergewaltigte. Einen Mönch, der nicht zurückwich, trampelte er mit seinem Pferd zu Tode.

In seinem ersten Opferleben nahm sich Martin als französische Prostituierte Nancy wahr, die von einem Mann bezichtigt wurde, ihn bestohlen zu haben. Sie wurde festgenommen und schließlich auf dem Richtplatz öffentlich und unter den Schmährufen der Bevölkerung enthauptet.

Die zwei nun folgenden Fälle könnte man unter Klaustrophobie einordnen, da die betreffenden Phobiker *Angst vor dem Autofahren* haben. Aber es ist doch nicht die Angst vor der Enge, sondern diese setzt erst ein, wenn der Wagen eine gewisse Geschwindigkeit erreicht hat, wie auf Autobahnen.

Eine Klientin hatte panische *Angst vor dem Autofahren*, so dass sie selbst nie allein auf der Autobahn fuhr und längere Strecken ganz mied. Bei ihr entgegenkommenden Autos auf Landstraßen wurde sie oft ganz nervös. Auch als Beifahrerin wurde sie die meiste Zeit von innerer Unruhe beherrscht. – Im vorausgegangenen Leben hatte sie mit ihrem Auto einen Totalschaden verursacht, bei dem ein anderer Autofahrer zu Tode kam. Schuldig gesprochen, wurde sie zu einer hohen Geldstrafe verurteilt.

Eine andere Klientin mit massiver Autophobie erlebte sich 1915 in Orvieto als fünfzehnjährige Italienerin in einem deutschen Militärauto, das einen Unfall hatte, bei dem sie eine Gehirnerschütterung erlitt.

Ottilia ist eine fünfunddreißigjährige, sehr attraktive Frau, die jahrelang als Escortgirl in einer europäischen Hauptstadt gut verdiente. Sie litt unter Bronchitis und einer Enge um die Brust, und von niemandem ließ sie sich eng umarmen. Einer ihrer jahrelangen Freier verliebte sich in sie, holte sie aus dem Milieu und heiratete sie. Sie hatte "höllische" Ängste beim Autofahren als Beifahrerin, selbst fuhr sie überhaupt nicht. Ja, sie bekam einmal sogar, wie sie sagte, einen hysterischen Anfall, als sie im Garten ein altes Rad von einem Leiterwagen fand. Sie hatte zudem *Angst vor Enge* und *Eingeschlossensein, Angst vor der Angst* und auch die *Angst vor dem Unerwarteten* sowie *Angst vor Unfällen*.

In dem zuerst aufgedeckten Leben war sie 1810 eine fünfundzwanzigjährige belgische Dirne. Bei einem Streit auf der Straße mit einem Mann fiel sie auf das Pflaster. Im selben Augenblick kam ein Leiterwagen herangefahren und rollte über ihren Brustkorb, wobei sie qualvoll starb.

Im alten Ägypten verweigerte sie sich als junge Frau einem Herrscher und wurde zur Strafe eng mit Tüchern umwickelt und lebendig in einen Sarg gelegt und begraben.

In dem folgenden aufgedeckten Leben wollte sie vor fünfzig Jahren in einem UFO mit zwei Begleitern von einer anderen

Galaxie die Erde besuchen, wo sie ja schon öfter inkarniert gewesen waren. Doch ihr Ufo zerschellte, und sie inkarnierten erneut auf der Erde. Weiterhin wurde ihr mitgeteilt, dass ihre Schwester, die ihre Phobie vor dem Autofahren teilt, und ihr Ehemann diese beiden Außerirdischen waren, die sich mit ihr im Ufo befunden hatten. Und wie das Höhere Selbst weiterhin darlegte, ist dieser Absturz die Ursache für ihre Phobie vor dem Autofahren.

Ich habe öfter Klienten, die sich als Außerirdische wahrnehmen und die vor ihrer ersten Erdinkarnation oder dazwischen auf einem anderen Planeten außerhalb des Sonnensystems beheimatet gewesen sein wollen. Mich als Therapeuten irritieren derlei Berichte in Trance nicht. Daran mag etwas Wahres sein oder nicht. Vielleicht haben wir Parallelleben auf anderen Planeten oder in anderen Dimensionen. Wir wissen ja noch viel zu wenig über die großen Geheimnisse, die uns Menschen umgeben. Aber ich behandele solche Fälle, als ob sie wahr wären.

So stopfte Ottilia ihre Ängste samt der Angst vor dem Autofahren in den Kiefernzapfen. Nachdem sie noch etwas verwirrt aus ihrem Trancezustand erwachte, besprachen wir ihre Erlebnisse. Sie fühlte sich auf einmal sehr erleichtert, und ich fragte mich, ob, wie das Höhere Selbst gesagt hatte, ihre Angst vor dem Autofahren nun behoben sei. Ich machte ihr daraufhin den Vorschlag, sie mit meinem Auto in der Stadt herumzufahren. Sie war selbst neugierig, ob ihre Angst nun aufgelöst sei. Ich fuhr sie eine Stunde lang durch Berlin. Sie konnte es kaum fassen, dass sie jetzt zum ersten Mal in ihrem Leben keinerlei Ängste als Beifahrerin hatte.

Petra, eine Dreiundvierzigjährige, kam mit zwei Symptomen zu mir. Einmal litt sie unter Migräne und zum anderen unter einer Autophobie. Für die zweite Angst deckten wir zwei Leben auf.

1953 überfuhr sie in Berlin die Straßenbahn, wobei der Kopf abgetrennt wurde. Als Chinesin Lu-Fu starb sie an einer tödlichen Kopfverletzung durch einen Lastwagenunfall. In drei weiteren Inkarnationen kam sie ebenfalls durch Kopfverletzungen ums Leben.

Mit einem wahren Paket von Phobien wartete der einundvierzigjährige Marco auf. Er konnte sich nicht in engen Räumen aufhalten, sei es zu Hause oder gar in Bus, Bahn und S-Bahn, die, wenn er sie einmal benutzen musste, Schweißausbrüche, ein Zittern der Hände und Panik bei ihm hervorriefen. Ebenso war allein schon die Vorstellung, wieder in einem Flieger zu sitzen, angsteinflößend, denn er würde nach dem Start dort ja erst einmal nicht mehr herauskommen. Und wo immer er in Räume gehen musste, zum Beispiel in der Therapie oder beim Arzt, stellte oder setzte er sich so, dass er sich in der Nähe eines Ausgangs befand, um rechtzeitig die Flucht ergreifen zu können. Trotz seiner Medikamente bekam er selbst in seiner Wohnung eine entsetzliche Panikattacke. Er rannte in den Garten und rief seine Freundin an, schrie ins Telefon: "Hilf mir!" Sie alarmierte den Notarzt. Diese Panikanfälle holten ihn von Zeit zu Zeit wieder ein, und er hatte eine begreifliche Angst vor derlei Wiederholungen. Solche Panikanfälle ereilten ihn besonders im Verkehr, wenn die Autos plötzlich im Stau standen, wenn er durch einen Tunnel fahren musste oder während er in der Waschanlage im Auto sitzen blieb. Manches Mal stieg er nicht in einen Bus oder in die S-Bahn ein, wenn sich zu viele Leute darin befanden. Zu dieser Angst vor Enge gesellte sich also auch noch eine soziale Phobie. – Alles begann erst vor sieben Jahren. Seitdem hatte er schon Psychologen, Nervenärzte und Psychotherapeuten aufgesucht. Und immer wurde er darauf hingewiesen, sich einer Verhaltenstherapie zu unterziehen, was er aber nicht tat.

Nach der Befreiung von einer fünfundzwanzigjährigen Indonesierin in ihm (und Panikattacken haben, wie ich noch erläutern werde, oft mit Besetzern zu tun) deckten wir zwei frühere Leben auf. In dem einen war er um 1700 ein dreiundzwanzigjähriger französischer Adliger, der sich in eine sechzehnjährige Bürgerstochter verliebte, die auch von ihm schwanger wurde. Sie wurde angeklagt, ihn verhext zu haben, und zu seinem Leidwesen öffentlich enthauptet. Die Schuldgefühle ließen ihn bis zu seinem Tod nicht mehr los. Doch nachdem er seinen Körper verlassen hatte, begegnete er dieser jungen Frau, die ihm nun stolz das Kind präsentierte. In einer jenseitigen Kirche holten sie die Hochzeit nach.

In einem anderen Leben um 1480 war er ein sechzigjähriger Mönch, der über übernatürliche Heilkräfte verfügte, indem der seine Hände über den jeweils Kranken hielt. So kamen täglich Hunderte von Erkrankten. Er wusste sich dieses großen Andrangs nicht mehr zu erwehren und flüchtete in die Berge. Er sah sich als Heiler in einer Zwickmühle – einerseits wollte er immer heilend helfen, während er andererseits doch ein ruhiges Leben führen wollte. In seiner seelischen Ausweglosigkeit stürzte er sich in einen Abgrund.

Bei meiner telefonischen Nachfrage einige Wochen später verkündete Marco mit Stolz, dass er sich super fühle und nun auch ohne Ängste die öffentlichen Verkehrsmittel benutzen könne. Generell habe "eine absolute Besserung" stattgefunden.

Eine dreiunddreißigjährige Klientin hatte Angst vor Leitern und Treppen – Sie können sich sicher schon denken, was ihr widerfahren ist. Es ist oft so leicht, sich die Umstände für die entsprechenden Leben auszudenken. Natürlich muss sie von der Leiter und auch irgendwann die Treppe hinuntergefallen sein. Phobien liegt meist eine ganz klare Logik zugrunde, aber die meisten Ursachen, wie wir in fast allen Fällen gesehen haben, liegen in vergangenen Leben.

f. Angst vor Feuer

Angst oder gar Phobie vor Feuer geht meist auf direkte oder indirekte Erlebnisse aus früheren Leben zurück. Natürlich kann jemand im heutigen Leben ein schlimmes Erlebnis mit Feuer gehabt haben, das sogar eine Phobie auslöst. Ist diese aber zusätzlich verknüpft mit weit früheren Erlebnissen, so steigert sich solch eine Angst. Doch ein wichtiges Kennzeichen für Phobien ist, dass im gegenwärtigen Leben eigentlich meist keine richtige Ursache gefunden werden kann. Nun endlich bringt die Rückführungstherapie Licht ins Dunkel.

Ich habe in meinen letzten fünfundzwanzig Jahren als Rückführungstherapeut etwa fünfzig Klienten und Klientinnen behandelt, die man vormals als "Hexen" bezeichnete und die entweder der öffentlichen Schmähung ausgesetzt waren oder gar, was meistens geschah, hingerichtet wurden. Und diejenigen, die verbrannt wurden, haben meistens auch *Angst vor Feuer,* und oft sind Hautbeschwerden als Relikte damit verbunden. Die Gehängten oder Enthaupteten hingegen haben im heutigen Leben zumeist auch Nacken- und Halsbeschwerden. Und bei ihnen allen können sich zusätzlich, wie wir schon größtenteils sahen, folgende Ängste bis hin zu Phobien eingenistet haben: *Angst vor Publikum, Angst vor dem Ausgelachtwerden, Angst vor dem Angestarrtwerden, Angst vor Männern, Angst vor Menschenansammlungen, Angst vor Plätzen* und – sollte die Kirche bei der Hexenverurteilung mitgewirkt haben – Hass auf die *Kirche,* die sich auch in das Gegenteil verkehren kann, nämlich in die Angst, irgendetwas gegen die Kirche zu sagen, oder auch in die *Angst, nicht fromm genug* zu sein. Ist man vor der Hinrichtung eingesperrt, gefoltert oder vergewaltigt worden, dann ergeben sich noch zusätzliche Ängste, so dass viele der damals zum Tode Verurteilten in der Therapie mit einer ganzen Lise von Ängsten aufwarten. Doch die Rückführungstherapie vermag oft in einer einzigen Therapiesitzung von einigen Stunden viele, wenn nicht alle mit einem Schlag aufzulösen. Der Schöpfung sei Dank, dass es diese Therapie gibt! Von der Verbreitung dieser Therapie hängt zu einem Teil auch das allgemeine Glück der Menschen ab.

Jonas ist ein neunundvierzigjähriger verheirateter Ingenieur. Außer seinen vielen Hautproblemen, besonders im Gesicht, hat er neben ständigen Bauchbeschwerden eine unbegründete *Angst vor Feuer.*

In seinem Opferleben lebte er um 1600 in Indien, war verheiratet, hatte Kinder und hieß Hakim. Er nahm heimlich an einem für ihn verbotenen Fest teil. Er wurde entdeckt und ins Feuer geworfen. Er erlitt am ganzen Körper verschieden starke Verbrennungen, vor allem im Gesicht. Nun fand er keine Arbeit mehr, um seine Familie zu ernähren, und lebte noch acht Jahre als Bettler.

Zwei Täterleben sind für jenes Opferleben verantwortlich. Um 1330 hieß er Klaus und war ein deutscher Bauer mit Ehefrau und Kindern. Da sein Hof nicht genug abwarf, schloss er sich Räuberbanden an, die Dörfer überfielen und auch Häuser niederbrannten.

In dem anderen Täterleben war er ein griechischer Soldat, der auf Befehl brennende Teerballen auf eine belagerte Stadt katapultierte. Mit fünfunddreißig starb er durch einen Speer, der ihn im Bauch traf.

Jonas' Frau schrieb mir eine freudige Mail: "Nun ist schon eine ganze Woche vergangenen seit unserer Rückkehr. (...) Ich kann dir berichten, dass er seit Samstag keine Tabletten mehr eingenommen und auch keine Salbe mehr aufgetragen hat gegen seine Akne. Seine Haut ist klar geworden und bisher ist kein Pickel mehr aufgetreten. Auch sein Problem mit dem Bauchnabel hat sich in Luft aufgelöst. Noch vor einer Woche durfte ich nicht einmal in die Nähe seines Bauchnabels kommen, geschweige denn dort hinfassen. Bereits am Samstagabend haben wir beide viel lachen müssen, weil er ständig seinen Nabel anfasste und ganz ungläubig immer wieder sagte: 'Das ist unglaublich, wie kann das sein?' Er ist begeistert und sprachlos. (...) Es war für ihn ein unbeschreibliches Gefühl und eine tiefgreifende Erfahrung."

Jutta ist eine sechsundvierzigjährige Sozialhelferin. Sie hatte eine für sie unerklärliche *Angst vor Feuer*. Ihr juckten bei Lichteinfall die Augenlider. Außerdem hatte sie Unterleibsbeschwerden und *Angst vor Sexualität*.

In dem zuerst aufgedeckten Leben war sie im Mittelalter ein fünfzigjähriger Bandenführer namens Baldur. Mit seinen Mannen brandschatzte er, erschlug Menschen und vergewaltigte. Eine Frau verfluchte sie und schrie: "Das Feuer soll euch in Erinnerung bleiben!" Nach seinem Tod sprach er seine Affirmation: "Ich will nie wieder brandschatzen."

Am Hof des französischen Königs Henry war Jutta Hofnarr. Als es im Dorf brannte, half er nicht. Später bereute er, nicht geholfen zu haben. Und das Höhere Selbst erklärte Jutta, das ihre Seele damals die Chance verpasst habe, etwas aus dem Täterleben wiedergutzumachen.

In einem anderen Leben war sie im mittelalterlichen Deutschland eine verheiratete Burgfrau namens Bettina. Sie unterhielt eine heimliche Beziehung zu einem Spielmann. Als Arnulf, ihrem Mann, diese Liebschaft hinterbracht wurde, ließ er sie festnehmen und vergewaltigen. Er stieß ihr sein Schwert in die Scheide. Anschließend ließ er sie verbrennen. Durch den Qualm juckten die Augenlider. Schließlich erstickte sie. Das Höhere Selbst versicherte ihr, dass der damalige Fluch nun aufgelöst sei.

Nach drei Tagen rief sie mich an und berichtete erfreut, dass das Jucken der Augenlider auf einmal ganz verschwunden sei.

Anton ist ein vierundsechzigjähriger Bühnendarsteller. Er hatte neben Haut-, Augen- und Atemproblemen *Angst vor Feuer*.

In dem zuerst aufgedeckten Leben war er 1760 eine verheiratete spanische Magd namens Gilda, die mit dem Bauern hinter dem Rücken ihres eigenen Mannes verkehrte. Aus Wut darüber zündete dieser die Scheune an. Das Feuer griff auf den Stall über. Gilda eilte in den Stall, um die Tiere zu retten, als ein herabstürzender Balken sie am Kopf traf. Obwohl sie nicht gleich tot war, konnte sie sich nicht bewegen und erstickte in dem Rauch, bis die Flammen auch ihren Körper ganz erfassten.

In dem Täterleben hieß sie 1512 Beat und war ein Landsknecht des Papstes, der Kirchensteuern einzutreiben hatte und dabei oft mit Brutalität vorging, teilweise zündete er auch ein Gehöft oder ein Haus an. In Florenz musste er auf kirchlichen Befehl hin einen Scheiterhaufen anzünden.

Ein halbes Jahr später kam Anton nach Berlin, um dort von Sinaida und mir die automatische Schrift vermittelt zu bekommen. Und er sagte, dass sich nach der Rückführung bald eine totale Besserung seiner Atemwege einstellte und seine Hautprobleme schon wesentlich reduziert seien.

Eine Klientin mit Heuschnupfen und *Angst vor Feuer* erlebte sich in einem früheren Leben als dreiundzwanzigjährige Magd 1803 in Schweden, als sie sich vor einem Waldfeuer auf der Waldwiese in Sicherheit bringen wollte. Doch das Feuer brannte auch die Wiese nieder und erfasste sie, die dann durch Verbrennung, aber hauptsächlich durch Ersticken zu Tode kam. – Ein Jahr später berichtete sie mir in einer E-Mail, dass sie seit dieser Rückführungstherapie von ihrem Heuschnupfen ganz befreit sei.

Wie wir an den vielen Beispielen immer wieder sehen, ist es notwendig, zur Entstehung der eigentlichen Ursachen, die sich ja meistens in früheren Leben befinden, zurückzukehren, um sie dann aufzulösen. Wenn man Ursachen nur in dem heutigen Leben sucht, wird man lange und oft ergebnislos weitertherapieren.

Alle Arten von Verbrennungen – meist mit Todesfolge – können *Feuerphobien* (Pyrophobie) für kommende Leben auslösen. Begleiterscheinungen sind Atembeschwerden bis hin zu Asthma, Hauterkrankungen und dann auch, wie wir schon dargestellt haben, die diesbezüglichen Ängste.

Eine meiner Auszubildenden hatte eine *Phobie vor Streichhölzern*. Nichts in der Welt, so sagte sie, hätte sie dazu bringen können, je wieder eine Streichholzschachtel mit Inhalt anzufassen. Vor allen anderen Teilnehmern demonstrierte ich nun die Rückführungstherapie.

176

In einem früheren Leben als fünfundzwanzigjährige Holländerin war sie geistig behindert. Als ihre Eltern das Haus verlassen hatten, zündete sie aus Neugier ein Streichholz an, was ihr verboten war. Das Feuer erfasste ihre offenen Haare. Von da sprang das Feuer auch auf ihre Kleidungsstücke über, bis sie schließlich ganz in Flammen stand und an schweren Verbrennungen verstarb.

Am nächsten Tag stellte ich eine Kerze mit Streichholzschachtel auf den Tisch und forderte sie auf, die Kerze anzuzünden. Und ohne Zögern zündete sie die Kerze an. Wir alle klatschten in die Hände. Sie hatte sich bei der Therapie tatsächlich von ihrer Phobie befreit.

Eine meiner Auszubildenden mit *Angst, vor Leuten zu sprechen*, *Angst vor Feuer* und Atemproblemen ließ sich von mir vor den anderen zurückführen.

In einem Opferleben half sie bei Entbindungen. Doch als eine Frau mit ihrem Kind bei dessen Geburt starb, wurde sie als Hexe angeklagt. Auf dem Scheiterhaufen festgebunden, bewarf man sie mit Schimpfworten und Steinen. Dann erlebte sie den schrecklichen Verbrennungstod.

An dieser Stelle möchte ich etwas erklären, das sich als Muster immer wieder zeigt. War der Scheiterhaufen kleiner, dann spürte die Verbrennende die Flammen sofort unter grässlichen Qualen. Handelte es sich um einen größeren Scheiterhaufen, dann starben die Opfer einen Erstickungstod durch den Rauch, bevor die Flammen den Körper erreichten. Handelte es sich aber um einen mittelgroßen Scheiterhaufen, so erlebten die Verurteilten sowohl Erstickungsanfälle als auch das Verbrennen gleichzeitig. Somit kann man schon vor einer Rückführung an den beschriebenen Symptomen erkennen, mit welchem Verbrennungstod der Klient aufwarten wird. Und wo sich am Körper besonders schlimme Hauterscheinungen zeigen, hatten die Flammen am schmerzlichsten gewirkt. Sehr häufig haben die durch Feuer Umgekommenen auch Haarschuppen, da das Haar ebenfalls verbrannte und somit die Kopfhaut versehrte.

Barbara ist eine geschiedene, etwas übergewichtige Universitätsprofessorin. Sie wurde trotz aller Fachkompetenz von ihren Kollegen gemobbt. Seit Jahren wurde sie zudem geplagt von Rückenschmerzen. Sie hatte *Angst, nicht geachtet zu werden*, und es stellte sich während der Rückführung auch heraus, dass sie *Angst vor Feuer* hatte.

In dem zuerst aufgedeckten Leben, das sich auf ihre heutigen Rückenschmerzen bezog, wurde sie als Soldat im Kampf gegen die Franzosen unter Napoleon durch ein Bajonett in den Rücken tödlich verletzt.

In dem vorausgegangenen Täterleben hieß sie Carlo und war in Italien ein Gefangenenaufseher. In einem der eingelieferten Delinquenten entdeckte er den Vergewaltiger seiner Tochter. Nun konnte er an diesem nach Herzenslust Rache üben. Er folterte ihn und ruinierte seine Glieder und den Rücken.

Nach zwei weiteren aufgedeckten Leben wandten wir uns der Angst vor dem Feuer zu. In dem betreffenden Leben hieß Barbara Anna, war fünfundzwanzig Jahre alt, arbeitete als Magd und heilte mit Kräutern. Sie behandelte auch die Frau des Bauern, bei dem sie arbeitete. Als diese trotz aller Heilversuche starb, gab er ihr die Schuld am Tod seiner Frau. Als eine Missernte zu beklagen war, schob er die Schuld dafür ebenfalls auf sie und verbreitete, dass sie eine "Hexe" sei. Schließlich erlebte sie den Tod auf dem Scheiterhaufen. Und wie das Höhere Selbst ihr vor dem Wolkentor mitteilte, ist einer ihrer Mobber eben jener Bauer, der sie als Hexe denunzierte.

Als ich mich einige Wochen später nach ihrem Wohlergehen erkundigte, sagte sie, dass ihre Rückenschmerzen mit einem Mal gleich nach der Rückführung verschwunden gewesen seien und ihr auch bald danach eine neue Stelle an einer noch größeren Universität angeboten worden war. Somit wird auch das Mobbing ein Ende gefunden haben.

Nun noch ein weiteres typisches Hexenleben, das mit dem Verbrennungstod endete. Eva ist eine verheiratete, achtundfünfzigjährige Fremdsprachenkorrespondentin und Mutter eines Sohnes. Sie kam zu mir mit einer langen Liste von über zwanzig Symptomen und Ängsten. Ihr ganzer Körper schien nicht richtig funktionieren zu wollen. Sie hatte Schmerzen im Rücken, in den Beinen, im Bauch, im Unterleib, in den Brüsten, im Kopf, ... Sie litt unter einem Erschöpfungssyndrom und einer Depression, unter Wut über ihr miserables Leben, hatte einen Putz-, Kontroll- und Redezwang, Vaterprobleme, *Angst vor dem Tod,* vor *Verlust,* vor *Spinnen,* vor *Männern,* vor *Sexualität,* vor dem *Unvorhersehbaren* und auch vor *Feuer.* Sie hatte sich schon über zehnmal wegen aller möglichen Dinge operieren lassen. Ihr Ehemann liebte sie über alles, doch sie verweigerte sich ihm im Bett. Sie saß oft allein da und weinte. "Ich habe an allem Schuld" und "ich darf nicht glücklich sein", so beschrieb sie ihren Allgemeinzustand. Sie musste überall helfen. Und natürlich hatte sie sich schon in viele Therapien begeben. Man erklärte ihren körperlichen Zustand als "intracelluläres Chaos". Wo eigentlich beginnen?

Da sie auch *Angst vor Feuer* hatte, lenkte ich die Rückführung vorerst auf dieses Thema. Vor einigen hundert Jahren lebte sie als alleinstehende sechsunddreißigjährige Frau namens Lore in einer Hütte am Dorfrand. Manches Mal kamen heimlich Frauen zu ihr, um sich Kräuter oder auch eine Heilung durch Handauflegung oder Massage geben zu lassen. In ihrem Garten pflanzte sie Kräuter an oder sammelte diese auf Wiesen und im Wald. Und da sie keine Verwandten oder Freunde im Dorf hatte, denn ihre Eltern waren schon vor langer Zeit gestorben, blickten die Bewohner misstrauisch auf sie, als ob sie eine Fremde sei, die man nicht einzuschätzen wusste. Lore hatte Angst, auf den Markt zu gehen und ihre Kräuter zu verkaufen, denn man sah sie verhohlen oder auch hämisch an und redete hinter ihrem Rücken schlecht über sie. Denn wie konnte sie nur allein vom Kräutersammeln leben? Empfing sie etwa nachts heimlich Männer? Oder war sie gar eine Hexe, die mit dem Teufel buhlte?

Schließlich näherte sich ihr ein Mann und sagte, dass sie nicht mehr ins Dorf kommen solle, da man Angst vor ihr habe. Ein

Junge kam vor ihre Hütte und rief ihr etwas Freches zu. Sie
scheuchte ihn weg. Ein Mann stieg von seinem Pferd, drang in
ihre Hütte ein und wollte Sex mit ihr, doch sie wies ihn zurück.
Er verließ sie mit den drohenden Worten: "Du wirst schon noch
sehen!" Sie ahnte Fürchterliches. Aber wer könnte sie beschützen?
Als alleinstehende, unbeschützte Frau war sie machtlos. Drei Männer holten sie schließlich mit ihrem Wagen ab und traten die sich
Wehrende. Sie schubsten sie in einen Stall und rissen ihr die Kleider vom Leib. Jener Mann, den sie weggeschickt und der die Dro-
hung ausgesprochen hatte, kam nun herein und schickte die
anderen hinaus. Er wollte sie vergewaltigen. Sie wehrte sich aber,
und er schaffte es nicht, in sie einzudringen. Er holte nun die anderen wieder herein und gab ihnen ein Zeichen, sie zu vergewaltigen. Sie verblieb nun einige Tage in dem von außen verschlossenen
Verschlag, und man schob ihr eine Schale mit Suppe durch den
unteren Türschlitz. Denn man musste warten, bis das Kirchenge-
richt bereit war, sie vorführen zu lassen. Schließlich fand ein Verhör
statt. Man befragte die Ankläger, hatte aber der Angeklagten den
Mund verbunden, so dass sie sich nicht verteidigen konnte. Man
beschuldigte sie, mit dem Teufel im Bunde zu sein, und verkündete
das einstimmige Urteil: Tod durch Verbrennen.

Von mir zehn Minuten vor ihrem Tod geführt, berichtete sie, dass
sie gerade auf einem Scheiterhaufen an einen Pfahl gebunden wurde.
Viele Menschen hatten sich auf dem Platz versammelt, um solch ein
großes Spektakel mitzuerleben. Kinder und Jugendliche kamen
heran und spuckten auf die "Hexe", der man auch aus der Zuschau-
ermenge Schimpfworte zurief. Und ihre letzte Programmierung vor
der Verbrennung lautete: "Nie wieder verachtet werden."

Die eigentliche Verbrennung wie auch andere durchlittene Todesereignisse lasse ich nie ausführlich wiedererleben. Doch ich
sage: "Ich zähle jetzt bis drei, und bei drei befindest du dich außerhalb deines Körpers und kannst alles von oben beobachten."
Und natürlich gehen solchen schlimmen Opferleben grausame
Täterleben voraus.

Ich habe Ihnen, verehrte Leser und Leserinnen, diese Hexen-verbrennung so ausführlich geschildert, damit sie sich einmal vor-stellen können, wie man früher mit Menschenleben umgegangen ist. Viele, viele der heutigen körperlichen und seelischen Symptome sind auf die grausamen Behandlungen in Folterkellern und auf Hinrichtungen und Verbrennungen zurückzuführen. Hier sind die eigentlichen Ursachen für viele der heute noch wirksamen Ängste zu finden. Und wie ich schon andeutete, schätzt man allein die Zahl der verbrannten "Hexen" in Deutschland bis zum Anfang des 18. Jahrhunderts auf über eine Million. In meinen Therapien habe ich immer wieder Klientinnen, die ein solches Martyrium über sich ergehen lassen mussten und mit den oft typischen Angst-symptomen nach oft vergeblichen therapeutischen Behandlungen die Rückführungstherapie als letzte Hoffnung ansehen.

g. Angst vor Dunkelheit

Viele Klienten kommen zu mir mit einem ganzen "Rucksack" voller Probleme und Symptome, die sie gerne durch eine Rück-führung auflösen wollen. Und unter den in der Anamnese geschil-derten Ängsten befindet sich manches Mal auch die *Angst vor Dunkelheit* – oft in Verbindung mit der *Angst vor dem Einge-schlossensein*. Doch wegen der Dringlichkeit ihrer anderen Pro-bleme kommen wir meist nur nebenbei auf diese beiden Ängste zu sprechen. Doch auch dafür müsste man noch eine gesonderte Rückführung anberaumen.

Eine meiner Auszubildenden, die mittlerweile eine sehr er-folgreiche Rückführungs und Clearingtherapeutin ist, erlebte sich in einem Leben in Frankreich im Jahre 1793 als Fünfjährige. Sie hatte einen sehr tyrannischen Vater. Selbst kleinste Verstöße be-strafte er. Die von Louise am meisten gefürchtete Strafe war das Eingesperrtwerden in den völlig dunklen Keller. Hier erlebte sie Ratten und andere krabbelnde "Viecher", die ihre Angst noch steigerten. Offenbar war ihr Vater ein Sadist. Es könnte auch sein, dass er glaubte, dass dieses Mädchen nicht sein Kind war oder etwas Ähnliches.

Nun kommen wir nochmals auf die Rückführung mit Lena zurück mit ihrer unbegründeten *Angst, entdeckt zu werden*, der *Angst vor* ihrer autoritären *Mutter* und der *Angst vor* dem strengen *Stiefvater*. Ihre *Angst vor Dunkelheit* hatte ich dort ausgespart, um sie hier einzuordnen (S. 64).

Als sechzehnjährige Bernadette lebte sie mit ihren Eltern 1830 in Hongkong. Der Vater stand im Dienst des englischen Königs. Zum Entsetzen der Mutter hatte sich Bernadette in einen Halbchinesen verliebt, was für jene auf jeden Fall zu verhindern war, kam sie doch aus hoher englischer Gesellschaft, und dass die Tochter mit einem solchen "Bastard" verkehrte, kam überhaupt nicht infrage. Die Mutter sperrte sie nun ein. Ein Jahr später packte die Tochter ihren Koffer und wollte die schreckliche Mutter verlassen. Doch diese konnte sie mit Hilfe ihrer Dienerschaft zurückhalten. Bernadette wurde nun ein Jahr lang bei Kerzenlicht in den Keller gesperrt. Und oft sind die Kerzen ausgegangen, so dass sie ganz im Dunkeln verweilen musste. Doch als sie – mit dem Versprechen, nie wieder ausreißen zu wollen – wieder ins Haus hinaufkommen durfte, dachte sie in Wirklichkeit nur daran, Hongkong schnellstmöglich zu verlassen. Ihr gelang es, sich als Küchenhilfe auf einem Schiff anheuern zu lassen. Zwölf Jahre später starb sie an einer Krankheit in Paris.

In der Rückführungstherapie lösten wir ihre Ängste, auch die Angst vor Dunkelheit, auf, und Sie erinnern sich vielleicht an ihre E-Mail, in welcher sie sagte, dass sie jetzt ein Leben ohne Ängste führe.

Eine Klientin erlebte sich in einem früheren Leben als geistig behindertes Mädchen mit Down-Syndrom. Immer wenn Besuch kam, wurde sie stundenlang in den dunklen Keller gesperrt. Dort wurde sie von Spinnen bekrabbelt. Und nach der Genesung von einer Fieberkrankheit sagte ihr die Mutter: "Du wärst besser gestorben."

Eine Ärztin mit großer *Angst vor Dunkelheit* und dem *Alleinsein* erlebte sich 1514 in England als Kräuterfrau, die der Hexerei beschuldigt wurde. Sie verbrachte hundert Tage in einem dunklen Verlies, bis man sie erhängte.

Einer meiner Klienten mit *Angst vor Dunkelheit* lebte versteckt tief in einer Höhle. Als diese einstürzte, war der Weg nach draußen versperrt.

Die meisten Fälle von Ängsten und Phobien vor Dunkelheit gehen auf ein Eingesperrtsein in Kerkern, Verliesen oder bestimmten Räumen zurück. Manches Mal blieben Eingekerkerte jahrelang allein oder mit anderen zusammen in finsteren, stinkigen, nasskalten Kellergewölben, bekamen nur das Nötigste zu essen, meistens Reste und Abfälle aus den Küchen, und oft war das Brot verschimmelt oder das Essen verdorben. Ratten, Läuse und anderes Ungeziefer waren ständige Begleiter. Es stank dort nach Exkrementen und Urin. Und einige von ihnen mussten lebenslänglich dort verbleiben und starben meistens an seelischer Verzweiflung und Unterernährung, was Krankheiten besonders begünstigte. Kein Wunder, dass man durch derlei Erlebnisse noch bis ins gegenwärtige Leben hinein seelische Wunden trägt, die sich als panische Ängste auswirken.

Einige haben große *Ängste vor Dunkelheit*, da sie sich in einem früheren Leben nachts einmal allein in einem dunklen Wald befanden, herumirrten und *Angst vor wilden Tieren* hatten, denn selbst in europäischen Regionen gab es noch im Mittelalter Wölfe und Bären. Derlei Ängste können durch Wiederholungsträume bestärkt werden.

Manche der Klienten, die große *Angst vor Dunkelheit* haben, waren im früheren Leben Verbrecher, Vergewaltiger oder gar Mörder.

Diese werden zumeist von dem Vater oder einem Geistführer abgeholt und zuerst in eine Finsternis gebracht, wo sie über ihr Leben nachdenken können. Hierdurch könnte sich ebenfalls eine Angst vor Dunkelheit ergeben haben.

Einige Klienten mit *Angst vor Dunkelheit* berichteten, dass diese in ihrer heutigen Kindheit ihren Ursprung genommen hat, da ihnen von den Eltern gesagt wurde: "Wenn du nicht brav bist, kommt der Buhmann." Und dann lagen sie im Bett und konnten vor Angst nicht gleich einschlafen. Bringt man jedoch noch Ängste aus früheren Leben mit, dann werden sie durch Kinderängste noch verstärkt.

Ein Klient glaubte, den verstorbenen Vater nachts an seinem Bett stehen zu sehen, was ihm große Angst bereitete.

h. Angst vor Leitern und Treppen

Wer im gegenwärtigen Leben einen Sturz von der Leiter erlebt hat und danach unter großen Schmerzen oder gar einem Knochenbruch litt, wird begreiflicherweise einen großen Bogen um Leitern machen oder nur mit größter Vorsicht wieder auf eine steigen. Doch es gibt Menschen, die eine unbegründete *Phobie vor Leitern* haben, die gar nicht unbedingt mit einer Höhenangst in Verbindung stehen muss. Sie würden auf keinen Fall auf eine Leiter steigen, oder wenn es denn sein muss, beispielsweise um eine Birne an der Zimmerdecke auszuwechseln, dies nur mit Zittern und Schweißausbrüchen tun können. Wie es sich in Rückführungen herausstellen würde, sind sie in früheren Leben wahrscheinlich von der Leiter gefallen und haben, wenn nicht gerade den Tod, so doch einen Knochenbruch davongetragen, der sie dann in ihrer Beweglichkeit einschränkte, oder sie mussten im Rollstuhl sitzen.

Ein Gleiches ist über jene zu sagen, die eine Treppenphobie haben, und handele es sich dabei nur um die wenigen Kellertreppenstufen. So kam einmal eine siebenundachtzigjährige ehemalige

Journalistin zu mir, die außer einem Mutterproblem mit einer massiven *Treppenphobie* behaftet war. Sie hatte größte Mühe, Treppen ohne Geländer, und wenn es auch nur ganz wenige Stufen waren, hinunterzugehen. Jemand musste sie dabei festhalten, oder sie klammerte sich an das Geländer und benötigte zitternd vor jeder weiteren Stufe eine Erholungspause, um Mut zu schöpfen, die nächste Stufe zu bewältigen. Auf keinen Fall wollte sie im Kaufhaus eine Rolltreppe benutzen. Schon allein der Blick darauf ließ Angst in ihr hochsteigen. Wie die Rückführung aufdeckte, erlebte sie in der Vorvergangenheit einen tödlich endenden Treppensturz.

Nach der Rückführung führte ich sie zu einer Treppe – und sie strahlte vor Freude, als sie die Treppen nun mühelos rauf- und runtergehen konnte. Sie konnte es einfach nicht glauben, hatte diese Rückführung doch nur drei Stunden gedauert. Und wenn ihre Mutter noch gelebt hätte, hätte sie sie jetzt umarmen können, da wir in der Rückführungstherapie auch in vier Leben die Gründe für ihre Disharmonie mit ihr aufdecken konnten.

Professor Dr. med. Ian Stevenson hat bei vielen Kindern nachweisen können, dass deren spezifische Ängste aus dem früheren Leben stammen. Ein Junge hatte Angst vor Flugzeugen, ein anderer Angst vor Lastwagen. Denn durch eben diese Verkehrsmittel waren sie im vorausgegangenen Leben ums Leben gekommen. [22]

2. Soziale Phobien

Der Bereich "soziale Phobien" ist sehr umfangreich, weshalb ich mich hier auch einschränken muss, um das Buch nicht zu sehr anschwellen zu lassen. Professor Bandelow gesteht, dass für die Entstehung von sozialen Phobien, "bisher kaum Hinweise" aufzufinden sind". [23] Diese Ansicht wird durch die folgenden

Beispiele korrigiert werden müssen. Ich zitiere hier die Definition der sozialen Phobien, wie sie die WHO (in "Internationale Klassifikation psychischer Störungen") geprägt hat. "Soziale Phobien beginnen oft in der Jugend, zentrieren sich um die Furcht vor prüfender Betrachtung durch andere Menschen in verhältnismäßig kleinen Gruppen (nicht dagegen in Menschenmengen) und führen schließlich dazu, dass soziale Situationen vermieden werden." (24)

a. Angst vor Blamage und Kritik

Während meiner Referendarzeit als Deutsch- und Geschichtslehrer an einem Berliner Gymnasium durfte ich in der hinteren Reihe den Abschlussprüfungsunterricht eines Kollegen miterleben. Der Oberschulrat wie auch der Direktor und zwei andere Lehrer gehörten zu der Prüfungskommission, die ebenfalls hinten Platz genommen hatte. Würde der Referendar nun den Unterricht zur Zufriedenheit durchführen, würde er bald als fest angestellter Lehrer in den staatlichen Schulddienst übernommen werden. Dann betrat der Kandidat den Klassenraum. Er sah das Prüfungskomitee, ließ seine Unterlagen fallen und rief mit angstvoller Stimme: "Ich kann nicht!" Dann stürzte er aus dem Raum und, wie sich herausstellte, verließ auch das Schuldgebäude, um es nie wieder zu betreten. Somit war wohl seine ganze Ausbildung als Lehrer hinfällig geworden. Schade, dass ich damals noch nichts von Reinkarnation, geschweige denn von Rückführungstherapie wusste, sonst hätte ich ihm eventuell helfen können, bei einer Wiederholung den Abschlusstest erfolgreich zu bestehen. Doch woher kommen die Prüfungsängste?

Eine meiner Auszubildenden mit *Angst vor Prüfungen* erlebte sich im vorausgegangenen Leben in der Schweiz als eine Achtundzwanzigjährige, die ihre Lehrerausbildung nicht bestanden hatte und deshalb nicht in den Schuldienst übernommen worden war.

Ein junger Mann wollte sie küssen, doch sie wies ihn zurück. Und er zog sie daraufhin in gemeiner Art auf, indem er sagte: "Du hast deine Prüfung nicht bestanden." Ihr Lehrertraum hatte sich in Luft aufgelöst. Sie arbeitete danach als Magd auf einem Bauernhof. "Nie wieder arm sein" war ihre Abschlussprogrammierung.

Ebenfalls in der Ausbildung bei mir befindet sich Angelika. Ihre *Prüfungsängste* werden begleitet von der *Angst zu versagen* und der *Angst, vor Menschen zu sprechen*. Sie nahm sich als ein Schauspieler wahr, der vor dem Publikum auf der Bühne auf einmal seinen Text vergaß. Er wurde ausgebuht. Für weitere Aufführungen wurde er abgelehnt. "Ich will mich nie wieder vor Leuten blamieren." Es handelt sich bei sozialen Phobien immer um die Angst, von anderen negativ bewertet zu werden.

Eine andere Auszubildende erlebte sich als ein Junge, der bei einer Hochzeit ein einstudiertes Gedicht aufsagen sollte. Doch Angst überkam ihn, als er den Text nicht weiterhin vorzutragen wusste. Vor Verzweiflung über diese Blamage lief er in den Wald. Der Lehrer, der ihn das Gedicht hatte lernen lassen, war sehr ungehalten und verabreichte ihm selbst bei kleinsten Verstößen Prügel mit dem Stock. "Nie wieder zum Reden gezwungen werden."

Angst, etwas Falsches zu behaupten und sich dadurch zu *blamieren*, artete bei einer Dreiundvierzigjährigen in eine Phobie aus. Die Ursache ist in ihrem Leben als Magdalene im Jahre 1893 zu finden. Als Wissenschaftlerin veröffentlichte sie voreilig "sensationelle" Entdeckungen. Doch eine davon stellte sich als töricht und fehlerhaft heraus. Dadurch war sie blamiert. "Nie wieder etwas Ungesichertes veröffentlichen."

Erika ist eine Hotelkauffrau Ende vierzig. Sie hat große *Angst, vor Menschen zu reden*, und *Angst, sich zu blamieren*. In einem Leben in Frankreich 1760 nahm sich Erika als dreizehnjährigen

Jungen wahr, der vom Lehrer an die Tafel zitiert wurde, wo er sich vor seinen Mitschülern blamierte und von ihnen ausgelacht wurde. Mit neunzehn war er Medizinstudent in Paris. Im Anatomieunterricht musste er sich übergeben. Alle lachten ihn aus, und der Professor sagte vor allen anderen zu ihm: "Sie können kein Arzt werden." Sein Leben endete als Bettler. "Nie wieder so blamiert werden."

Eine Siebenundfünfzigjährige mit der *Angst, angestarrt zu werden*, erlebte sich als mongoloides Mädchen und dann als Heranwachsende. Es war für sie entsetzlich, von jedermann angestarrt zu werden.

Elvira ist eine verheiratete Zweiundvierzigjährige. Sie leidet unter der *Angst vor der Angst, Angst vor Kritik, Angst vor öffentlicher Blamage* und der *Angst, Reden vor Menschen* zu halten. Mit zweiunddreißig unternahm sie einen Suizidversuch. Zwei Jahre lang unterzog sie sich der Verhaltenstherapie und ein Jahr lang der Hypnotherapie. Nach der Befreiung von einer achtjährigen Besetzerin, die vor zwanzig Jahren verstorben war, deckte Elvira ihr Leben in Frankreich im Jahre 662 auf. Sie hieß Angelique. Ihre Mutter wurde als Betrügerin entlarvt und festgenommen, und da sie nicht von der Seite ihrer Mutter weichen wollte, wurde sie als Fünfundzwanzigjährige ebenfalls mit eingesperrt. Beide peitschte man nackt vor den Augen der Mitgefangenen aus. Später als Vierzigjährige verliebte sie sich in einen verheirateten Mann, dem sie sich hingab, da er ihr versprochen hatte, sich von seiner Frau zu trennen und sie zur Frau zu nehmen. Als sie von ihm schwanger wurde, drang sie in ihn, sein Versprechen, sie zu ehelichen, nun wahr werden zu lassen. Doch er wollte nichts mehr mit ihr zu tun haben. Und er sagte: "Schlampe, wie du aussiehst! Und ich soll dich heiraten?" Sie drohte daraufhin damit, seiner Frau alles zu berichten. Er griff in seinem Zorn einen Stein und schmetterte ihn an ihre Schläfe, so dass sie starb.

In einem anderen Leben war Elvira im Jahre 1742 in Franken ein verheirateter Vater namens Rudolf. Er überhörte, wie die Leute sich erzählten, dass seine Frau hinter seinem Rücken fremdgehe. Nun war er zum Gespött der Bevölkerung geworden. Auch ertappte er sie mit einem Arbeiter beim Beischlaf. Er war der Gehörnte, über den alle lachten. Er fühlte sich erniedrigt, und seine letzten Worte vor seinem Tod mit achtzig waren: "Nie wieder so viel Vertrauen haben."

In einem Leben in Schweden war Elvira eine Sechsjährige. Bei einer Hochzeit als Blumenmädchen stolperte sie auf der Eingangstreppe. Ihr Vater machte sich hämisch über sie lustig.

In einem anderen Leben hieß sie Rosina und heiratete dem Vater zuliebe jenen, den er ihr präsentierte. Aber sie liebte ihn nicht. Dann ertappte sie ihn beim Fremdgehen. Und da er keinen Hehl daraus machte und öffentlich auch mit seinen Eroberungen zu protzen schien, war sie die Betrogene und dem allgemeinen Bedauern oder der Verspottung preisgegeben. Und ihre letzte Programmierung war: "Nie wieder gedemütigt werden."

Georg ist ein fünfundfünfzigjähriger Klient, der sich wegen einiger Ängste und Phobien lange verschiedenen Therapien unterzogen hatte. Er hat panische *Kontaktängste* und auch *Angst, vor Leuten zu sprechen*. In dem Leben im fünfzehnten Jahrhundert, auf das diese Ängste zurückgehen, hieß er Jürgen und lebte als Fünfunddreißigjähriger in Frankreich. Dort lernte er eine junge Zigeunerin kennen. Sie verliebten sich und reisten zusammen. Die Zigeunerfamilie ließ nichts unversucht, damit eine von ihnen nicht außerhalb der Sippe heiratet. Beide konnten nicht verheiratet werden, denn weder die katholische Kirche noch die Zigeunersippe wollten sie trauen. So lebten sie in "wilder Ehe", was höchst verpönt, ja unerlaubt war. Und Jürgen konnte auch nirgends länger mit seiner Freundin bleiben, da man in ihr eine Zigeunerin erkannte, die nicht mit einem Nichtzigeuner zusammenleben durfte. Beide, obwohl in Liebe vereint, waren aus beiden Gesellschaften Ausgeschiedene und wurden als solche fortgejagt. Seine Geliebte ernährte sie beide, indem sie aus den Karten las und weissagte. Doch mit fünfzig verließ er sie, da er Angst vor ihrer Magie bekommen hatte, kommunizierte sie doch mit Unsichtbaren. Wieder allein herumziehend, wurde er fälschlicherweise beschuldigt, gestohlen zu haben, verhaftet und an den Pranger gestellt. Die Leute beschimpften und bespuckten ihn. Doch auf einmal unterbrach sein Höheres Selbst diese Rückführung, und nach dem Grund gefragt, erklärte es, dass Georg die Fortsetzung des Geschehens nicht ertragen könne. Somit wechselten wir zu einem anderen Thema über.

Es ist interessant zu wissen, dass das Höhere Selbst darauf achtet, dass gewisse Themen aus welchen Gründen auch immer nicht oder noch nicht aufgedeckt werden dürfen. Das hatte ich schon bei Teenagern erfahren, als deren Höheres Selbst sich einmischte und darauf hinwies, dass der Betreffende noch zu jung sei, um das damals Erlebte zu verkraften. Und manches Mal handelte es sich um ein Holocaustdrama. Die Klienten brauchen also keine Angst vor Rückführungen zu haben, denn ihr Höheres Selbst achtet darauf, dass sie auch nur das aufdecken und wiedererleben dürfen, was sie ertragen können.

Petra ist eine in zweiter Ehe verheiratete, dreiundfünfzigjährige Kosmetikerin. Neben ihren Minderwertigkeitsgefühlen hat sie eine große *Angst vor Blamage* und vor dem *Ertapptwerden*, obwohl keine triftigen Gründe dafür vorliegen. Allein schon der Gedanke an eine dieser beiden Ängste lässt ihre Hände zittern. Zuerst stellte sich heraus, dass ein zweijähriges Mädchen in ihr Zuflucht gefunden hatte, das wir befreien konnten und von einem Engel abholen ließen, um es ins Licht zu geleiten.

In einem Leben in Rüdesheim 1710 war sie ein uneheliches Mädchen und hieß Bärbel. Sie lebte vom Betteln und Stehlen. Oft war sie ertappt worden, und immer schlug man ihr mit einem Stock auf die Finger oder sperrte sie für einige Tage ein. Sie war als

Diebin stadtbekannt und wurde von jedermann beobachtet, um zu sehen, ob sie wieder etwas stehlen würde. Der Pastor nahm sich ihrer manchmal an und gab ihr etwas zu essen. Doch wegen der vielen wiederholten Diebstähle wurde sie für längere Zeit eingesperrt und verstarb mit dreizehn Jahren im Kerker. Offensichtlich wurde sie unbewusst von einem Selbstbestrafungsmechanismus getrieben.

1813 nahm sich Petra als einen fünfzigjährigen französischen Schlossherren wahr. Er war unverheiratet und lebte mit seiner rigiden Mutter zusammen, die ihn zu einem Muttersöhnchen degradiert hatte. Sie schimpfte ihn auch aus mit Worten wie "Du Taugenichts!" – ja, sie schlug ihn sogar hin und wieder mit ihrem Krückstock. Alle Bediensteten im Schloss wussten darüber Bescheid und erzählten sich untereinander spöttisch die Erniedrigungen, die er sich von seiner Mutter gefallen ließ. Mit siebzig fand sein Leben ein Ende. Und seine letzte Programmierung lautete: "Ich will mich nie wieder demütigen lassen." Das Höhere Selbst, vor dem Wolkentor befragt, warum die Seele diese beiden Opferleben erfahren sollte, offenbarte daraufhin ein Täterleben. In diesem war Petra eine dreißigjährige verheiratete Mutter von drei Kindern. Ihr Mann schlug sie sogar vor den Augen der Kinder. Und sie wiederum ließ ihren ganzen Zorn auf ihn wie auch auf ihr Leben an den Kindern aus. Sie schlug sie bei jeder Kleinigkeit oder auch unbegründet mit dem Stock und bereitete ihnen dadurch ein Martyrium.

Alexander ist ein sechsundvierzigjähriger praktischer Arzt, der mit seinen Problemen zu mir kam, da ihn seine Frau dazu angehalten hatte, denn sie war fünf Wochen zuvor für eine Rückführungstherapie zu mir gekommen. Ihr Erfolg hatte ihn nun neugierig gemacht, ebenfalls diese für ihn neuartige Therapie auszuprobieren, ging er doch ansonsten allen anderen Therapieangeboten aus dem Weg. Außer einigen körperlichen Problemen hatte er *Angst,* vor anderen eine *Rede zu halten, Angst vor Autoritäten, Angst, die Familie zu verlieren,* und vor allem *Angst vor Kritik,* die man schon als Phobie bezeichnen könnte. Wenn jemand etwas an ihm auszusetzen hatte, wurde er wütend. Er litt zudem unter einem regelrechten *Zwang zur Rechthaberei.*

In einem Leben in Russland fünf Jahrhunderte nach Christi Geburt wohnte er mit seiner Familie in einer Höhle. Er war ein Jäger, der mit Fallen und seinem Speer für Fleisch sorgte. Feinde belagerten die Höhle. Er wusste, dass man sie alle töten wollte, und wagte es nicht herauszukommen. Schließlich verstopften jene den ganzen Eingang mit Holz und Zweigen und zündeten es an. Er erstickte nun mit seiner Familie in der Höhle. In diesem Leben sind die Ursachen für seine heutigen Atemprobleme samt seiner *Angst zu ersticken* und auch *seine Angst, seine Familie zu verlieren,* zu finden.

In dem betreffenden vorausgegangenen Täterleben war er ein römischer Soldat, der, wie üblich, an Vergewaltigungen, Morden und Brandlegungen teilnahm. Mit achtunddreißig war er ein römischer Kerkermeister, der auch Gefangene folterte. Er starb mit zweiundfünfzig an Lungenentzündung.

Sein Höheres Selbst offenbarte ihm vor dem Wolkentor, dass eine der von ihm gefolterten und vergewaltigten Frauen seine heutige Schwiegermutter sei, mit der er, wie er mir im Vorgespräch mitteilte, ein miserables Verhältnis habe. Außerdem sei das Kind, mit dem seine Frau schwanger ist, jene Sklavin, in die er sich damals verliebt hatte, die ihn jedoch zurückstieß.

In einem weiteren Leben war er 705 nach Christi Geburt ein verkrüppelter Bettler, der sich nur auf allen Vieren fortbewegen konnte. Man verspottete ihm. Durch Erfrieren starb er. Und seine letzte Programmierung lautete: "Ich will nie wieder verspottet werden." Das Höhere Selbst teilte ihm mit, dass seine kalten Hände und Füße im heutigen Leben wie auch seine *Angst,* vor einer Menschengruppe einen *Vortrag zu halten,* dort ihren Anfang genommen hätten.

b. Ängste vor Nähe, Liebe, Partnerschaft

Eine meiner Auszubildenden – ich nenne sie Sigrun – ist acht-undfünfzig Jahre alt. Sie hat nie geheiratet, ja auch keine Partner-schaft zugelassen, denn sie wollte sich von niemandem und vor allem nicht von einem Mann berühren lassen. Doch zusätzlich durfte sie auch niemand am Hals anfassen. Sie legte sich nie eine Kette um, zog auch keinen Rollkragenpullover an, trug aber einen Seidenschal.

Die Ursache für ihre *Halsphobie* findet sich in einem Leben, in welchem sie 1790 in Frankreich bei einer Adligen als Hausleh-rerin angestellt war. Ihrer Schönheit wegen wurde sie von adligen Besuchern begehrt. Einem Aufdringlichen versuchte sie sich mit aller Macht zu widersetzen. Er, erbost darüber, schnitt der sich mit aller Kraft Wehrenden die Kehle durch. Und ihre Endprogram-mierung lautete: "Nie wieder nach Frankreich. Mich nie wieder von Männern berühren lassen. Nie wieder vergewaltigt werden." – Wir müssen uns einmal vor Augen halten. Damals gab es noch keine Verhütungsmittel, wie wir sie heute kennen. Jede Vergewalti-gung war nicht nur mit einer möglichen Schwangerschaft verbun-den, sondern auch damit, dass man dann als "Hure" dastand, keine geordnete Anstellung mehr fand und somit als Bettlerin mit einem oft ungeliebten Bastard als lebende Erinnerung an die böse Vergewaltigung bettelte oder schmutzigste Arbeit verrichtete. Die damaligen Ängste vor einer Vergewaltigung wurden durch diese Begleitumstände noch bedeutend vergrößert. Und es ist kein Wun-der, dass daraus noch im heutigen Leben Phobien resultieren.

Die Ursache für ihre *Berührungsphobie* war im folgenden Leben zu finden. Sie erlebte sich als Siebenjährige, die allein im Wald nach Beeren suchte. Reiter kamen. Sie stiegen ab, zogen sie aus und vergingen sich an ihr. Als sie weglief, wollte man sie zu-rückholen, doch sie geriet unter die Hufe eines Pferdes und fand den Tod. Und ihre Programmierungen lauteten: "Nie wieder allein in den Wald gehen, mich nie wieder anfassen lassen."

Clemens ist ein homosexueller Angestellter von fünfundfünfzig Jahren. Er hat *Angst vor* seiner *Mutter* und auch eine *Phobie*, sich von ihr wie auch *von* jeder anderen *Frau berühren* zu lassen. In einem Leben im fünfzehnten Jahrhundert war er im Orient ein Sultan, der über einen großen Harem verfügte. Doch er konnte mit keiner seiner Frauen intim werden, denn er liebte allein seinen Leibwächter. Er hasste seine Frauen, die sich über ihn mokierten.

Anja, eine Zweiundvierzigjährige, hatte schon bei meiner Partnerin Sinaida eine erfolgreiche Rückführungstherapie erlebt. Nun kam sie zu mir mit anderen Problemen, um sich von diesen auch noch zu befreien. Sie hatte panische *Angst vor Sexualität* und *Angst vor Liebe*. Noch nie hatte sie einen Orgasmus erlebt und kannte ihn nur vom Hörensagen. Dennoch lebte sie mit einem Mann dreizehn Jahre zusammen und trennte sich auch vor kurzem von einer zweiten platonischen Beziehung. Neben ihren Minderwertigkeitskomplexen litt sie unter Depressionen und hatte sich schon das Leben zu nehmen versucht.

In dem einen Leben arbeitete sie als Zwanzigjährige mit Namen Nina in einer Westernbar in den USA des neunzehnten Jahrhunderts als Prostituierte, da ihr Onkel sie zu dieser Tätigkeit zwang und hin und wieder auch sexuell mit ihr verkehrte. Doch ein Mann verliebte sich in sie, holte sie aus dem Milieu heraus und heiratete sie. Sie wurde Mutter von zwei Kindern. Doch ihr Mann begann, exzessiv zu trinken, und vergewaltigte die sich Sträubende. Mit dreiundvierzig endete ihr Leben durch einen Schuss ins Herz von ihrem Mann. Ihre Programmierung lautete: "Nie wieder leben, nie wieder Sex." Und wie das Höhere Selbst ihr offenbarte, ist jener Ehemann seit dreizehn Jahren ihr Partner, der sie nie sexuell belästigte, da sie es nicht wollte. Und oft ist es der Fall, dass eine Person, die der anderen, wie hier der Frau, im früheren Leben sehr wehgetan hat, alles wiedergutmachen möchte – oft in aufopfernvoller Weise.

194

In einem Leben, das dem letzten vorausging, war sie 1724 mit dreiundzwanzig ebenfalls eine Prostituierte in England namens Anita. Sie hatte schon die fünfte Abtreibung hinter sich. Und Soldaten, die als Freier zu ihr kamen, gingen rücksichtslos und schmerzhaft mit ihr um, da man ja gegen Bezahlung anscheinend alles machen kann, wozu man gerade Lust hat. Eine Frau zeigte sie zudem an, ihren Mann verhext zu haben. Denn dieser liebte Anita, und sie hatte sich ebenfalls in ihn verliebt. Sie wurde verhaftet und späterhin öffentlich verbrannt. "Nie wieder lieben", war ihre Lebensschlussprogrammierung. Und jener von ihr geliebte Ehemann ist jener zweite Partner in ihrem heutigen Leben, mit dem sie ohne Intimität einige Jahre verbrachte. Und wenn sie, wie sie sagte, ihm begegnet, fühlt sie, als ob sie brennen würde. Denn unbewusst erinnert er sie an jenes Verbrennungserlebnis.

All dem ging ein schreckliches Täterleben als Wikinger voraus, in welchem sie als Thor all das verübte, was einen Dreckskerl ausmacht, wobei Vergewaltigungen und Töten zur Normalität gehörten. Er erwürgte auch Frauen oder brach ihnen das Genick. Mit fünfzig war sein Leben beendet. "Nie wieder töten" war sein Lebensschlusswort.

Lothar ist ein zweimal geschiedener Vierzigjähriger, der sich als bisexuell bezeichnet. Er hat *Angst vor Sexualität* wie auch vor einer erneuten Beziehung. Seine *Phobie* vor *Sexualität* besteht darin, dass er *Angst* hat *zu versagen.* Er leidet unter Präejakulation, die jeden Koitus unmöglich macht.

Er erlebte sich 249 n. Chr. als römischer Soldat, der Steuergelder einzutreiben hatte. Und mit anderen vergewaltigten sie besonders gern Christinnen, die sowieso ihres Glaubens wegen verfolgt und als "Freiwild" oft auch getötet wurden. Aber als Zwitter wurde er von seinen Mitstreitern verlacht, da sein Penis zu klein war, um in eine Frau einzudringen. Späterhin arbeitete er als Architekt und verliebte sich in eine Frau, die ihn aber ablehnte, da er sie sexuell nicht zu befriedigen vermochte. Mit neunundvierzig vergiftete er sich. "Mich nie wieder verlieben, damit ich mich nicht schämen muss." Und das Höhere Selbst erklärte ihm, dass seine Präejakulation mit seiner Angst zu versagen zusammenhängt.

In seinem Täterleben 325 v. Chr. in Griechenland hieß er Eksas und war ein wohlhabender älterer Mann. Seine Sklavinnen zwang er zu ausgefallenen Sexpraktiken. Die Widerspenstigen wurden mit Schlägen bestraft. Und seine Endprogrammierung lautete: "Nie wieder Sex ohne Liebe."

Sabrina ist eine in zweiter Ehe verheiratete, promovierte Sprachkorrespondentin und Mutter einer Tochter. Obwohl sie diese – wenn auch unter Schmerzen – zur Welt brachte, hatte sie eine "höllische *Angst*" *vor dem Kinderkriegen* wie auch eine ebenso große *Angst vor Schmerzen* allgemein. Sie litt zudem unter Schluckbeschwerden.

In dem zuerst aufgedeckten Leben im römischen Reich hieß sie Livius und war mit einer Frau verheiratet, die ihn nicht liebte. Doch er liebte seine Schwester Lucilla. In einer Schlacht wurde er von einer Speerspitze am Hals getroffen. Er überlebte diese Verwundung zwar, litt seitdem aber unter beständigen Schluckbeschwerden. Jene geliebte Schwester ist im heutigen Leben der zweite Ehemann von Sabrina, wie das Höhere Selbst ihr mitteilte.

1785 verstarb sie in Frankreich bei einer Kindsgeburt. "Nie wieder ein Kind zur Welt bringen."

In dem Leben davor war sie eine verheiratete Mutter von drei Kindern in Neuengland. Eine Nachbarin, die unbedingt ihren Mann für sich gewinnen wollte, verleumdete sie als Hexe, und sie wurde inhaftiert. Dort erpresste man ihr Geständnis, indem man ihr mit einer Nadel in die Fingerspitzen stach. Schließlich wurde sie öffentlich gehängt.

In ihrem Täterleben hieß sie Frederico und bekleidete 1535 in Spanien ein Ministeramt. Er ging gerne außerehelichen Vergnügungen nach. Angeklagte ließ er rücksichtslos – auch in seinem Beisein – foltern. Mit zweiundfünfzig starb er an Vergiftung einen grausamen Tod.

Annette ist eine siebenunddreißigjährige unverheiratete und kinderlose Diplompsychologin, lebt aber seit sechs Jahren mit einem Frührentner zusammen. Außer Bauchbeschwerden und Minderwertigkeitskomplexen wartete sie mit einer ganzen Reihe von Ängsten auf. Darunter befand sich die *Angst, vor Menschen zu sprechen*, *Angst vor Männern*, *Angst, zu heilen* und ihre *Fähigkeiten zu zeigen*. Zusätzlich hatte sie eine *Phobie* vor *Schwangerschaft*.

In Südfrankreich wurde sie als Zweiundzwanzigjährige namens Mirabella von spanischen Soldaten vergewaltigt, die ihr ein Schwert in den Bauch stachen.

In einem Leben in England vor einigen hundert Jahren hieß sie Finn. Er war der Erfinder verschiedener technischer Geräte. Mit vierunddreißig wurde er vor Gericht als Magier verurteilt und gefoltert. Die Hinrichtung durch Verbrennen geschah vor den ihn auslachenden Umstehenden. "Nie wieder unangepasst sein."

In einer weiteren Inkarnation war die Seele von Annette in einer Dreiundzwanzigjährigen namens Mary, die sich nach einer Totgeburt das Messer in den Bauch rammte.

In Afrika war sie eine Dreißigjährige namens Malu. Als sie mit ihrem dritten Kind schwanger war, wurde sie vergewaltigt, wobei sie beim Abortus verblutete. "Nie wieder schwanger werden" lautete ihre Abschlussprogrammierung.

Diesen ganzen Opferleben gingen auch zwei dafür verantwortliche Täterleben voraus. In dem zuerst sich zeigenden Leben war sie eine fünfunddreißigjährige ägyptische Priesterin, die mit Hilfe ihrer Geister Männer verführte. Sie hatten Angst vor ihrer Macht. Doch ihre Hilfsgeister vermochten sie schließlich nicht vor ihrer Hinrichtung zu beschützen, denn sie wurde den Krokodilen vorgeworfen.

In einem Leben im frühen Mittelalter war Annette der Anführer einer Kriegerschar, die raubend und schändend durchs Land zog. Auch Schwangere wurden von ihm und seinen Mannen vergewaltigt. Mit siebenunddreißig endete sein Leben durch einen Speerstich in den Bauch.

Eine meiner Auszubildenden und verheiratete Mutter von zwei Söhnen litt unter der *Angst*, ihre *Kinder* zu *verlieren*. Diese Angst konnte sich manches Mal zu einer Phobie steigern, wollte sie doch immer wissen, wo sie hingingen und bei wem sie waren. Und wenn sie später als abgemacht nach Hause kamen, war sie vor Angst ganz beunruhigt, dass ihnen etwas passiert sein könnte und sie nicht mehr zurückkommen.

Im früheren Leben war sie eine zwanzigjährige Eskimofrau. Sie musste schon als Mädchen mit ihrem Vater schlafen. Als sie sich beim Beischlaf verkrampfte und sich ihm dadurch verweigerte, schlug er sie: "Du bist zu nichts zu gebrauchen!" Er drohte ihr, ihr das gemeinsame Kind wegzunehmen, wenn sie nicht gehorche. Und tatsächlich war das Kind bald darauf nicht mehr da, und er weigerte sich, ihr zu sagen, wo er es hingebracht oder ob er es gar getötet hatte. Und dieser damalige Vater ist ihr heutiger Ehemann.

Eine meiner Klientinnen ist eine verheiratete Mutter von vier Kindern. Sie ist von der panischen Angst besessen, dass ihnen etwas passieren könnte. Außerdem hatte sie eine *Phobie* vor *Streichhölzern* und *offenem Feuer*, das sich im Haus ausbreiten könnte. – Sie nahm sich als eine verheiratete Frau 1535 in Holland wahr, die durch einen Brand alle ihre vier Kinder verlor. Wie das Höhere Selbst ihr mitteilte, sind zwei von diesen auch im heutigen Leben wieder ihre Kinder. Und beide haben Neurodermitis, ein typisches Relikt vormaliger Verbrennungen.

c. Ängste vor Krankheiten und Ärzten

Viele Menschen haben Angst vor dem Arzt und besonders vor dem Zahnarzt, da diese ihnen Schmerzen bei Behandlungen bereitet haben, die sie nicht vergessen haben. Und trotzdem kann jemand schon als Kind, bevor er überhaupt einem Arzt begegnet ist, große Angst vor einem "Onkel Doktor" haben. Diese Angst kann sich vor Beginn einer Behandlung schon in Zittern und Weinen zeigen. In solchen Fällen handelt es sich um aus früheren Leben mitgebrachte Ängste, die durch schmerzhafte Eingriffe am Körper oder im Zahnbereich begründet sind und manchmal sogar mit dem Tod geendet haben. Und solche Ängste können einen phobischen Charakter haben.

Jacqueline kam mit ihrer Mutter ein halbes Jahr nach ihrer Grundausbildung zum Supervisionsseminar. In der Zwischenzeit hatten alle Teilnehmer auch Zeit gehabt, zu Hause schon die ersten Rückführungstherapien durchzuführen. Ich suchte vier der Teilnehmenden aus, die Jacqueline zum Thema Rückenschmerzen und *Phobie vor Ärzten* zurückführen sollten.

In dem ersten Leben war Jacqueline 1795 in Italien ein Trödelhändler und Hehler. Mit Knüppeln, da er bei Unterschlagungen ertappt worden war, wurde er vom Pöbel auf Rücken und Schultern geschlagen.

In den Zwanzigerjahren des 20. Jahrhunderts war er ein Zehnjähriger, der sich einer sehr schmerzhaften und riskanten Rückenoperation unterzog, wobei man etwas entfernte, wahrscheinlich eine Geschwulst. Danach konnte er sich nur noch unter Schmerzen fortbewegen und starb ein Jahr später an den Folgen dieser Operation. Nach seinem Tod war er wieder wohlauf und tanzte mit anderen Kindern im Licht.

Von dieser Viereргruppe wurden noch zwei Täterleben aufgedeckt, welche die, wie ich sie nenne, "Ururrsache" von Jaquelines Opferleben waren.

In meiner Ausbildung nahm eine aus dem Fernsehen bekannte Frau teil. Ich nenne sie Hanna. Sie hat eine ausgesprochene *Ärztephobie* und *Angst, vergiftet zu werden*. Sie trank zum Beispiel kein Glas ganz aus, das ihr ein Mann gereicht hatte, und sie mied Ärzte, wo sie nur konnte. Doch die schlimmsten Ängste machte sie bei Zahnärzten durch, vor allem hatte sie panische Angst vor Spritzen. Deshalb flog sie bei jeder notwendigen Zahnbehandlung sechshundert Kilometer zu einem Zahnarzt, der sie unter Hypnose, also ganz schmerzfrei, behandelte.

In Italien erlebte Hanna sich als Enrico, dessen Frau und Sohn erkrankten, so dass er die Ärzte zu Hilfe rief. Doch Frau und Sohn starben. Er gab den Ärzten die Schuld, bezeichnete sie als "Pfuscher". Seitdem verspürte er einen unbändigen Hass auf Ärzte. Und die letzte Programmierung lautete: "Nie wieder mit einem Arzt zu tun haben."

In einem späteren Leben als Adlige in England um 1600 wurde ihr Geliebter durch Gift getötet.

Zu mir nach Berlin kam der dreißigjährige Günter. Er ist ledig und arbeitet bei einem Immobilienmakler. Er litt unter Heuschnupfen, Skoliose und vor allem hatte er *Angst vor Ärzten, Krankenschwestern und Spritzen*. Ebenso ergeht es seiner Schwester.

Wir suchten zuerst fünf Leben auf, die mit seinem Heuschnupfen zusammenhingen. Danach baten wir sein Höheres Selbst, ihn zu der Ursache für seine Angst vor Ärzten und besonders vor Spritzen zu führen. Günter nahm sich dann als vierjähriges Mädchen mit dem Namen Sophia wahr. Sie lebte mit ihrem zwei Jahre älteren Bruder Robert und ihren Eltern in einer kleinen Wohnung am Prenzlauerberg in Berlin. Sie waren Juden. Es war der November 1941 (oder 1943). In der Nacht wurden sie von der Polizei abgeholt. Es musste alles schnell gehen, denn es blieb nur wenig Zeit für das Kofferpacken. Zunächst auf Lastwagen verladen, mussten sie bald in einen Zug umsteigen. Den Kindern wurde gesagt, dass sie in ein Kinderurlaubsheim kämen. Als sie ankamen, stiegen sie aus und ihnen wurde gesagt, ihre Eltern müssten weiterfahren. Man gab ihnen jedoch das Versprechen, bald wieder zusammen sein zu können. Noch waren die beiden Geschwister neugierig, wohin sie nun geführt wurden, denn ein Kinderurlaubsheim konnte nur etwas Erfreuliches sein. Sie kamen in ein großes Haus und wohnten mit anderen in einem Schlafsaal. Und in diesem "Ferienheim" gab es reichlich zu essen, während sie in Berlin nur wenig zu essen gehabt hatten. Es waren etwa vierzig jüdische Kinder anwesend und alle sprachen deutsch. Die Schwestern waren nett, aber bestimmt. Zu den Mahlzeiten musste man gewisse Tabletten einnehmen, die manchmal von verschiedener Farbe waren. Doch die beiden merkten, dass irgendetwas nicht stimmte. Denn auch die Schwestern wurden unfreundlicher. Schließlich wurden ihnen die Haare abgeschnitten. Sophia fühlte sich immer müder. Trotzdem mussten sie morgens pünktlich ihre Tabletten in unterschiedlicher Dosierung einnehmen, mal drei, mal vier oder fünf Tabletten auf einmal. Dann wurde Sophia eines Tages an die Hand genommen und in ein Kellergewölbe geführt. Dort hörte sie Kinder schreien. Sie wurde auf einen Metalltisch gelegt und an den Armen angebunden. Die nun vor Angst Schreiende knebelte man, während der Arzt ihr zwei schmerzliche Spritzen verpasste. Sophia konnte sich danach gar nicht mehr bewegen. Sie stieg aus ihrem Körper aus. Sie sah diesen unter sich und schwebte nach oben. Zu ihrer Freude schwebte ihr Bruder auf sie zu. Und er sagte: "Es ist alles gut so. Ich kann es beweisen, dass alles gut ist." Sophia hatte auf einmal ihre Zöpfe wieder. Und dann glitten sie über einen hohen Stacheldrahtzaun und sahen ihre Mutter in ihrem Sträflingsanzug bei der Arbeit. Diese erkannte die beiden beziehungsweise spürte ihre Anwesenheit. Denn sie sagte ihnen (wohl mental): "Macht euch keine Sorgen. Es wird alles gut." Anschließend glitten die beiden durch einen langen Tunnel. Doch am Ende sahen sie Licht. Und dort angekommen, begrüßte sie ihre Oma, die auf einmal verjüngt aussah. Sie wurden von ihr umarmt, und alle lachten jetzt. Ihnen wurde gesagt, dass sie jetzt hierbleiben dürften. Denn hier sei es viel schöner als auf der Erde.

In den Kiefernzapfen steckte Günter nun die entsprechende Deprogrammierung, woraufhin der Zapfen mit all den Inhalten in ein Lichtfeuer gelegt wurde. Und die dreimal gesprochene Reprogrammierung lautete: "Ich bin nun frei von Heuschnupfen, von meiner Angst vor Spritzen, vor Ärzten und Krankenschwestern und von allen Schuldgefühlen." (Letztere beziehen sich auf ein hier nicht beschriebenes Täterleben.) Und wie das Höhere Selbst ihm mitteilte, ist der damalige Bruder seine heutige Schwester, die genau die gleichen Angstsymptome hat wie er.

Zu einem Seminar zum Erlernen der automatischen Schrift kam Günter wieder nach Berlin. Er verkündete mir voller Stolz, dass sich sein Heuschnupfen um neunzig Prozent gebessert habe und somit praktisch weg sei, und – man wird es nicht für möglich halten – er jubilierte geradezu: "Ich habe mir vor kurzem zwei Weisheitszähne ziehen lassen. Man hat mir sechs Spritzen gegeben, und ich habe überhaupt keine Angst mehr gehabt."

Sandra, eine verheiratete kinderlose Neununddreißigjährige, ist Erzieherin von schwer erziehbaren Kindern. Neben ihrer *Angst vor Sexualität* hatte sie *Angst, keine Kinder gebären* zu können. Doch ihre schlimmste *Angst* war jene *vor sexuellen Krankheiten* und deren Folgen. In diesem Leben war sie mit sechs Jahren missbraucht und mit siebzehn beinahe vergewaltigt worden.

Sandra sah sich in Indien als eine Dreizehnjährige namens Fatima, die von einem Mann vergewaltigt wurde. In ihrer Ehe, die sie mit sechzehn Jahren einging, blieb sie sexuell gehemmt. Mit neunzehn wurde sie von einem Landstreicher vergewaltigt. Eine Blasenentzündung, die sich über Jahre hinzog, war eine Folge dieses Geschehens. Nach ihrem Tod wurde sie von ihrer verstorbenen Mutter empfangen mit den Worten: "Es ist alles gut. Du hast es geschafft."

In einem Leben davor war Sandra ein dreißigjähriger Mann namens Farius, der sich als Tagelöhner, Landstreicher und Dieb durchs Leben schlug. Er vergewaltigte eine Neunzehnjährige. Nur knapp entkam er dem Galgen. Er starb vereinsamt an Syphilis. Interessant ist der Hinweis des Höheren Selbst, dass jene von ihm vergewaltigte Neunzehnjährige im heutigen Leben die Geliebte ihres Mannes ist.

Daniela ließ sich mit ihrem Mann bei mir ausbilden. Sie ist mit ihm in zweiter Ehe verbunden und die beiden haben zwei gemeinsame Kinder. Sie sind nun ein erfolgreiches Therapeutenteam. Daniela hatte neben massiven Menstruationsbeschwerden eine *Blutphobie*, die sie bei Anblick von Blut in Panik versetzen konnte.

In ihrem zuerst aufgedeckten Leben war sie 1412 in Spanien eine siebzehnjährige Novizin namens Sofia. Schon als Baby wurde sie in das Kloster gebracht. Bei einem Spaziergang außerhalb der Klostermauern wurde sie vergewaltigt. Als sie merkte, dass sie schwanger war, verließ sie das Kloster. Sie suchte nun eine Kräuterfrau auf, die ihr half, das Baby herauszuholen. Unter schrecklichen Qualen verblutete sie. "Nie wieder Frau sein."

Die gleiche Programmierung sprach sie auch in dem nun folgenden Leben nach ihrem frühen Tod aus. In diesem hieß sie Nabita und erlebte als Zwölfjährige bei vollem Bewusstsein das Herausschneiden ihrer Klitoris. Zwei Jahre später musste sie einen viel älteren und von ihr ungeliebten Mann ehelichen. Mit achtzehn zwang er sie dazu, mit seinen Freunden zu schlafen. Mit zweiundzwanzig starb sie bei der Geburt eines Kindes.

Karin, eine Siebenundzwanzigjährige, die bei mir eine Ausbildung macht, hatte eine panische *Angst*, dass man ihren drei Kindern etwas zuleide tun könnte. Sie litt unter Unterleibsbeschwerden und vermied zum Leidwesen ihres Freundes Intimität. Außerdem hat sie einen *phobischen Horror vor Blut*.

In Frankreich war sie 1638 eine Vierundzwanzigjährige mit dem Namen Marie, die von dem Hausherren geschwängert worden war und nun mit einem Jungen niederkam. Er ließ das Kind heimlich beseitigen. Daraufhin klagte er sie an, das Kind umgebracht zu haben. Marie wurde nun auf dem Marktplatz als Kindsmörderin vor aller Augen geköpft.

In einem Leben in Spanien um 530 n. Chr. hieß Karin Martha und war die Mutter von sieben unehelichen Kindern. Sie war Heilerin und wurde als Hexe und Hure diffamiert, die mit dem Teufel buhle. Man nahm sie fest. Ihre Kinder wurden dementsprechend als Kinder des Teufels angesehen. Um zu beweisen, dass ihr Vater nicht der Teufel sei, sollten sie mittels eines Gottesgerichtes getestet werden. Im Beisein ihrer angeketteten Mutter wurden ihre Hände über Feuer gehalten. Sollten diese nicht verbrennen, wollte Gott damit angeblich zeigen, dass sie unschuldig waren. Doch alle Kinder verbrannten sich unter schmerzlichsten Schreien die Hände. Nun wurde beschlossen, sie alle zu töten. Martha wurde auf den Boden gelegt. Einem Kind wurde bei lebendigem Leib der Bauch aufgeschnitten, so dass das Blut über den nackten Körper der Mutter floss. – Man kann sich denken, was sich die Seele von Karin damals wohl einprogrammierte.

d. Angst vor Sterben und Tod

In der Schweiz führte ich eine geschiedene Frau und Mutter zweier Kinder zurück, die vor Angst oft nicht schlafen konnte, denn sie hatte schon als Mädchen eine *Phobie vor dem Ermordetwerden* samt entsprechenden Albträumen. Hinzu kommen Bronchialbeschwerden und die *Angst vor Vergewaltigung*, was sich vor ein paar Wochen in Italien im Beisein ihres halbwüchsigen Sohnes tatsächlich bewahrheitete, als sie von zwei jungen Männern vergewaltigt wurde.

In ihrem ersten aufgedeckten Leben in Italien hieß sie Pia und erlebte als Sechzehnjährige aus einem Versteck heraus, wie ihr Onkel ihre Großeltern ermordete, wobei viel Blut floss. Doch der Mord wurde nicht aufgedeckt. Ein paar Jahre später entdeckte sie ihn mit einer jungen Frau auf einer Bank. Einen Tag darauf vernahm sie, dass diese ermordet worden war. Sie zeigte ihren Onkel aber nicht an, weil sie erfahren hatte, dass er ihr eigentlicher Vater war. Mit fünfundzwanzig wurde sie auch von ihm vergewaltigt. Sie fürchtete, nun ebenfalls ermordet zu werden. Danach verkaufte er sie an Piraten, die sie mit auf ihr Schiff nahmen. Dort lebte sie in der beständigen Angst, bei sexueller Unwilligkeit über Bord geworfen zu werden, wie es ihr angedroht worden war.

204

Tanja ist eine dreiundsechzigjährige Krankenschwester mit Atembeschwerden. Sie hat eine *Phobie vor Gas* und dem *Ersticken* wie auch *Angst vor einem plötzlichen Tod*. Bei einem Hausbrand 1437 in Deutschland ist sie als Achtzehnjährige erstickt.

Eine dreiundvierzigjährige Polizistin mit gelegentlichen Atemproblemen und Brustenge leidet unter einer *Leichenphobie*. Es ist immer wieder interessant, dass man sich im gegenwärtigen Leben oft Berufe aussucht, die einen mit seiner Angst konfrontieren, um diese endlich zu überwinden. Sie erlebte sich in der Rückführung als sechsjähriges dunkelhäutiges Mädchen, das mit einem Tumor im Bauch als Scheintote in eine Grube geworfen wurde, in der schon viele Leichen lagen. Der ekelhafte Leichengeruch der Verwesenden sowie die vielen nackten Toten sind die Ursache für ihre Leichenphobie.

Eine meiner Auszubildenden aus der Schweiz mit einer *Phobie vor dem Autofahren* und Halsenge samt einer *Phobie* vor *Berührungen am Hals* erlebte ein früheres Leben, in welchem sie erhängt worden ist, und ein anderes, in welchem sie sich als Isadora Duncan wahrnahm, die Anfang des zwanzigsten Jahrhunderts als die wohl berühmteste und innovativste Tänzerin galt. 1927 verfing sich ihr roter, langer und nach hinten fliegender Schal in den Speichen eines Sportautos und erwürgte sie. Verheerende Unfälle zumeist mit Todesfolge können sich in späteren Leben als Phobien vor ähnlichem Geschehen manifestieren.

Manche Menschen und besonders Hypochonder haben *Ängste vor dem Sterben*, Angst davor, das Gedächtnis oder die Kontrolle zu verlieren, hilflos dazuliegen oder gar zu "krepieren". Für all das lassen sich Zusammenhänge mit früheren Leben aufdecken. Jemand könnte panische Angst haben, über ein unberührtes Gelände zu gehen, da er unbewusst die Angst in sich trägt, auf etwas zu treten, das sein Leben beenden könnte. Denn er könnte, wie es sich bei einer Rückführung darstellen würde, im vorausgegangenen Leben auf eine

Mine getreten sein, die sein Leben beendete. Eine Klientin hat panische *Angst zu verhungern*. Und überall, wo sie hingeht, nimmt sie zwanghaft etwas zu essen mit. Auch ihr Kühlschrank ist vollgestopft mit Esswaren, wie auch ihr Keller mit Vorräten für alle Fälle versehen ist. In einem früheren Leben ist sie in einem KZ verhungert.

Eine Australierin, die ich in Sydney zurückführte, hatte panische *Angst zu ersticken*. Die Fenster müssen immer geöffnet sein. Und, wie es sich "selbstverständlich" herausstellte, erstickte sie bei einem Brand, denn das Fenster ließ sich nicht öffnen. So haben auch jene *Halsphobiker* in ihrer Seelenvita als Ursachen frühere Todeserlebnisse verzeichnet, wo sie erwürgt, geköpft oder gehängt worden sind.

Eine meiner Klientinnen hatte *Angst* davor, *sich selbst zu töten*. In einem früheren Leben als Indianerin liebte sie ihren Bruder, und beide hatten ein geheimes Intimverhältnis. Nachdem dieses durch Verrat aufgedeckt worden war, wurde der Bruder hingerichtet. Sie nahm sich daraufhin das Leben, indem sie sich von einem Felsen stürzte. Alles hat eine Ursache, und diese lässt sich meistens sehr leicht durch Rückführungen aufdecken.

Und ein Gesetz können wir auch schon festlegen: Je intensiver die Gefühle bei einem schmerzlichen Erlebnis oder bei einem Tod waren, desto mehr hat sich das Ereignis in die Seele beziehungsweise in den Emotionalkörper eingeprägt und lässt dementsprechende Nachwirkungen besonders bei resonanzgleichen Begebenheiten lebendig werden. Wenn man an einem Kopfschuss noch kurz oder länger leiden musste, dann ist dieses Ereignis im Emotionalkörper gespeichert. Ist der von der Kugel im Kopf Getroffene sofort gestorben, ohne noch Schmerz zu spüren oder zu leiden, wird dieser Tod kaum gespeichert sein und auch keine späteren Kopfschmerzen bis hin zur Migräne erzeugen.

3. Objektbezogene Ängste und Phobien

a. Ängste vor Ess- und Trinkbarem

Allgemein ist bezüglich der Phobien zu sagen: Nicht die Umstände, Personen, Tiere oder Gegenstände sind angstbereitend, sondern die damit verbundenen Erlebnisse in früheren Leben, die im Emotionalkörper gespeichert sind. Sind diese selbst direkt erlebt worden, äußern sie sich im heutigen Leben oft dramatisch. Doch sind sie nur indirekt erfahren worden - zum Beispiel als Zuschauer -, äußern sie sich schwächer. Haben sie sich in einem oder gar in mehreren Leben wiederholt, dann wird die heutige Angst sich ebenfalls gesteigert zeigen.

Es gibt einige Menschen, die vor bestimmten Esswaren eine panische Angst haben. Ist jemand im früheren Leben an einem vergifteten Apfel gestorben, könnte es sein, dass er heute zum Unverständnis seines Umfeldes keinen Apfel anrührt. Ist er vormals an einer Fischgräte erstickt und hat sich daraufhin programmiert "Ich will nie wieder Fisch essen", wird er sich im Restaurant nie Fisch bestellen oder er wird, so er eingeladen ist und es gibt Fisch, akribisch nach Gräten suchen oder das meiste auf dem Teller unberührt lassen. Jemand der im früheren Leben notgedrungen mit anderen, um dem Hungertod zu entkommen, rohes Menschenfleisch essen musste, wird im heutigen Leben sicherlich einen Horror vor rohem Fleisch haben oder ganz auf Fleischkost verzichten. Auch wenn man nach dem Genuss von verdorbenem Fisch oder Fleisch schlimme Magenverstimmungen oder gar den Tod erleiden musste, kann im heutigen Leben immer noch eine Aversion oder gar eine Phobie daraus resultieren. Solche Ereignisse mit Todesfolge können sich über viele Leben als Ängste manifestieren. Aber sie nehmen in dem Maße ab, in dem gegenteilige, also positive Erfahrungen mit diesen einst todbringenden Esswaren gemacht wurden. Jedoch können negative Erfahrungen auch durch spätere ähnliche oder gleiche Todesereignisse "multipliziert" werden und sich somit zu einer regelrechten Phobie steigern.

Da meine Klienten oft mit einer sehr langen Liste mit den verschiedensten Symptomen aufwarten, bleiben solche "kleineren Ängste" oft ungenannt, da es Dringenderes aufzudecken gilt.

b. Ängste vor spitzen Gegenständen

Die *Angst vor Spritzen*, vor allem beim Zahnarzt, ist weitverbreitet, wie wir schon an einigen Beispielen in diesem Buch gesehen haben. Günter erlebte sich als Robert, der in der Nazizeit als jüdisches Mädchen medizinischen Versuchen unterzogen wurde, wobei sie verschiedene Tabletten zu schlucken hatte und auch Injektionen bekam.

Eine noch ledige neununddreißigjährige Bauingenieurin kam zu mir, um herauszufinden, woher ihre *Angst vor Männern* und ihre *Angst vor spitzen Sachen* kämen. Für Letzteres erlebte sie sich als Neunjährige im deutschen Mittelalter, die von ihrem betrunkenen Vater öfter sexuell missbraucht wurde. Als die Mutter einschritt und er sie mit der Mistgabel bedrohte, stellte sich die Tochter dazwischen. Die Eisenzacken drangen in ihren Bauch ein und töteten sie. Und nach den Aufdeckungen einiger anderer Leben, in welchen sie von Männern vergewaltigt wurde, lautete ihre Endprogrammierung: "Ich will nie wieder einen Mann in meinem Haus haben."

Bei einem vierundvierzigjährigen Chemieingenieur demonstrierte ich in einem Ausbildungsseminar die Rückführungstherapie. In der Anamnese nannte er, den ich Achim nenne, acht Probleme. Unter den vier aufgedeckten Leben befand sich auch jenes, das neben seinen anderen Problemen die Ursache für seine *Phobie vor Nadeln* und *Nägeln* aufdeckte. Um 1250 sah sich Achim als ein kämpfender siebenundzwanzigjähriger deutscher Ritter mit dem Namen Georg in Spanien. Als Einziger blieb er von seinen Mitkämpfern am Leben. Die siegreichen französischen Feinde, da er mehrere von ihnen getötet hatte, sannen nun darauf, ihn langsam und qualvoll sterben zu lassen. In der Kerkerhaft unterzog man ihn der Folter. Man blendete ihn, zog ihm die Zähne, steckte ihm ein heißes Eisen in den After. Man steckte Nadeln in seinen Körper, schlug Nägel durch seine Hände und zerschlug ihm schließlich Füße, Knie und die Zehen. (Was Männern an Grausamkeiten so alles einfällt! Frauen würden selbst beim größten Feind nicht auf solche an Grausamkeit sich überbietenden Marterideen kommen.) In einem Täterleben war er ein französischer "Abt", der mit seinen "Mönchen" schwarze Messen durchführte, wobei dem Satan Menschen unter Qualen geopfert wurden, wobei auch Frauen zuvor vergewaltigt wurden. Und seine letzte Programmierung lautete: "Ich will nie wieder Gold und Macht. Nie wieder eine Frau berühren." Wie sein Höheres Selbst ihm auf dem Berg der Erkenntnis darlegte, leidet er heute noch unter einem Selbstbestrafungsmechanismus für jenes bösartige Täterleben. Seine Hämorrhoiden sind auf jenes in den After gesteckte glühende Eisen zurückzuführen, seine heutigen immensen Zahnprobleme auf das Herausreißen seiner damaligen Zähne, wie auch die übrigen körperlichen Beschwerden samt Kopfschmerzen ihren Ursprung besonders in jenem Leben nahmen. Und das Höhere Selbst wies noch darauf hin, dass seine *Phobie vor Nägeln und Nadeln* ihren Ursprung darin hat, dass man ihn damals mit Nägeln und Nadeln besonders traktierte. Nach der Rückführung konnte er sich mit einer ihm dargereichten Broschennadel stechen. Vorher hätte er eine Nadel noch nicht einmal angerührt.

Auf einem Kongress für Rückführungstherapie 2006 in Frankfurt bat mich eine Fünfunddreißigjährige, in ihrem Zimmer eine Rückführung mit ihr vorzunehmen. Ich nenne sie Benita. Neben ihren *sexuellen Ängsten* hatte sie eine große *Angst vor Ärzten* und eine ausgesprochene *Nadelphobie*. Sie nahm sich zuerst in einem Leben 1325 als achtzehnjährige Französin wahr. Sie hatte heimlich lesen gelernt und drang nun in eine Geheimbibliothek von Schwarzmagiern ein. Dort holte sie sich das ein oder andere Buch.

Schließlich wurde sie ertappt. Sie wurde wie zu einem Ritual auf eine Eisenplatte gelegt, und man schob ihr ein glühendes Eisen durch die Scheide bis hoch in den Bauch und in den Brustkorb hinein. Und ihre Schlussprogrammierung lautete: "Ich will nie wieder Sex haben. Ich will nie wieder lesen."

In einem Folgeleben ist sie ein Siebenjähriger mit dem Namen Achmed, der in einen dunklen Raum gesteckt wurde. Dort befanden sich viele Ameisen, die ihm mit ihrem Sekret fürchterlich zusetzten. In jener dem heutigen Leben vorausgegangenen Inkarnation war Benita ein neunzehnjähriger polnischer Medizinstudent mit dem Namen André Stanislawski. Er befand sich 1944 im KZ Auschwitz. Er wurde gefoltert, damit er die Namen von Studenten nannte, die gegen das deutsche Militärregime in Krakau eine Widerstandsbewegung planten. Man versprach ihm, dass man ihn, wenn er kooperiere und die Namen nenne, am Leben lassen würde. Um nicht noch weiteren Folterqualen ausgesetzt zu sein, nannte er Namen. Er kam aus seiner Zelle heraus und wohnte in einem Raum mit anderen zusammen, die ebenfalls Verrat an den Ihren verübt hatten, um zu überleben. Nun bekam er die Aufgabe, den zum Tode Bestimmten mit einer Nadel Luft in die Adern zu spritzen. Unter grässlichen Schmerzen wurde deren Leben ein schnelles Ende bereitet. Und schließlich, vor der Evakuierung des Lagers, verpasste man ihm ebenfalls eine Todesspritze. Wie mir Benita bei einer Wiederbegegnung ein paar Wochen später mitteilte, war ihre Phobie vor Nadeln und Spritzen nach der Rückführungssitzung behoben.

Viviane ist eine kurzsichtige Einunddreißigjährige. [25] Neben einer *Höhenphobie* ist sie mit einer *Messerphobie* behaftet, so dass sie kein Messer in die Hand nehmen kann, ohne zu zittern. Und oft lässt sie es, wenn die Angst stärker wird, einfach fallen. Das zuerst aufgedeckte Leben bezog sich auf ihre Höhenangst. In jenem Leben war sie eine Vierzehnjährige, die bei Pflegeeltern, die sie nicht liebten, in Depressionen verfiel und von einer Klippe sprang. Als wir das Höhere Selbst fragten, ob es noch ein anderes wichtiges Leben gebe, das mit ihrer Höhenangst zusammenhänge, verneinte es dieses und meinte, dass ihre Höhenangst hiermit nun behoben sei. Somit hatten wir jetzt ausgiebig Zeit, uns ihrer Messerphobie zuzuwenden.

In einem anderen Leben war Viviane 1894 ein Bankangestellter namens Edwin. Seine Freundin wurde auch von einem Rivalen begehrt, der Edwin aus Eifersucht heimtückisch ein Messer hinter dem linken Ohr in den Kopf stieß, so dass der Getroffene sogleich tot zu Boden fiel. Er erlebte auch seine Beerdigung mit. In einem weiteren Leben in den USA war sie ein vierjähriger Junge, der vom Leiterwagen fiel, was von seinen Eltern nicht bemerkt wurde. Er hatte sich dabei derart verletzt, dass er starb. Er sah dann, über seinem Körper schwebend, wie seine Eltern ihn fanden. In seinem Täterleben in der Mitte des dreizehnten Jahrhunderts in Norwegen war Viviane ein bösartiger Wikinger, der mit seinem Schwert und vor allem mit seinem mit Nägeln bespickten Schild viele Menschen umbrachte und der auch Frauen vergewaltigte. Alle fürchteten sich vor ihm. Und da er immer herumzog, konnte man ihn lange nicht fassen. Schließlich stürzte er in eine Fallgrube. Die ihn verfolgenden Männer schossen nun ihre Pfeile auf ihn, so dass er ganz mit diesen bespickt war und unter grausamen Schmerzen sein Leben aushauchte. Aber für seine vielen Vergewaltigungen wurde noch ein Leben aufgedeckt. Viviane war eine Indianerin namens Cher Wina, die von einem ihr auflauernden Weißen niedergeworfen und vergewaltigt wurde, wobei sie an einer Kopfverletzung verstarb. Und wie das Höhere Selbst ihr vor dem Wolkentor erklärte, stammt ihr großes braunes Muttermal oberhalb des linken Ohres von dem tödlichen Messerstich. Während ihre vielen Leberflecken überall auf dem Körper auf die Pfeilspitzen zurückzuführen sind, mit denen der in der Grube liegende Wikinger getötet wurde.

Isabelle ist eine sechsunddreißigjährige Teilnehmerin meines Ausbildungskurses. Sie ist alleinstehend mit einem dreijährigen

Sohn, ihre große Liebe. Außer ihrem extremen Hass auf die Kirche und sexueller Scham hat sie eine *Messerphobie*. Nirgendwo im Haus befindet sich ein Messer. Sie würde auch um alles in der Welt kein Messer anfassen. Sie hatte diese Phobie schon, seit sie sich erinnern kann. Viele lachen über sie. Doch daran hat sie sich schon gewöhnt.

Sie entdeckte sich 1862 als eine zwanzigjährige Magd in Holland mit dem Namen Maritta. Der Knecht vergewaltigte sie. Als er es wieder einmal versuchte, nahm sie die Mistgabel und stach sie ihm in den Bauch. Sie wurde festgenommen. Der Priester verging sich an der Eingeschlossenen, folterte sie und versengte ihre Haare. Sieben Männer mit Masken stachen mit Messern auf sie ein.

Wenn wir in der Ausbildung jemanden in der Gruppe von einer Phobie befreien, mache ich oft die Probe aufs Exempel. Ich holte daher ein scharfes Messer aus der Küche und reichte es Isabelle. Sie nahm es, ohne zu zögern, strich auch sanft über die scharfe Seite. Alle Teilnehmer klatschten in die Hände. Nach der Mittagspause kam sie in den Seminarraum zurück und zeigte die Messer, die sie soeben gekauft hatte. Inzwischen, wie ich auf Facebook und auf ihrer Homepage verfolgen kann, ist sie eine gefragte Therapeutin, die auch in größerer Entfernung Seminare anbietet.

4. Phobien vor Tieren

a. Angst vor Spinnen und Insekten

Weitverbreitet unter den Phobien sind die Tierphobien. [46] Selbst harmlose Tiere, die nie jemandem etwas zu Leide tun können, sind für Phobiker scheinbar eine angstauslösende Gefahr, worüber Außenstehende nur den Kopf schütteln können, weil es dafür keine vernünftigen Gründe gibt. Und begeben sich Tierphobiker in eine Therapie, so werden oft Erklärungen ausgedacht,

die manches Mal haarsträubend sind, so dass man selbst eine
Phobie vor diesen konstruierten Ursachen bekommen könnte.
Doch gibt es eine Therapie, die erfolgreich mit der Tierphobie
umgehen kann. Es ist innerhalb der Verhaltenstherapie die Desensibilisierung. Ist das Objekt der *Phobie* eine *Spinne*, dann kann
man über mehrere Wochen verteilt behutsam mit dem Patienten
daran arbeiten. Zuerst muss er dahin gebracht werden, dass er das
Bild einer Spinne berühren kann. Irgendwann wird der Therapeut
eine Stoffspinne mitbringen, die der Phobiker zuerst in die Hand
nimmt und sie sich vielleicht auf den Kopf setzt. Dadurch wird
dem Unterbewusstsein suggeriert, dass eine Spinne ja ganz harmlos
ist. Und schlussendlich wird der Therapeut eine lebendige – erst
kleine, dann größere – Spinne mitbringen. Es kann sein, dass der
Patient dann wirklich von seiner Phobie befreit ist, wenn er nicht
wieder rückfällig wird. Denn die eigentliche Ursache seiner Spinnenphobie ist ja nicht aufgedeckt worden, liegt diese doch noch
in einem früheren Leben verborgen und könnte sich spätestens
in der nächsten Reinkarnation wieder als Angst manifestieren.

Kinder sind oft noch vor Phobien geschützt, und diese stellen
sich meist erst ab der Pubertät oder als Erwachsener ein. Und zumeist treten sie zeitsynchron auf zu dem entsprechenden Alter, in
welchem ein tödliches Geschehen in früheren Leben vorgefallen ist.

In meinem Buch *Das große Handbuch der Reinkarnation.
Heilung durch Rückführung* habe ich im Anhang die Durchführung einer Spinnenphobie wiedergegeben. [26] Die auszubildende
Michaela hatte eine massive Spinnenphobie. Sie wurde in Afrika
als weiße Missionarstochter in eine Kuhle mit Taranteln geworfen,
die ihren Tod herbeiführten. Auch wurde noch ein Täterleben aufgedeckt und ein Leben als Heuschrecke, die sich im Netz einer
Spinne verfing und dann zu Tode kam. Mit dem goldenen Kelch
der Vergebung ging sie auch zu den Taranteln und vergab ihnen.
Nach dieser Demonstration vor den Teilnehmern fuhren wir zum
Mittagessen zu einem Gasthaus, und die soeben noch Therapierte

saß neben mir. Und – man wird es nicht als ein normales Zufalls-erlebnis bezeichnen können – es befand sich eine krabbelnde Spinne vor ihr auf der Konsole. Sie nahm diese in die Hand und ließ sie über ihr Gesicht laufen. Und ich fragte mich: Wie viele Therapiestunden hätte es mit einer Verhaltenstherapie gebraucht, bis man zu solch einem überzeugenden Ergebnis gelangt wäre?

Einer meiner Auszubildenden, ich nenne ihn Raimund, hat eine regelrechte Spinnenphobie. Als Fünfjähriger entdeckte er im Waschlappen eine Spinne. Er rannte schreiend aus dem Bad. Die Mutter versuchte, den weiterhin Schluchzenden zu trösten. Ein Jahr später entdeckte er vor der Haustür eine Spinne. Wiederum vor Angst schreiend suchte er die Arme der Mutter. Selbst als er mit acht Jahren mit einer Plastikspinne konfrontiert wurde, lief er von Angst getrieben davon. In dem diesbezüglich aufgedeckten Leben ist er 1783 in Brasilien ein Landarbeiter namens Pietro. Beim Abnehmen einer Bananenstaude wird er von einer Spinne gebissen. Und seine letzte Programmierung war: "Nie wieder einer Spinne begegnen." Sicherlich würde er als Ferienziel auch nicht Brasilien wählen.

In meinen Ausbildungsseminaren demonstriere ich vor den an-deren gerne die Ursachenauffindung und das anschließende Lösen von Phobien, kann man doch oft gleich danach feststellen, ob die Befreiung von der Phobie auch tatsächlich stattgefunden hat. Aber leider hatte ich in Raimunds Fall keine Spinne zur Hand.

Claudia, eine dreißigjährige Teilnehmerin einer meiner Ausbil-dungen, deckte die Ursachen ihrer Spinnenphobie in drei Leben auf. In dem einen war sie eine junge verheiratete Frau mit drei Kindern. Sie suchte ihren Sohn, der, wie sie meinte, in die verbo-tene Höhle gegangen sein könnte. Dort fand sie ihn von Spinnen totgebissen. Sie selbst wurde auch gebissen, allerdings erst später, als sie wegen eines Ungehorsams in diese Spinnenhöhle einge-schlossen wurde. 1453 war Claudia ein Mann in Tunesien namens

Leon, der wegen Diebstahls in den Kerker gesteckt wurde, wo ihm ein Eimer mit giftigen Spinnen über den Kopf gestülpt wurde. In einem Leben im alten Ägypten hieß sie Horus und musste gefangene Feinde des Staates und Verbrecher töten. Er wendete, um seinem Sadismus zu frönen, verschiedene Tötungsarten an, wobei Löwen, Schlangen, Krokodile und auch Taranteln zu seinem Tötungsarsenal gehörten.

Doch es gibt auch in europäischen Breiten giftige Spinnen, vor allem die gefürchtete Kreuzspinne, die aber nahezu ausgestorben zu sein scheint, machen ihr doch Pestizide ein Überleben schwer. Und diese hat tatsächlich in früheren Leben auch einige heutige Spinnenphobiker gebissen und zu Tode gebracht.

Eine mit einer *Spinnen- und Rattenphobie* (doch von letzterer Phobie wird später noch die Rede sein) behaftete Teilnehmerin in meinem Ausbildungsseminar, die ich Maria nenne, verliebte sich 1680 in Bayern als sechszehnjährige Bürgerstochter in einen Adligen namens Heinrich – zum Unwillen von dessen Mutter. Dieser wollte nun gegen den Willen seiner erbosten Mutter Maria heiraten. Doch ihr gelang es, Maria hinter dem Rücken ihres Sohnes in ein Verlies zu sperren, wo sie nach sechs Tagen in Dunkelheit von Spinnen zu Tode gebissen worden war.

Eine fünfundzwanzigjährige Klientin, deren Vater aus Jordanien als Fremdarbeiter nach Österreich gekommen war, ist neben der *Angst vor dem Alleinsein* und der *Angst vor Dunkelheit* mit einer *Spinnenphobie* behaftet. Ich nenne sie Fatima. Unter den fünf aufgedeckten Leben bezogen sich zwei davon auf ihre Spinnenphobie. In dem ersten Leben war sie am Herrscherhof ein höherer Diener mit dem Namen Au Sus, der für den Regenten schöne Frauen aus dem Volk auszusuchen hatte. Doch eine der Schönsten hatte er für sich reserviert. Er wurde verraten. Zur Strafe wurde er in eine Grube mit Spinnen geworfen. In einem anderen Leben war er ein achtjähriger indischer Junge namens Jonas, der im Streit einen anderen in eine tiefere Grube hineinschubste, wo dieser von Spinnen gebissen wurde. Er überlebte zwar diesen unbeabsichtigten Sturz, doch er wurde von da an verrückt. Er sann auf Rache, wie er Jonas bestrafen könnte. Als dieser nun vierunddreißig Jahre alt war, gelang es dem Verrückten, dessen Sohn in nämliche Grube zu schubsen. Jonas war darüber derart erzürnt, dass er ihm die Kehle durchschnitt.

Eine dreiundsechzigjährige Klientin erlebte sich als deutscher Almbauer. Als er auf der Suche nach einer entlaufenen Ziege abrutschte, konnte er sich an einem Ast festhalten. Doch als er dort eine Spinne auf sich zulaufen sah, ließ er vor Angst den Ast los und stürzte ab. In einem Leben im römischen Reich war sie ein Mann, der unerlaubt Waffen herstellte. Er wurde eingekerkert und dort von giftigen Spinnen getötet. Und noch weiter davor befand sie sich in einem ägyptischen Leben als Priesterin. Sie ließ dort ihren Liebhaber, der sie verriet, durch giftige Spinnen umbringen.

Vielleicht zuletzt noch ein Beispiel, da die *Spinnenphobie* doch weiter verbreitet ist, als man annehmen könnte. Eine neunundvierzigjährige Auszubildende erlebte in einer von der ganzen Gruppe durchgeführten Rückführung das zuerst aufgedeckte Leben auf einer Pazifikinsel als Achtzehnjährige namens Sumalia. Sie wurde dazu gezwungen, den viel älteren Häuptlingssohn gegen ihren Willen zu heiraten, da man sie ansonsten in eine Kiste mit Taranteln gesteckt hätte. Aber diesen Tod wollte sie auf keinen Fall erleben. Und immer, wenn sie sich unwillig zeigte, wurde sie mit nämlicher Todesstrafe bedroht. In einem Täterleben war sie eine spanische Gräfin, die die heimliche Geliebte ihres Mannes in eine Kiste mit tödlichen Taranteln stecken ließ.

Ich stand einmal einer Auszubildenden bei, die vor den anderen einen Teilnehmer therapierte, der eine *Phobie gegen Wespen und Hornissen* hatte. In einem Leben als Schäfer in den Anden hatten andere einige seiner Schafe entführt. Er rächte sich, indem er einen nach dem anderen mit Giftpfeilen tötete. Dieses Gift hatte er aus Wespenstacheln gewonnen. 1720 hieß er Hans und war zwölf Jahre alt. Um seinen Mut zu beweisen, stieg er auf einen Baum, um ein Hornissennest herunterzuschlagen, doch die Hornissen stachen ihn zu Tode.

Theresa ist eine siebenundvierzig Jahre alte und nach zwei Ehen ledige Frau mit einem erwachsenen Sohn. Sie nahm in Goa/Indien im Frühjahr 2008 an meinem Ausbildungsseminar teil. Ihr von mir damals behandeltes Thema war Enge auf der Brust und Asthma. Ein halbes Jahr später suchte sie mich in Berlin auf und verkündete, dass alle ihre Atemprobleme wie auch ihre Brustenge aufgelöst seien. Nun wollte sie sich auch von einigen ihrer weiteren Symptome und Probleme befreien. Außer ihren Hautproblemen vor allem im Gesicht und dem ihr bewussten Wiedergutmachungszwang hat sie *Angst vor Bestrafung* und vor *Dunkelheit*. Doch als augenblicklich Wichtigstes nannte sie ihre *Ameisenphobie*.

In der Steinzeit war sie ein Fünfzehnjähriger, der sich als Mutprobe in einen Ameisenhaufen zu legen hatte. Doch zehn Jahre später musste er nochmals diese Mutprobe beweisen. Aber diesmal bestand er sie nicht und wurde im Gesicht von ihnen zerfressen. Und ihr Höheres Selbst wies Theresa darauf hin, dass ihre Hautprobleme in diesem Leben in der Steinzeit ihren Ursprung nahmen. In einer späteren Inkarnation war Theresa ein römischer Soldat namens Leo. In seinem sechsunddreißigsten Lebensjahr wurde sein Körper bis zum Kopf wegen Ungehorsamkeit eingegraben. Da man ihn einige Tage unbeobachtet allein dort ließ, hatten sich in der Zwischenzeit Termiten seiner angenommen und ihm das Gesicht zerfressen, so dass er qualvoll verstarb. 1793 erlebte sich Theresa als die siebenjährige Louise, die wegen Ungehorsamkeit vom Vater in den dunklen Keller gesperrt wurde, wo kleine Viecher, wie sie diese nannte, über sie krabbelten. Mit einundzwanzig bekam sie Lepra, die auch ihr Gesicht in Mitleidenschaft zog.

Nach einer weiteren Rückführungstherapie konnte sie sich zudem auch noch ganz von ihrer Migräne befreien, wie sie mir später per E-Mail erfreut mitteilte. Heute, wie ich einige Jahre später von ihr erfuhr, ist sie eine sehr erfolgreiche Heilerin und Rückführungs- wie auch Clearingtherapeutin.

Viele andere Insekten können Auslöser für Phobien sein, da man mit ihnen nicht unbedingt im heutigen, aber in einem der vielen früheren Leben entsetzliche oder auch todbringende Erlebnisse hatte, die man in seinen Emotionalkörper gespeichert hat. Hierzu gehören bestimmt Mücken, besonders die Malaria auslösenden Moskitos, aber auch Läuse, Wanzen, Küchenschaben, Käfer und ähnliche Insektenarten. Zu den Insekten gehören zum Beispiel auch die Schmetterlinge. Doch diese haben wohl keine Phobien ausgelöst, wohl aber Raupen und Würmer. Denn wenn jemand allein, fern von allen Menschen herabstürzt und sich nicht mehr bewegen kann, könnte er noch tagelang bei vollem Bewusstsein bewegungslos dort liegen bleiben und mitbekommen, wie von oben auf ihn gefallene Raupen über ihn krabbeln. Und in einem anderen Fall könnte die Ehefrau jetzt nach ihm suchen und ihn nach Wochen als Leichnam finden und mit großem Schrecken sehen, dass Tausende von Maden seinen Körper zerfressen, was eine emotionale Speicherung in ihrem Unterbewusstsein bewirkt, die sich bis in ihr gegenwärtiges Leben als Phobie zeigen könnte.

Alle Phobien haben einen Bezug zu einem relevanten Erlebnis, und dieses hat zu fünfundneunzig Prozent in einem der früheren Leben stattgefunden. Und geht man in der Rückführungstherapie zu diesem ursächlichen Erlebnis zurück, kann man es sich ansehen und sich dann davon verabschieden, so dass der aus einem Trancezustand Erwachte von seiner Phobie befreit ist. Wenden wir uns nun den kleinen Säugetieren zu.

b. Angst vor Mäusen und Ratten

Viele Menschen haben nicht nur Angst vor diesen unerwünschten kleinen Nagern, sondern diese Angst kann sich sogar bis zu einer Phobie steigern. Denn wenn sie eine Maus oder gar eine Ratte im Haus erspähen, laufen sie angsterfüllt oder sogar schreiend entsetzt weg. Die Hände zittern, Schweiß bricht aus. So könnte auch jemand, mit solch einer Phobie behaftet, keine tote Maus aus der Falle nehmen. Und in Rückführungen werden als eigentliche Ursache für derlei Phobien schreckliche Erlebnisse aus früheren Leben aufgedeckt.

Eine Auszubildende, die ich vor den Teilnehmern zurückführte, hatte neben anderen Ängsten auch die *Phobie vor Ratten*. Sie sah sich im 16. Jahrhundert als ein Junge, der von seiner Mutter in den fast ganz dunklen Keller gesteckt wurde, wo Ratten herumliefen, die ihm entsetzliche Angst bereiteten. Mit sechsundzwanzig erschlug er seine Mutter und wurde vom Mob als Muttermörder zu Tode gesteinigt. In einem anderen Leben hieß sie John und war Gefangenenaufseher in einem Kerker. Er verliebte sich in eine dort inhaftierte Prostituierte, die ihm versprach, ganz die Seine zu werden und mit ihm in ein anderes Land zu ziehen, wenn es ihm gelänge, sie heimlich aus dem Kerker zu bringen. Doch als er sie tatsächlich heimlich aus ihrer Gefangenschaft befreite, wurde sie wieder festgenommen, und unter Androhung von Folter musste sie den Namen ihres Befreiers nennen, der dann in einem finsteren Kerkerloch an Eisenketten gebunden wurde. Sobald er vor Müdigkeit die Augen schließen wollte, nagten die Ratten an ihm. Doch irgendwann war seine Müdigkeit so groß, dass er einschlief und sie nicht mehr wegzuscheuchen vermochte. Somit konnten die Ratten nach und nach immer größere Fleischstücke aus seinem Körper herausnagen.

Eine andere Klientin mit einer *Rattenphobie* erlebte sich als jungen Mann, der wegen Brotdiebstahls in einen Kerker gesteckt wurde. Sobald ihm durch einen Schacht Brot zugeschoben wurde und er es hervorzog, hängten sich die Ratten daran und versuchten, es ihm zu entreißen. Und oft, wenn er sie mit der Hand wegscheuchen wollte, bissen sie ihn.

In der grausamen Geschichte der Menschheit haben sicherlich Millionen ein Martyrium in Gefängnissen, Kerkern oder Verliesen erlebt – und wohl in der Mehrzahl mit tödlichem Ausgang, sei es, dass sie vor Ort verstarben oder dass sie hervorgeholt, verbrannt, gehängt, gesteinigt oder erschossen wurden. So weisen Rattenphobiker immer auch andere unliebsame Begleiterscheinungen in Rückführungen auf, handele es sich dabei um Ängste wie Angst vor Dunkelheit, vor dem Alleinsein, vor dem Eingesperrtsein, vor Plätzen und vielen Menschen oder um andere körperliche Beschwerden wie Atemnot und Schmerzsymptome, die Relikte von Folterungen darstellen.

c. Angst vor Schlangen

Bei einer Auszubildenden demonstrierte ich vor den anderen Teilnehmern das Aufdecken der Ursache ihrer *Schlangenphobie* und die Befreiung davon. Sie war als Priester zugleich auch ein Berater des Pharaos. Auf dessen Geheiß musste er zum Tode Verurteilte durch Schlangengift töten lassen. Er selbst wurde mit sechzig von dessen Nachfolger zum Tode verurteilt, indem er ihn in eine Schlangengrube werfen ließ. In einem anderen Leben, ebenfalls in Ägypten, hieß sie Farie und war Dienerin bei ihrer Herrin. Als diese entdeckte, dass Farie mit ihrem Liebhaber hinter ihrem Rücken eine Affäre hatte, ließ sie sie durch einen Schlangenbiss töten.

Nach Beendigung dieser vorgeführten Rückführungstherapie meldete sich eine andere Teilnehmerin und gestand, ebenfalls unter einer schlimmen Schlangenphobie zu leiden. Also bat ich sie auch gleich nach der anderen, sich auf die Liege zu legen, wo ich sie ebenfalls zuerst in den Alphazustand versetzte. Sie war eine fünfundvierzigjährige ledige Frau mit einer Tochter. Ich nenne sie Fiona. In den vier aufgedeckten Leben war sie zuerst eine ägyptische Priesterin (Ägypten scheint ein bevorzugtes Land für Schlangentode zu sein, man denke an Cleopatra), die durch einen Schlangenbiss am Bein zu Tode kam. Sie war die siebenjährige Tochter eines Königs, der sie bestimmte, für die Götter geopfert zu werden mittels eines mit Schlangengift versehenen Trunks. In einem anderen Leben war Fiona ein junger Mann namens Orlo, der mit anderen Kriegern mit Schlangengift versehene Pfeile auf Menschen schoss. Sein tödlicher Pfeil traf auch eine schwangere Frau. Er selbst wurde späterhin von einem dieser vergifteten Pfeile tödlich in den Bauch getroffen. In einem Leben in Frankreich war Fiona ein junger Mönch namens François, der auf Geheiß seines Abtes den Schlangen Gift zu entnehmen hatte, das jener unter anderem dazu missbrauchte, um es eingekerkerten Hexen in die Augen zu träufeln und sie somit grausamst sterben zu lassen. Als er aber mit der sich ihm verweigernden Schwester von François ein Gleiches unternahm, ließ sich ihr Bruder von einer Schlange einen tödlichen Biss geben. Das Höhere Selbst sagte auf Fionas Frage hin, dass nun ihre Schlangenphobie zu neunzig Prozent aufgelöst sei.

Eine andere Auszubildende mit *Schlangenphobie* sah sich in Afrika als dreiundzwanzigjährige Tänzerin. Da sie überführt worden war, gestohlen zu haben, musste sie vor allen anderen ihre Füße in einen abgedeckten Kessel stecken und Tanzbewegungen vollführen. Doch nachdem sie dabei auf eine der darin befindlichen Schlangen trat, wurde sie gebissen. In dem aufgedeckten Täterleben war sie ein Priester im heutigen südamerikanischen Belize. Eine Elfjährige ließ er aus rituellen Gründen inmitten von Schlangen tanzen. Sie achtete darauf, auf keine zu treten. Doch der Priester schüttelte auf einmal seine laute Rassel, und die aufgeschreckten Schlangen bissen sie in Beine und Füße.

Ich habe noch andere Tode durch Schlangenbisse in meinen Aufzeichnungen, die sich bei den Klienten als Ängste oder sogar als
Phobien manifestieren. Die eine wurde als ägyptische Tempeltänze-
rin von einer Schlange in den Hals gebissen und in einer anderen
Inkarnation in eine Schlangengrube geworfen. Ein Klient erlebte
sich in Brasilien als eine junge Frau, die öfter ihrer Großmutter, einer
Frau, die Voodoo praktizierte, zuschaute, wie sie Gift aus den Zäh-
nen von Schlangen gewann. Sie wollte nun trotz des Verbotes ebenfalls auf gleiche Art einer Schlange das Gift entziehen, ging aber
dabei so unvorsichtig vor, dass sie einen tödlichen Biss erfuhr.

Ich bin auf meiner Reise per Anhalter um die ganze Welt von
einer äußerst giftigen Standviper in Südamerika gebissen worden.
[27] In aller Eile wurde ich ins Krankenhaus gebracht, wo man mir
mehrere Injektionen gab, so dass ich schon am nächsten Tag als
geheilt entlassen werden konnte. Doch früher gab es solche Wun-
derarzneien der Medizin noch nicht. Wenn ich an diesem Biss
gestorben wäre, hätte ich hundertprozentig ebenfalls eine Schlangenphobie als Andenken an dieses Ereignis in die nächsten Inkarnationen mitgenommen.

d. Angst vor Hunden

Unter den Tierphobien ist wohl diejenige vor Hunden neben
der Spinnen- und Schlangenphobie am häufigsten anzutreffen.

Annemarie ist eine österreichische Lehrerin. Außer dieser immensen *Hundephobie* hat sie Berührungsängste. Als Vierjährige
war sie im gegenwärtigen Leben von einem schwarzen Hund um-
geworfen worden. In dem zuerst aufgedeckten Leben war sie 1673
eine fünfundzwanzigjährige Spanierin namens Rosaria aus Avila.
Als sie sich während eines Spazierganges am Fluss hinlegte, kam ein
großer Hund und stieg wie ein Mann über sie und leckte ihr das
Gesicht. Sie war steif vor Angst und konnte sich nicht widersetzen.

Ein Gleiches passierte ihr ein wenig später. Denn als sie sich im Bett befand, stieg wiederum ein Hund über sie wie ein Mann. Man könnte meinen, dass es sich damals um ein Produkt ihrer Einbildungskraft gehandelt hat oder gar um schwarze Magie. In einem Leben im württembergischen Sindelfingen 1813 ging sie als Fünfundvierzigjährige spazieren, und auf einmal befand sich ein Pudel unter ihrem Rock. Sie war wie erstarrt vor Angst. In einem weiteren Leben war sie auf einer Kanarischen Insel beheimatet. Als sie auf einer Hafenmauer entlangging, rannte ein Schäferhund auf sie zu, berührte die plötzlich Erstarrte so ungeschickt, dass sie ins Wasser fiel und ertrank.

Eine Auszubildende nahm sich in der Rückführung im Jahre 1818 als ein vierzehnjähriges Mädchen namens Katarina Maibach wahr, das allein im Wald nach Beeren suchte. Plötzlich vernahm sie Hundegebell. Sie versteckte sich schnell. Die Jäger hatten jedoch hinter dem Busch eine Bewegung bemerkt und hetzten die Hunde dorthin. Sie rannte nun in Eile davon, die Hunde mit Gebell hinter ihr her. Sie geriet in ein Sumpfgebiet und ertrank. Offensichtlich hatten die Jäger gar nicht mitbekommen, dass es sich um ein Mädchen handelte, sondern dachten, es handele sich um Wild, das die zurückkehrenden Hunde nun vertrieben hatten.

Ein Klient erlebte sich als türkischen Mann, dem man ein Messer in den Bauch rammte und ihn in seinem Blut liegen ließ. Aber er war noch nicht ganz tot. Nach einiger Zeit kamen Hunde, schleckten erst das Blut auf und bissen dann in den Bauch des Sterbenden.

Ein Auszubildender erlebte sich unter Kaiser Nero, als er in der Arena vier Wölfen vorgeworfen wurde, die ihn zerfleischten.

Irene kam mit ihrer Tochter zu einem Ausbildungskurs. Beide führen eine Gemeinschaftspraxis für alternative Heilmethoden.

Ich demonstrierte vor den etwa vierzehn Teilnehmern die Durchführung einer Rückführungstherapie und wählte dafür Irenes Hundephobie. Sie beschrieb diese im Detail. Schon der Anblick eines Hundes verursachte in ihr Angstgefühle. Und eigenartigerweise hatte sie sich eine Wohnung im ersten Stock eines Hauses genommen, in welchem der im Parterre wohnende Besitzer einen großen Hund besaß. Bevor sie am Morgen zu ihrer Praxis ging, schaute sie aus dem Fester, ob ihr Vermieter sich schon mit seinem Hund im Park oder auf der Straße aufhielt. Dann schlüpfte sie schnell aus der Haustür. Und abends, wenn sie von ihrer Arbeit zurückkehrte, wartete sie im Park, bis das Herrchen mit seinem Hund wieder Gassi ging. Dann schnell ins Haus und durch den Flur nach oben. Und kam sie einmal später, dann hoffte sie, dass der Hund sie nicht hörte, sondern sich wohl bei seinem Herrn am Fernseher niedergelegt hatte. Denn wenn er sie hörte, eilte er zur Zimmertür und bellte. Jedes Mal zitterte sie dann vor Angst und lief eilig die Treppen hoch, um sich erst einmal von diesem Schreck zu erholen.

In ihrem früheren Leben war Irene ein indischer sechzehnjähriger Junge namens Felka, der mit seinem drei Jahre älteren Bruder Schafe zu hüten und besonders bei Dunkelheit auf sie aufzupassen hatte. Denn es waren Wölfe in der Gegend gesehen worden. Der Bruder versprach dem Jüngeren, vor Dunkelheit wieder zurück zu sein. Aber als es dämmerte, war jener noch nicht wie versprochen zurückgekehrt. Plötzlich nahm Felka zwei Wölfe wahr, die sich auf ein Schaf stürzten. Er nahm seinen dicken Knüppel, rannte auf die beiden Tiere los und schlug auf sie ein. Doch einer der Wölfe sprang ihm an den Hals und tötete ihn.

Das Höhere Selbst erklärte nun Irene, dass dieses Ereignis der eigentliche Grund für ihre Hundephobie sei und es dafür keiner weiteren Aufdeckung von Ursachen in früheren Leben bedürfe. Einer der Teilnehmer ist ein Lungenfacharzt, der einfach einmal solch ein Ausbildungsseminar miterleben wollte, um zu sehen, ob an der ganzen Rückführungstherapie irgendein Fünkchen

Wahrheit sei. Er war von allem sehr beeindruckt. Doch noch fehlte ihm ein Beweis, dass diese Therapie auch wirklich Erfolge erzielt. Deshalb rief er nach einigen Wochen Irene an und bat sie, ihn, der nicht allzu weit von ihr entfernt wohnte, zu besuchen. Als sie an der Haustür klingelte, öffnete er – und neben ihm stand sein großer Schäferhund. Irene bückte sich diesem entgegen und umarmte ihn. Ihr Hundephobie war nun tatsächlich behoben. Der Arzt hatte seinen Beweis.

Interessant ist noch zu bemerken, dass es ja widernatürlich für einen Phobiker ist, sich mitten in das Nest seiner Ängste zu setzen. Warum bezog Irene also die Wohnung ganz in der Nähe eines großen Hundes? Das hat folgende Bewandtnis. Im sogenannten Jenseits, also in unserer eigentlichen Heimat, bereiten wir uns auf ein erneutes Erdenleben gründlich vor. Wir schauen sozusagen in unser Karmalogbuch und erkennen, was wir noch nicht gelernt und welche Dinge wir aus karmischen Gründen noch auszugleichen haben. Und befindet sich in unserem Emotionalkörper noch irgendeine Angst, so können wir uns vornehmen, diese in der bevorstehenden Reinkarnation endlich zu besiegen. Viele nehmen sich vor, sie mit Hilfe anderer oder der Medizin aufzulösen, aber einige haben den Mut, sich dieser Phobie zu stellen, um mit eigener Kraft zu versuchen, sich davon zu lösen. So haben viele Bühnendarsteller Angst vor dem Publikum, da sie von einem solchen in früheren Leben verlacht, verurteilt, geschunden oder beim Hängen oder Verbrennen mit Schmährufen bedacht wurden. Doch jene Bühnendarsteller werden allmählich ihre Bühnenangst auflösen, da sie ja nach einer Vorstellung vom Publikum für eine gelungene Darstellung beklatscht und eventuell mit Bravorufen bedacht werden. Dadurch nimmt ihre Bühnenangst allmählich ab. Ich habe immer großen Respekt vor Klienten, die mit einer großen Liste von Symptomen und Ängsten kommen, denn diese haben es sich vorgenommen, in dem gegenwärtigen Leben so viel wie möglich davon loszuwerden. Und vielleicht wussten sie, dass es dann auch die Rückführungstherapie gibt, die ihnen bei der

Lösung ihrer vielen, vielleicht schon seit Jahrhunderten mitgeschleppten Probleme endlich eine Befreiungsmöglichkeit bieten
könnte.

Gerda kam mit ihrem Freund und dessen Tochter zu einem
Ausbildungsseminar im Allgäu. Und wie ich aus dem Anamnese-
bogen, den ich jedem zum Ausfüllen am Ende des ersten Tages
übergebe, erkannte, litt sie unter einer ausgeprägten Hundephobie,
also etwas, das mich wieder einmal reizte, in einer Rückführungstherapie vor allen anderen zu demonstrieren. Im Vorgespräch erkundigte ich mich nun eingehender, wie sich ihre Hundephobie
äußere. Sie war derart verängstigt, dass sie, wenn sie einen Hund
sah, einen großen Bogen um ihn machte oder sofort auf den ge-
genüberliegenden Bürgersteig wechselte. Doch wenn ein Hund,
selbst wenn er an der Leine geführt wurde, ihr entgegenkam und
sie nicht mehr ausweichen konnte, floh sie nach Möglichkeit in
einen Hauseingang, mit dem Gesicht der Tür zugewandt. Sie
machte dann die Augen zu und zitterte vor Angst.

Ihr Höheres Selbst führte sie vor zwei Wolkentore, hinter
denen nun die Ursachen für ihre Hundephobie zu finden waren.
Zuerst war sie ein fünfunddreißigjähriger Mann, der in eine Höhle
eindrang, um einen Wolf zu erschlagen. Doch in der Dunkelheit
erkannte er diesen nicht gleich, wohl aber der Wolf ihn. Dieser
sprang ihm an den Hals und tötete ihn. In einem anderen Leben
war Gerda ein Achtjähriger namens Hans, der von einem Wolf
angefallen wurde. Der Vater eilte herbei und schlug mit dem Ge-
wehrkolben auf das Tier ein. Hans rannte eilig nach Hause. Und
da der Vater noch immer nicht zurückgekehrt war, machten sich
die Mutter und Hans auf, ihn zu suchen. Und sie kamen an die
Stelle, wo Hans angefallen worden war. Dort lag der Vater mit ge-
öffnetem, blutendem Bauch. Er war tot.

Ich begab mich nach dem Seminar hinunter in die Gastwirt-
schaft zum Abendessen, und ich entdeckte beim Hauseingang ein
Ehepaar mit einem großen Hund. Und wie es "der Zufall" will,

kam Gerda gerade die Treppen herunter. Ich stellte mich vor den Hund und rief sie herbei. Als sie bei mir angekommen war, nahm ich ihre Hand, drehte mich zur Seite und führte diese streichelnd über den Kopf des Hundes. Dann streichelte sie ihn alleine weiter. Ihre Phobie war damit aufgelöst. Eine Woche später schickte sie mir folgende E-Mail: "(...) Ich hatte am Montag ein Vorstellungsgespräch. Und als ich das Schild ‚Vorsicht Dogge' sah, dachte ich mir schon: Mann, 'die da oben' geben sich echt Mühe, mir zu beweisen, dass die Hundephobie tatsächlich weg ist. (...) Der Hund ... ging mir bis zur Brust ... Ich muss schon sagen, Respekt hatte ich dennoch, vielleicht auch konditioniert, aber die Angst war tatsächlich weg. Ich freue mich! Gerda."

e. Angst vor anderen Tieren

Es gibt noch viele andere Tiere, vor denen Menschen Angst haben, welche sich sogar zu einer Phobie steigern kann. Die Angst vor Pferden ist weitverbreitet. Und in meinen Rückführungen stellt sich als Ursache immer eine schmerzliche, wenn nicht sogar tödliche Erfahrung mit einem oder mehreren Pferden heraus. Man ist vom Pferd gefallen oder man hat sich beim Sturz im Steigbügel verfangen und wurde vom rennenden Pferd hinterhergeschleift, oder, und das ist der häufigste Fall in Bezug auf eine Pferdephobie, man ist von einem oder mehreren Pferden zertrampelt worden. Und oft stellt sich heraus, dass man, wo man von den tödlichen Hufen getroffen worden war, an diesen Körperstellen - meistens am Kopf - noch heute Beschwerden hat.

Eine dreiundvierzigjährige Polizistin und Teilnehmerin an meinem Ausbildungsseminar hatte große *Angst vor Pferden*, die man als *Phobie* bezeichnen könnte. Denn, wo immer sie Pferde sah, machte sie einen Bogen und wollte ihnen nie zu nahe kommen. Sie erlebte sich als Siebenjährige in Frankreich. Sie wurde in der Stalltür von herausgaloppierenden Pferden überrannt und starb.

227

Eine andere Auszubildende war als Fünfjährige auf einem Feld unter die Pferdehufe geraten und fand den Tod.

Und wenn jemand in einem früheren Leben durch ein wildes Tier, wie zum Beispiel von einem Löwen, Tiger, Bären, Stier oder Elefanten, zu Tode gekommen ist, werden ihm derlei Tiere im Fernsehen keine Freudengefühle vermitteln. Von Phobie kann man aber nur dann sprechen, wenn man beim Anblick eines Löwen im Fernsehen vor Angst das Zimmer verlässt oder sich im Zoo weigert, die im Gehege herumlaufenden Löwen anzuschauen.

Die *Phobie vor Vögeln* ist selten. Dorothea, eine meiner Auszubildenden, hatte eine *Phobie vor Tauben und Federn* wie auch *Angst vor langsamem Sterben*. Sie erlebte sich zuerst als ein in Syrien lebender sechsjähriger Junge namens Jodin. Feinde kamen, töteten alle, aber ließen ihn angebunden liegen. Ein Geier schwebte herbei und hackte an ihm herum. Als dieser sich wieder in die Lüfte schwang, wurde er niedergeschossen und fiel auf Jodins Gesicht. Fünf Tage und Nächte blieb er dort liegen. Danach wurde Jodin gefunden und befreit. Als junger Mann kam er 1870 nach Amerika. Er lebte in Texas und hatte immer Angst, wenn ihn der Schatten eines über ihn fliegenden Vogels berührte. Und Federn, selbst Hühnerfedern, fasste er nicht mehr an. In einem Täterleben nahm sich Dorothea in England 1160 als Piko, einen Schwarzmagier, wahr. Er tötete große Vögel, um mit deren Herzen schwarze Magie zu treiben. Ein großer schwarzer Schwan merkte die Gefahr, die von Piko ausging, und wehrte sich vehement gegen ihn. Und wie das Höhere Selbst zu diesem Leben kommentierte, hatte sich die Seele von Dorothea durch die vielen unheilvollen Taten und Morde große, noch abzuladende Schuld aufgebürdet. 1320 entdeckte sich Dorothea in ihrer Seelenvita als Dreißigjähriger in Paris, wo eine Pest ausgebrochen war. Überall lagen Leichen herum. Und überall waren Tauben zu sehen, die auf den toten Leibern herumhackten. Diese, so wurde vermutet, verbreiteten auch weiterhin die Pest. Und tatsächlich flog auch eine Taube in sein Gesicht. Und er meinte, dass er daraufhin selbst die Pest bekommen hat, an der er dann auch verstorben ist.

Wenn jemand eine Angst/Phobie hat, kann die Ursache dafür meist in früheren Leben gefunden werden. Hat man im heutigen Leben mit fünfzehn oder zwanzig ein Angstsymptom, so mag es auf ein Erlebnis mit fünfzehn oder zwanzig in einem Opferleben zurückzuführen sein. Nach einer Rückführungstherapie ist diese Angst/Phobie meistens aufgelöst. Doch mit vierzig mag diese Angst wieder in gleicher oder ähnlicher Art auftreten, doch stammt diese aus einem anderen Leben, wo man in einem früheren Leben um die Vierzig ein angsterfüllendes Erlebnis hatte. Hierbei handelt es sich um eine "gestaffelte" Angstverursachung. Diese zweite Verursachung hat also nichts oder wenig mit der ersten zu tun. Es handelt sich also nicht um einen Rückfall bei erneutem Angstausbruch im heutigen Leben, sondern um eine andere Angstverursachung in einem früheren Leben.

Bei Phobien ist es besonders leicht, ihre Ursachen in relevanten Ereignissen aufzudecken. Und es ist auch leicht, Phobiker davon zu befreien. Ich möchte an dieser Stelle den Therapeuten und Ärzten, die sich um Phobiker bemühen, ein Angebot unterbreiten. Ich stelle mich also einem Team von Therapieexperten. Von zwanzig ausgesuchten Phobikern bekommt nach dem Auslosungsverfahren jeder von uns zehn Patienten zugeteilt. Dieses Team und ich haben eine Woche Zeit, um diese von ihrer Phobie zu heilen. Dann kann ein objektives wissenschaftliches Gremium entscheiden, wer mehr Erfolg hatte.

Panische Zustände

Den Phobien nahe stehen die panischen Zustände, doch müssen sie nicht phobisch, sondern können allein situationsbedingt sein. Wenn auf einmal ein aus dem Zoo ausgebrochener Löwe auf Menschen zuläuft, werden sich wohl alle in Panik zu retten versuchen. Ebenso wird es sein, wenn ein Tsunami Menschen am Strand überrascht. Jeder wird dann panikartig sein Heil in der Flucht suchen. Es kann also situationsbedingt jeder in einen panikartigen Zustand geraten. Es handelt sich dabei um ein uns eingegebenes lebensrettendes Schutzverhalten. Ebenso wird jemand Panik bekommen, wenn er als Nichtschwimmer beim Umkippen eines Bootes ins Wasser fällt.

Aber es gibt auch Angstattacken beziehungsweise Panikzustände, die nicht situationsbedingt sein müssen. Personen befinden sich dann in einem Zustand, wo das Herz plötzlich zu rasen beginnt, der Atem zu stocken scheint, man Schwindel- und Entfremdungsgefühle bekommt, gepaart mit Angst vor dem Tod. Solche Anfälle mögen nur ein paar Minuten andauern. Doch danach bleibt die Angst, dass sich dieser Zustand wiederholen könnte, eben jene berüchtigte *Angst vor der Angst.*

Wir erinnern uns vielleicht an Ottila, die mit dem Ufo auf der Erde zerschellte (S. 169) und seitdem Angst vor dem Autofahren hatte. Und oft hat sie, bevor sie als Beifahrerin in ein Auto steigt, panische Angst vor einer Wiederholung der dann während der Fahrt auszustehenden Ängste.

Eine meiner Klientinnen, ich nenne sie Sonja, muss immer etwas zu essen und zu trinken bei sich haben, wenn sie das Haus verlässt. Man wird sicherlich in diesem Zusammenhang an eine Zwangsneurose denken. Aber wenn sie einmal in einem Stadtbus oder in der S-Bahn fährt und zufällig nicht daran gedacht hat, diese beiden "Notwendigkeiten" mitzunehmen, von denen sie unterwegs sowieso keinen Gebrauch macht, gerät sie in Panik. Sie muss so schnell wie möglich aussteigen, um entweder, wenn es nicht zu weit ist, nach Hause zurückzulaufen, oder um in einem Supermarkt oder an einer Imbissbude etwas zum Essen und Trinken einpacken zu lassen, damit sie dann ihre Fahrt fortsetzen kann. Sie kam also zu mir, um neben ihrer *Angst vor dem Verhungern* herauszufinden, warum sie immer dem Zwang unterliegt, Essen und Getränke bei sich haben zu müssen.

Unter den sechs aufgedeckten Leben fand sich in dem letzten die Ursache für ihre Angst zu verhungern. Sonja nahm sich im Jahre 1943 als ein fünfundzwanzigjähriger polnischer Halbjude namens Pawel aus dem Ghetto von Warschau wahr. Mit seiner Frau und der kleinen Tochter standen oder saßen sie eingepfercht mit vielen anderen in einem verschlossenen Güterwagen, der auch andauernd anhielt. Es gab nichts zu essen, denn auch im Ghetto musste man schon furchtbaren Hunger leiden. Doch das Schlimmste war bei dieser unausstehlichen Hitze außer der großen Atemnot der Durst. Die Kinder schrien vor Durst. Schließlich hielt der Zug in Treblinka. Pawel wurde von Frau und Tochter getrennt. Sie, wie ihm bald klar wurde, führte man in die Gaskammer, während er seiner körperlichen Kraft wegen als Zwangsarbeiter aussortiert wurde. Schwerste Arbeit musste er verrichten, wie auch Leichen aus den Gaskammern herausbefördern und sie auf einen Lastwagen werfen, der sie dann zur großen Grube brachte. Und er wie all die anderen jüdischen Zwangsarbeiter mussten bei schwerster Arbeit großen Hunger leiden, so dass man sich um ein Stück Brot zankte. An Auszehrung verstarb er, bevor man ihn ansonsten auch vergast oder erschossen hätte. "Ich will nie wieder hungern müssen", war seine

Endprogrammierung. Sobald er aus seinem Körper ausgetreten war, erschien ihm seine Frau, die ihm erfreut verkündete: "Wir haben es überstanden."

Ein paar Monate später schickte mir Sonja eine E-Mail, in der sie verkündete, dass sie jetzt kein Essen oder Getränke mehr mit sich herumschleppen müsse. Damit hatte sich auch ihre Panik von allein aufgelöst.

Eine fünfunddreißigjährige Klientin mit schweren Atemproblemen bekommt *Panik in geschlossenen Räumen*, auch ihre Haustüren oder Zimmertüren dürfen nie verschlossen sein. In dem entscheidenden Leben war sie eine verheiratete Bäuerin namens Gerda. Als ihr Mann im Krieg war, kamen Soldaten, töteten ihre Kinder und vergewaltigten sie. Danach verschlossen sie das Haus und zündeten es an. Sie versuchte vergeblich, noch nach draußen zu gelangen, doch sie erstickte am Rauch, bevor die Flammen sie selbst erfassten.

Silke ist eine fünfundvierzigjährige Klientin. Sie leidet unter Schluckbeschwerden, der *Angst vor dem Alleinsein* und vor allem an plötzlich aus dem Nichts hervortretenden *Angstattacken*. Zuerst führte ich ein Clearing durch. Aber davon am Schluss. Silke war eine uneheliche, auf der Insel Rhodos lebende Tochter namens Sissi, die von der Mutter geschlagen wurde, war sie doch der Auslöser, dass sie mit einem unehelichen Kind als Hure diffamiert wurde. Ihren Zorn auf das Leben ließ sie an ihrem Bastard ab. Als Sissi zwanzig Jahre zählte, verstarb ihr geliebter Freund, den sie heiraten wollte. Ihre Trauer um ihn nahm sie mit bis zu ihrem fünfzigsten Jahr, als sie sich, des Lebens und des Alleinseins müde, erhängte. Ihr Höheres Selbst erklärte ihr, dass ihre *Angst vor dem Alleinsein* durch die lange und einsame Trauer und ihre Schluckbeschwerden durch das Erhängen begründet seien. In einem Leben im Zweiten Weltkrieg erlebte Silke sich als sowjetischen Piloten, der als Tieffliger auch auf wehrlose Menschen schoss. Doch plötzlich von einem Abwehrgeschütz getroffen, explodierte seine

Maschine. Im Jenseits traf er einige der von ihm mit der Bordkanone Erschossenen, die ihm verziehen. Er nahm sich vor, in der nächsten Inkarnation in Deutschland geboren zu werden, um als Krankenschwester zu versuchen, alles wiedergutzumachen.

Nun aber zu dem angekündigten Clearing. Es stellte sich heraus, dass Silke seit über zehn Jahren einen Besetzer namens Olaf als unerwünschten Gast in sich hatte. Dieser wollte sie ganz für sich und unternahm alles, damit sie mit keinem anderen Mann intim wurde, denn er wollte sie ganz für sich haben. Wir konnten Olaf von einem Engel ins Licht der höheren Welt geleiten lassen. Und wie das Höhere Selbst uns erklärte, stammten ihre Panikattacken durch ihren Besetzer, der ihr, wann immer er wollte, sich über sie erboste und randalierte, was sich bei ihr als grundlose Panik aus dem Nichts zeigte.

Angst vor dem Unsichtbaren

Psychisch Begabte vermögen manches Mal Verstorbene zu sehen oder ihre Anwesenheit zu spüren und können eventuell auch einen mentalen Kontakt herstellen. Kinder sind hin und wieder begabter als Erwachsene, die verstorbene Oma oder ein Geistwesen wahrzunehmen. Die oben erwähnte Lena (S. 182, S. 64) sah als Kind Angst machende Fratzen und hörte auch manches Mal ein Knacken, das sie vor Angst zusammenzucken ließ. Ihre Zwillingsschwester vermag sogar die Geister zu sehen und zu beschreiben. Doch oft, wenn Kinder darüber berichten, werden derlei Berichte von den Erwachsenen als Kinderfantastereien abgetan oder aus Unverständnis belächelt. Doch dieses Belächeln kann in Verwunderung wechseln, wenn zum Beispiel das Kind sagt, dass die Oma mitgeteilt habe, dass sich in ihrem Schreibtisch in einer Mappe noch Geld befinde, was dann tatsächlich dort gefunden wird.

Wenn Kinder ihnen unbekannte Wesen sehen oder deren Präsens spüren, können sie von Angst heimgesucht werden, so dass sie schreien und sich erst beruhigen, wenn die Eltern das Kind mit in ihr Bett nehmen. Solche Kinder wollen nicht mehr allein in ihrem Zimmer schlafen. Oder sie bestehen darauf, dass das Licht die ganze Nacht an ist. Es gibt sogenannte "Schreikinder", die fast jede Nacht im Schlaf oder beim Erwachen schreien, was selbst bei geöffneten Augen weiterhin anhalten kann. Hierbei handelt es sich, wie ich meine, in den meisten Fällen um Wiedererinnerungen an schmerzliche oder grausame Geschehnisse aus vorausgegangenen Leben. Man könnte also Erwachsene, die ein "Schreikind" waren, nachträglich zurückführen, indem sie sich von ihrem Höheren Selbst zu der Ursache für ihre nächtliche Angst geleiten oder sich die Umstände für diese Angst erklären lassen.

Ängste können also, wie wir anfangs schon beschrieben haben, durch Träume entstehen, so dass man schweißgebadet aufwacht. Und nicht nur Kinder, auch Erwachsene haben manchmal vor dem Einschlafen Angst, dass sich wieder solch ein Schrecktraum einstellen könnte. Und ein Albtraum kann einen den ganzen weiteren Tag begleiten, sobald man wieder daran denkt. Aber Schreckträume werden natürlich nicht allein durch Rückblicke oder Rückerinnerungen an vormals selbst Erlebtes hervorgerufen. Es können auch skurrile Fantasien sein, deren eigentliche Ursachen noch längst nicht erforscht sind. Denn über viele Arten des Traumgeschehens tappen wir noch im Dunkeln.

Normalerweise werden Verstorbene von jemand Nahestehendem, der ihnen im Tod vorausgegangen ist, oder von einem Engel abgeholt und in die höhere Welt zurückgeführt, woher wir alle kommen, jene Welt, die unsere wahre Heimat ist. Dort kommen wir auch wieder zu unserer Kernfamilie zurück, die uns erfreut als Heimkehrer von einem kurzen oder längeren Ausflug in die Erdenwelt begrüßt. Einige von ihnen erkennen wir als uns Nahestehende aus dem soeben beendeten Erdenleben wieder. Andere waren in anderen Inkarnationen schon mit uns verbunden. [28]

Doch es gibt einige soeben Verstorbene, die sich weigern, mit jemandem, der sie abholen will, mitzukommen. Es mag eine Mutter sein, die ihre Kinder nicht verlassen will, es mag ein Ehemann sein, der sich aus Liebe oder Eifersucht nicht von seiner Frau trennen will, es mag der Vater sein, der sein Geschäft nicht aus den Augen verlieren möchte. Es gibt viele Gründe, warum jemand erdgebunden bleibt. Und ein ganz wichtiger ist folgender. Jemand, der ganz und gar nicht an ein Leben nach dem Tod glaubt, kann sich, wenn zum Beispiel sein Vater ihm erscheint, um ihn abzuholen, weigern mitzukommen, da er ihn für eine Fantasiegestalt hält und ihm sagt, dass er ja verstorben sei und ihm somit nicht erscheinen könne. Denn er selbst hat noch gar nicht begriffen, dass er gestorben ist, nachdem er aus seinem Körper im Bett ausgestiegen war. Und nun hält er alles, was er erlebt, für einen Traum. Er sieht vielleicht, dass seine neben ihm liegende Ehefrau auf einmal entdeckt, dass er nicht mehr lebt und entsetzt aufschreit. Er mag sogar seine Beerdigung miterleben. Aber er denkt, dass alles von ihm nun Wahrgenommene ein Traum ist. Er mag sich weiterhin für die Familie unsichtbar im Hause aufhalten und kann, wie ich schon sagte, von psychisch Begabten wahrgenommen oder gespürt werden. Doch wenn er sieht, dass seine Tochter, die bei seinem Tod drei Jahre alt war, nun drei Jahre später in die Schule geht, dann wird er merken, dass er ja doch verstorben sein muss. Er wird dann auf sich aufmerksam machen wollen. Mein verstorbener Vater, der Dichter Molar, ließ am Weihnachtsabend, als wir seiner gedachten, das Lampenlicht flackern und produzierte einen Knall, indem eine Lampenbirne zersplitterte.

Erdgebundene Seelen haben kein Zeitgefühl. Sie können sogar über hundert Jahre in einem Haus oder in einer Umgebung hausen, und es kommt ihnen vor, als ob ihr Tod erst vor kurzem stattgefunden hätte. Und wenn ihnen ganz klar bewusst geworden ist, dass sie verstorben sind, wollen sie mit aller Macht auf sich aufmerksam machen. Sobald sie mit Gedankenkraft ein Klopfen oder Klopf- und Stöhngeräusche zu bewerkstelligen vermögen, erzeugen sie Spuk. Und dadurch bereiten sie vielen Menschen Angst, so dass sie eventuell das soeben erstandene Haus schleunigst wieder verkaufen.

In solchen Fällen ist ein Hausclearing vorzunehmen, das heißt, jemand muss kommen, der mit dem Unsichtbaren spricht und ihm zu verstehen gibt, dass auf ihn eine höhere und schönere Welt wartet, in welcher er wieder einen neuen Körper bekommt und wirklich wieder Freude und Liebe empfinden wird. Denn auf

Erden bereitet er den Hiesigen große Angst. Und nachdem er mit Hilfe der Jenseitigen abgeholt worden ist, ist sicherheitshalber noch eine allumfassende Reinigung des Gebäudes von allen negativen Energien vorzunehmen. Denn wenn in diesem Gebäude in vergangenen Zeiten viel Übles wie Mord, Folter oder Vergewaltigung geschehen ist, sind eventuell immer noch Schwingungen vorhanden, die den Sensiblen den Aufenthalt mit Angstgefühlen vermiesen, aber auch andere Gefühle des Unwohlseins vermitteln können. [29]

Fremdängste

Unter dem Begriff Fremdängste verstehe ich solche Ängste, die von anderen übernommen worden sind, nicht aber unbedingt mit Ursachen aus früheren Leben zusammenhängen müssen. Oben unter dem Kapitel *Übertragene oder anerzogene Ängste* habe ich schon über jene Ängste berichtet, die einem von Eltern, der Kirche, Lehrern oder anderen Personen eingetrichtert worden sind und die sich dann als "eigene" Ängste manifestieren können. Diese lassen sich meist leicht auf plausible Programmierungen aus dem gegenwärtigen Leben zurückführen. Einige Jahre vor 1000 n. Chr. wurden Hunderttausende von der Angst befallen, dass mit diesem Jahrtausendwechsel auch die von Christus angekündigte Endzeit der Menschheit bevorstünde. Die Klöster waren überfüllt, wollten viele doch noch vor dem Jüngsten Tag ihre Sünden durch ein frommes Leben und gute Taten ausgleichen. Es war eine Massenangstübertragung, die Ansteckungscharakter hatte.

Aber es gibt Ängste, die zum einen genetisch bedingt sein können, also von einem der Eltern vererbt wurden, oder die durch Schwingungen übertragen werden. Wir wissen aus der Forschung über eineiige Zwillinge, dass einer von ihnen weit weg vom anderen, vielleicht in Südamerika (wo ich gerade dieses Buch in Ecuador schreibe), in einen Unfall verwickelt ist, wobei er sich, sagen wir, den linken Arm gebrochen hat. Und zur gleichen Zeit erfährt der andere, der sich vielleicht in Europa aufhält, einen Schmerz im linken Arm. Das lässt sofort an Max Plancks Quantentheorie denken. Doch es könnte sein, dass jener in Südamerika sich in einer großen Gefahr befindet, da er alleine beim Baden im Meer von der Strömung fortgerissen wird und nicht mehr ans Land zurückschwimmen kann. Er gerät in *Panik*. Und zur gleichen Zeit wird der andere Zwilling von einer großen Angst erfasst und wahrscheinlich an seinen Bruder denken. Hierbei handelt es sich also um eine nicht aus sich selbst entstandene Angst, sondern um eine *Fremdangst*, eine Angst, die angenommen beziehungsweise übernommen worden ist.

Und solche Fremdängste gibt es in mancherlei Art. Eine im Sterben liegende Mutter mag große Angst vor dem Sterben und dem Jüngsten Gericht haben. Diese Angst kann sich auf die sie umsorgende Tochter übertragen, die sonst nie Angst vor dem Sterben oder dem Tod und was dann mit einem geschehen könnte gehabt hatte. Nun hat sie diese Ängste übernommen, die auch nach dem Tod der Mutter in ihrer Psyche bleiben und sich verankern könnten. So sind auch meiner Meinung nach Depressionen zu erklären, die jedoch mit einem Mal mit der an sie geknüpften Angst aufgelöst werden können.

Alle Massenhysterien sind Fremdängste, wenn der Auslöser, der diese Hysterie bewirkt, nicht selbst erlebt wird. So haben in den letzten Monaten des Zweiten Weltkrieges, als die Russen in Deutschland eindrangen, Millionen Deutsche Angst vor ihrer Rache gehabt und haben in Panik die Flucht ergriffen. Auch wenn jemand an sich keinerlei Ängste verspürt haben könnte, da er sich in Sicherheit glaubte, wurde er durch die Massenpsychose mitgerissen. Man eignete sich die Ängste der anderen an.

Zu den Fremdängsten zähle ich auch jene, die durch innewohnende Besetzer übertragen werden. Doch diese behandele ich in einem späteren Kapitel. So können auch Depressionen, um noch einmal darauf zurückzukommen, durch übertragene Ängste anderer entstanden sein. Wenn man mit depressiven Menschen zum

Beispiel in einer Wohngemeinschaft zusammenlebt, kann man selbst depressiv werden. Erlebt man aber eine Situation, die einen unbewusst an ein depressives Ereignis aus einem früheren Leben erinnert, so handelt es sich dabei nicht um eine Fremdangst, sondern um eine wieder neu entfachte Angst, die im Emotionalkörper schlummerte, sich aber, durch eine ähnliche, von außen kommende Situation stimuliert, somit als Angst wieder bemerkbar macht. Bei solchen Ängsten handelt es sich um endogene, aus sich selbst bewirkte Angst, verbunden mit Ängsten aus vorausgegangenen Zeiten.

Zwänge als Angstbereiter

Unter den Zwängen gibt es sehr viele verschiedene Arten. Man ist entweder gezwungen, etwas zu tun, oder man ist gezwungen, etwas zu unterlassen. "Es handelt sich um wiederkehrende Zwangsgedanken und Zwangshandlungen. (...) Sie werden weder als angenehm empfunden noch dienen sie dazu, an sich nützliche Aufgaben zu erfüllen." [30]

Es gibt Zwänge, die einfach vorhanden sind, ohne Angst zu bereiten, wie zum Beispiel der Redezwang. Doch andere könnten mit Ängsten verbunden sein. Denn wenn ich dem Zwang unterworfen bin, alles zu kontrollieren, bevor ich das Haus verlasse, dann kann mich, wenn ich mich schon außer Haus befinde, die Angst überkommen: "Habe ich auch wirklich das Gas richtig abgestellt?" Oder: "Habe ich auch wirklich alle Fenster zugemacht?" Und manches Mal kehrt man dann um, um nochmals alles zu kontrollieren. Natürlich kann diese Art von Zwängen mit dem heutigen Leben verbunden sein, entweder hat man selbst erlebt, wie ein Einbrecher durch das Fenster in eine Wohnung eindrang, oder ein Gleiches ist in der Nachbarschaft passiert. Auch Zeitungen könnten darüber geschrieben haben und die Bewohner vor Dieben, die durch nicht richtig verschlossene Fenster einsteigen, gewarnt haben. Solche Erlebnisse oder Informationen können eine durch Zwänge bewirkte Angst noch vergrößern. Aber die meisten Zwangsängste sind Relikte aus früheren Leben.

Im zweiten Fall könnte man erlebt haben, dass in einem früheren Leben ein Dieb durch ein Fenster eingestiegen ist, der alles

Geld und allen Schmuck gestohlen hat. Die Ursache für den ersten Fall könnte darauf zurückzuführen sein, dass man im vorausgegangenen Leben den Gashahn nicht richtig abgedreht hatte, so dass noch Gas in die Küche strömte. Und als der Ehemann von der Arbeit zurückkehrte, um sich mit seiner brennenden Zigarette aus dem Kühlschrank ein Bier zu holen, verursachte das eine gewaltige Detonation, die seinen Tod bewirkte. Man könnte nun als Gesetz formulieren: Je größer ein Zwangsverhalten, desto größer war seine Verursachung, die meistens in einem früheren Leben stattgefunden hat.

Man kann auch von einem Zwang behaftet sein, dass man etwas unterlässt, während sich jedoch fast alle Zwänge darauf beziehen, dass man etwas meist Unnützes ausführt. So kann eine Frau dem Zwang unterliegen, sich nicht zu schminken oder schön zu machen. Denn eine Programmierung aus einem früheren Leben mag noch in ihr wirksam sein, in welchem sie als sehr schöne Frau von Männern vergewaltigt worden ist und sich programmierte: "Ich will nie wieder schön sein." Und diese Programmierung kann zusätzlich noch einen Essenszwang bewirkt haben, indem sie übermäßig viel isst, um sich durch unattraktive Leibesfülle die Männer vom Leib zu halten.

Einer meiner Auszubildenden ist Mathematiklehrer. Nicht zufällig wird er sich zu diesem Beruf entschlossen haben, denn er unterliegt einem Kontrollzwang. Und wie beim Rechnen muss auch alles andere in seinem Leben richtig stimmen. Alles wird kontrolliert. Bevor er zum Beispiel ein Medikament zu sich nimmt, muss kontrolliert werden, ob es das richtige ist, indem er sich zwei-, dreimal vergewissert. In dem vorausgegangenen Leben war er in Hamburg 1936 ein Krankenpfleger namens Josef, der einem Patienten aus Unvorsichtigkeit ein falsches Medikament verabreichte, das dessen Tod bewirkte. Auch wenn ihm nichts zur Last gelegt wurde, wusste er, dass er durch sein Versagen den Tod eines Patienten verschuldet hatte. Er wurde von großen Schuldgefühlen geplagt und hat sich selbst den Vorsatz auferlegt, immer alles genauestens zu kontrollieren, bevor er etwas weitergibt oder zu sich nimmt.

Ein zweiundvierzigjähriger Fotograf unterliegt einem Naschzwang. Wo immer er bei sich zu Hause – oder sogar wenn er irgendwo eingeladen ist – etwas Süßes sieht, muss er davon naschen. Er möchte unbedingt von diesem Zwang befreit sein. In dem Leben, das diesen Zwang begründet hat, nimmt er sich 1180 als eine vierzehnjährige Sizilianerin namens Riba wahr, die an einen orientalischen Kleinherrscher verkauft wurde. Im Harem bekommen die Frauen nur alle zwei Tage etwas zu essen, damit sie nicht dick werden. Und wer dem Herrscher nur lustlos Sex anbietet, wird ganz mit Essensentzug bestraft. Sie spielt diesem jeweils einen Orgasmus vor, denn sie will auf jeden Fall zumindest alle zwei Tage Essen bekommen. Und da sie ihre Ration nicht gleich wie alle anderen hinunterschlingt, sondern sich Reste für den folgenden Tag aufbewahrt, stehlen ihr einige die von ihr versteckten Reserven. Und ihre Lebensschlussprogrammierung lautet: "Ich will nie wieder Nahrung unbewacht lassen."

Eine Frau mag im heutigen Leben dem Zwang unterliegen, jeden Sonntag in den Gottesdienst zu gehen und sich auch hin und wieder von einem Priester die Beichte abnehmen zu lassen. Und sie hat *Angst*, dass sie aus irgendwelchen Gründen diese für sie notwendigen Seelenpflichten nicht einhalten könnte. Selbst wenn sie schon im Rollstuhl sitzt, lässt sie sich in die Kirche zum Gottesdienst fahren, auch wenn sie, die arm ist, jemanden dafür entlohnen muss. Man kann diesen Zwang natürlich als einen übernommenen durch Mutter oder Großmutter begründen. Vielleicht wuchs die Frau auch in einer sehr frommen Familie auf. Aber sie überkommt geradezu eine Angst, wenn sie aus Krankheitsgründen nicht zur Kirche gehen kann. Dann betet sie zu Gott, dass er ihr vergeben möge. Und sie mag auch einen Priester zu sich nach Hause bitten, der ihr dann, obwohl sie sich keiner Sünde bewusst ist, die Beichte abnimmt.

In einer Rückführung kann sich aber herausstellen, dass sie im früheren Leben als Hexe angeklagt war, da sie nie zur Kirche oder zur Beichte gegangen war. Und sie wird sich dann programmiert haben: "Ich will nie wieder einen Gottesdienst verpassen. Ich will auch immer zur Beichte gehen."

In meinem Buch *Das große Karmahandbuch* habe ich den Waschzwang eines Mannes beschrieben. [31] Er muss sich jeden Tag mehrere Male die Hände und andere Körperteile waschen und steht deshalb auch oft längere Zeit unter der Dusche. In dem dafür sich zeigenden früheren Leben ist er ein französischer Kardinal, der sich mit Syphilis angesteckt hatte, die sich auch durch unliebsame Hauterscheinungen bemerkbar machte. Diese musste er auf jeden Fall mit Puder oder Salben überdecken, denn würde man an diesen Hautmerkmalen erkennen, dass er von nämlicher Krankheit befallen ist, würde man für ihn als Geistlichen, der das Gelübde der Keuschheit abgelegt hatte, nur noch Spott und Verachtung übrig haben.

Noch vor dem Einreichen dieses Skriptes an den Verlag kam eine sechzigjährige Frau in Begleitung ihres Mannes zu mir. Ich nenne sie Beate. Ihre Hände steckten in dünnen, durchsichtigen Plastikhandschuhen. Sie reichte mir nur zögernd die bedeckte Hand. Im Therapieraum angekommen bat sie mich, dass ihr Mann während der Rückführungstherapie anwesend sein dürfe, wozu ich einwilligte, obwohl es sonst nicht angebracht ist, einen Ehepartner oder eine andere nahestehende Person als Zuhörer dabei zu haben, da man dann oft gehemmt ist, über Dinge zu sprechen, die der Anwesende nicht hören sollte. Während der Anamnese offenbarte sie mir eine ganze Reihe ihrer körperlichen und psychischen Probleme. Doch ihr Hauptproblem war ihre

Angst vor Ansteckung. Sie fürchtete, dass sie durch Bakterien und Viren tödlich erkranken könnte. Sie würde nichts Fremdes ohne Handschuhe anfassen, es sei denn, es käme gerade aus der Reinigung. Auch ihr Mann durfte sie nicht berühren, ohne vorher gründlich die Hände gewaschen zu haben. Täglich wusch, ja schrubbte sie ihre Hände – man wird es nicht glauben – fünfzig- bis siebzigmal und stand außerdem bis zu einer Stunde unter der Dusche. Alles begann plötzlich vor etwa zwanzig Jahren nach dem Kauf eines neuen Hauses. Seitdem ging sie nie ohne Handschuhe aus dem Haus. Selbst wenn sie ein Buch kaufte, wischte sie dieses zu Hause erst akribisch mit einem Desinfektionstuch ab, denn es könnte ja noch jemand außer der Verkäuferin angefasst und Viren darauf hinterlassen haben. Hinzu kamen Essstörungen, so dass sie öfter alles Gegessene wieder in einen Mülleimer spuckte. Sechs Jahre lang begab sie sich in medizinische und therapeutische Behandlung, weilte auch sechs Wochen in einer Spezialklinik. Alle durchgeführten Bemühungen reduzierten jedoch in keiner Weise ihre Angst vor Ansteckung samt der Waschmanie.

In ihrer Rückführung wurde ein Täterleben aufgedeckt, in welchem Beate als germanischer Ritter und Anführer einer großen Kriegerschar im mittelalterlichen Frankenreich außer Männern auch Frauen und Kinder umbringen ließ und dabei selbst Hand anlegte, was sich besonders auf das Köpfen von Menschen erstreckte. Nebst drei anderen ausgleichenden Opferleben war das vierte jenes, das sich im besonderen Maße auf ihre heutige Angst vor Ansteckung samt dem Waschzwang bezog. Sie erlebte sich 1948 als ein deutscher, Wache schiebender Soldat, der bei einem Rundgang über eine Wiese in ein stinkendes Sumpfgebiet geriet. Und während er alles versuchte, um sich daraus zu entfernen, geriet er immer weiter in ein mit Jauche, Dreck und Ungeziefer verseuchtes Sumpfloch, in das er allmählich immer tiefer hineinsank. Alle Hilfeschreie blieben ungehört. Schließlich schluckte er die Jauche samt den darauf krabbelnden Maden und erlebte einen Erstickungstod.

In den Kiefernzapfen steckte Beate alles, von dem sie sich nun befreien wollte. Und nachdem die Lichtflammen den Zapfen samt Inhalt aufgelöst hatten, sagte sie unter anderem je drei Mal ihre Reprogrammierungsformel: "Ich bin frei von der Angst vor Bakterien und Viren. Ich bin frei von dem Waschzwang, ich bin frei von dem Selbstbestrafungsmechanismus und ich bin frei von allen Schuldgefühlen." Und als ich sie wieder in die Gegenwart zurückgeführt hatte und sie die Augen öffnete und mich und ihren Mann wahrnahm, fragte ich sie, ob ich ihre unbehandschuhte Hand streicheln dürfe, was sie normalerweise nie zugelassen hätte. Und als sie das erlaubte, fragte ich sie, ob sie auch mit ihrer Hand über meine Haare streicheln wolle, was sie dann ebenfalls tat. Schließlich erhob sie sich von der Couch, holte ihr Portemonnaie hervor, und nahm - zum großen Erstaunen ihres Mannes - die Scheine heraus und legt sie mir als Bezahlung auf den Tisch. Sie hatte seit fast zwanzig Jahren kein Geldstück und keinen Geldschein mehr ohne Handschuh berührt. Ihr Mann war sprachlos. Dann schließlich ging sie die Treppen hinunter und berührte - wiederum zum Erstaunen ihres Mannes - das "fremde" Geländer, dass sie mit bloßen Händen noch vor kurzem nie angefasst hätte. Und drei Tage später schrieb mir Beate voller Stolz eine E-Mail: "Gestern war ich ohne Handschuhe einkaufen und habe Geld angefasst ..."

Ich wünsche mir, dass mehr Therapeuten schnellstens die Rückführungstherapie erlernen, um sie zum Segen der von Ängsten Geplagten einsetzen zu können. Es ist im Grunde ganz einfach! Aber man muss sein therapeutisches Handwerk gelernt haben.

Ein ganz besonderer Zwang in Verbindung mit Angst ist jener, sich selbst nicht genug wegen in früheren Leben begangener Untaten zu bestrafen. Solche Menschen unterliegen einem *Selbstbestrafungsmechanismus*. Natürlich wird er unbewusst ausgeführt. Das ganze Leben scheint sich gegen einen zu stemmen. Alles scheint schiefzulaufen, sei es im täglichen Leben, im Beruf oder in der Partnerschaft. Oder man begeht eine Straftat und stiehlt beispielsweise im Kaufhaus etwas, um ertappt und nachträglich noch bestraft zu werden. Und vielleicht wählt man auch einen Beruf, der von der Gesellschaft verachtet wird. Einige meiner Klientinnen waren oder sind immer noch Prostituierte. Sie haben diesen Beruf unter anderem aus dem inneren Zwang heraus gewählt, sich unbewusst für irgendetwas bestrafen zu müssen. Und dieser Zwang, sich nicht genug zu bestrafen, erweckt eine Unruhe, ja eine gewisse Angst.

In meinem Buch *Das große Handbuch der Sexualität* habe ich den Fall eines Pädophilen namens Adrian in allen Einzelheiten wiedergegeben.[32] Er ist mit dem Zwang behaftet, Mädchen im Alter zwischen sechs und zwölf Jahren sexuell zu berühren oder sich von ihrer Gegenwart sexuell stimulieren zu lassen. Er stellt sich, in einem Auto sitzend und mit einer Frauenperücke auf dem Kopf, neben einen Schulhof und wartet, bis die Kinder zur Pause herauskommen. Dann observiert er mit einem Fernglas die jungen Mädchen, während er sich dabei masturbierend abreagiert. Auch verkleidet er sich gelegentlich als Arzt und geht nachts in Kinderkliniken. Er sagt der Stationsschwester dann, ein Kollege schicke ihn, nochmals nach einem Mädchen zu sehen, dessen Namen er gerade vergessen habe. Und in dem Zimmer angekommen, nähert er sich einem schlafenden Kind, streckt seine Hand unter die Decke und berührt sie in der Schamgegend, während er sich dabei selbst befriedigt. Dieses Zwangsverhalten bereitet ihm selbst Angst, einmal die *Angst*, wieder *überführt* und abermals festgenommen oder zu Bewährungs- oder Geldstrafen verurteilt zu werden. Zum anderen hat er *Angst vor sich selbst* und seinem Zwang, unbedingt wieder ein Opfer für sein Lustgefühl finden zu müssen, dem er aber nie Gewalt zugefügt habe, wie er ausdrücklich betonte.

Er habe, wie er mir mitteilte, schon bei mehreren Therapeuten in Einzel- und in Gruppentherapien "tausend Stunden", wie er sagt, verbracht. Aber tief im Inneren weiß er, dass er sich ja gar nicht ändern will. So hatte selbst eine Hypnotherapie keinen bleibenden Erfolg. Das Gericht verurteilte ihn einmal zu einer Therapie bei einem Psychiater, der ihm aber nach kurzer Zeit bescheinigte, dass er keine Gefahr für Kinder und Jugendliche darstelle. Und Adrian kommentierte: "Wie dumm er doch ist."

Nach seiner Befreiung von einem Besetzer – doch darüber gleich im Anschluss – führte ihn sein Höheres Selbst in ein früheres Leben in Kanada, wo er sich als einen elfjährigen Farmerssohn namens Steven erkannte, der sich in die einige Monate jüngere Nachbarstochter Sabine verliebt hatte. Trotz ihres jungen Alters unterhielten sie heimlich eine intensive Liebesbeziehung, die auch den Beischlaf mit einschloss. Als sie sich wieder auf dem Scheunenboden trafen und nun halbnackt beieinanderlagen, stößt er aus Versehen die Petroleumlampe um. Sofort fängt das Stroh Feuer. Sie hat ihren Fuß irgendwie festgehakt und kann ihn trotz seiner Hilfe nicht lösen. Dann brennen die Kleidungsstücke beider und die Haare. Er fällt vom Scheunenboden herunter, wälzt sich, um das Feuer zu löschen. Er will die Leiter wieder hochklettern, um ihr zu Hilfe zu eilen. Doch dann bricht das Dach zusammen. Ihm gelingt es noch, die brennende Scheune zu verlassen, während sie ein Opfer der Flammen geworden ist. Er hat bis zu seinem Tod im hohen Alter um sie getrauert und nie eine andere Frau begehrt. Im Jenseits treffen sie sich erfreut wieder und küssen sich. Beide begegnen sich in dem Alter, als sie sich das letzte Mal vor dem Feuer begegnet waren. Und das Höhere Selbst erklärte, dass Adrian immer noch auf der Suche nach Sabine sei, weshalb er sie im heutigen Leben unter vorpubertären Mädchen zu finden hofft.

Und nun zu dem Clearing, das wir vor dem Aufsuchen der betreffenden Inkarnation durchführten. Ich merkte Adrian durch seine unruhigen Bewegungen an, dass jemand in ihm weilte. Ich sprach diese Wesenheit an, und es meldete sich auch ein Mann, den wir René nannten. Er sei, wie er uns erklärte, schon viele Jahre bei Adrian, da er die gleichen Neigungen hinsichtlich der

Pädophilie habe wie er. Nach seinem Tode wollte er seinem Trieb weiterhin nachkommen, doch er fasste durch die Mädchen hindurch. Erst als es ihm gelang, in Adrian hineinzusteigen, konnte er durch dessen Hand wieder Mädchen berühren. Und wenn Adrian sich weigerte, wieder auf die Suche nach Mädchen zu gehen, trieb er ihn dazu an. Ich erklärte René, dass nun ein schöneres Leben in einer höheren Welt auf ihn warte, wo er endlich frei von seinem pädophilen Zwang sei. Und er war auch bereit, Adrians Körper zu verlassen.

Nachdem Adrian sich programmiert hatte, sich von seiner Pädophilie zu lösen, holte ich ihn zurück in die Gegenwart. Er fühlte sich, wie er dann gestand, wie ein neuer Mensch. Eine Woche später rief er mich an und verkündete, dass er von seinem Zwang und aller damit verbundenen Angst befreit sei. Doch einige Wochen später rief er nochmals an und sagte, dass sein Verlangen, Mädchen zu berühren, wieder zurückgekehrt sei, wenn auch nicht so stark wie vorher. Ich bin überzeugt, dass seine ursprüngliche Angst aus dem Leben als Steven aufgelöst war. Doch hatte sich ein anderer pädophiler Besetzer, der ihn wahrscheinlich schon von früher kannte oder sich noch in ihm versteckt gehalten hatte, seiner bemächtigt. Leider kam Adrian nicht nochmals zu mir, sonst hätte er sich vielleicht auch von diesem neuen Besetzer befreien können.

Und mit diesem Beispiel kommen wir zu einem wichtigen Angstthema: Angst in Verbindung mit Besetzungen.

Angst in Verbindung mit Besetzungen

Unter dem aus dem Englischen stammenden Wort "Clearing" versteht man die Reinigung beziehungsweise die Befreiung von Menschen innewohnenden negativen Energien und vor allem von möglichen "Gästen", die sich dort eingenistet haben. Es handelt sich bei diesen in den meisten Fällen um Verstorbene, die sich ganz oder mit einer ihrer Teilseelen in einem Körper niedergelassen haben und sich nun durch Vermittlung von Gefühlen samt Ängsten, von körperlichen Schmerzen oder von Gedanken kundtun und somit den Zustand einer Depersonalisation schaffen. Zum Beispiel sind die meisten Schizophrenen von ein oder mehreren in ihnen hausenden Verstorbenen belagert.

Solche innewohnenden Seelen sind nach ihrem eigenen physischen Tod herumgeirrt. Nach meiner Schätzung werden achtzig Prozent der Verstorbenen unmittelbar nach ihrem Verlassen des physischen Körpers oder sehr bald darauf von Jenseitigen abgeholt. Diese sind in der Mehrzahl jene, die ihnen im Leben nahestanden und bereits nach ihrem eigenen Tod im Jenseits angekommen sind. Manches Mal erscheint auch ein Engel oder der Geistführer. Aber einige, wie schon kurz angedeutet, wollen ihre irdische Umgebung und die ihnen nahestehenden, noch auf Erden Lebenden nicht verlassen und geben als Begründung zum Beispiel an: "Ich muss noch bei meinen Kindern bleiben, bis sie erwachsen sind." Oder: "Ich muss erst noch eine neue Frau für meinen Mann suchen, damit er nicht alleine ist und um mich trauert." Es gibt viele Gründe, warum man nach dem Tod noch nicht in die jenseitige Heimat zurückkehren mag. Aber irgendwann wird ein jeder, und dauerte ein unsichtbarer Lebensaufenthalt auch Hunderte von Jahren, in die höhere Welt zurückkehren. Diese "jenseitige Welt" befindet sich nicht oben oder unten. Es handelt sich um eine Daseinsebene der göttlichen Schöpfung, die auf einer höheren Schwingungsfrequenz gelagert ist, die wir, solange wir auf der irdischen Frequenz verweilen, nicht berühren können. Doch bei spirituellen Kontakten gelingt es den Jenseitigen, ihre Frequenzen so zu verändern, dass sie uns vor allem im Schlaf oder bei anderen Gelegenheiten erreichen und auch inspirieren können. Wenn wir uns im tiefen Alphazustand befinden, sind wir auch leichter mit den höheren Frequenzen in Verbindung zu bringen. Erdgebundene leben ebenfalls in einer etwas veränderten Schwingungsfrequenz, die unserer zwar ähnelt, sie aber dennoch für uns unsichtbar bleiben lässt. Medial Begabte, wie Sylvia Browne, können sie jedoch wahrnehmen.

Das Wissen um Besetzungen ist sicher schon seit Urzeiten bekannt, gehört die Austreibung beziehungsweise ein Clearing doch zu den selbstverständlichsten Ritualen der Schamanen. Auch Jesus, wenn man so will, war Schamane, denn er trieb Besetzer aus den Körpern der Besessenen aus und lehrte sicherlich seine Jünger, wie man dabei vorzugehen hatte, gab er ihnen doch bei seinem Wiedererscheinen den Auftrag, in alle Welt zu gehen, Menschen zu heilen und auch böse Geister auszutreiben. [33] Die katholische Kirche hat sich dieses Gebot zu eigen gemacht, indem sie den Exorzismus einführte. Ausgebildete Priester mit der Bibel in der Hand treiben bei psychisch Gestörten den "Teufel" aus. Manches Mal sogar mit Erfolg.

Professor Carl Wickland, ein Psychiater aus Amerika, bekam durch seine in Trance befindliche Gattin von Jenseitigen eine Methode übermittelt, um "Besessene", also jene, die eine Besetzung in sich haben, von ihren Besetzern zu befreien. [34] Hierbei wird immer ein Medium als Vermittler benötigt, eine Methode, die vor allem im heutigen Brasilien weitverbreitet ist.

Aber es haben sich auch andere oft sehr unterschiedliche Methoden ohne das Mitwirken von Medien entwickelt. Sinaida, meine Partnerin, verwendet eine Befreiungsmethode, die sich aus der Hunalehre entwickelt hat, während ich meine eigene vermittelt bekommen habe.

Etwa bei einem Viertel von denen, die für eine Rückführungstherapie zu uns kommen, stellt sich heraus, dass der Klient zuerst ein Clearing benötigt, um mit ihm oder ihr erfolgreich in frühere Leben eintauchen zu können. Im Wolkenbett rufen wir die zehn Engel der Befreiung an, die sich dann unsichtbar einfinden, während zwei von ihnen einen im Durchschnitt etwa einen Meter großen Kanal aus weißem Licht herstellen, der in die höhere Welt hinaufreicht. Danach halten alle zehn Engel ihre Hände über den Klienten und senden weißes Licht in seinen Körper. Ein Engel, jener, der sich vor den Fußsohlen oder am Kopf befindet, schickt nun weißes Licht in den Körper hinein, bis dieser ganz davon angefüllt ist.

Dann wird der Klient gebeten, mit seinen inneren Augen in seinem Körper nachzuforschen, ob sich dort irgendetwas von dem Weiß abhebt. Und hat er eine Stelle gefunden, so wird diese vom Therapeuten angesprochen und gefragt, wer er oder sie sei. Und meist meldet sich dann durch den Mund des Klienten sprechend oder diesem die entsprechenden Gedanken eingebend eine erdgebundene Person, die dann befragt wird, wer sie ist, wann sie zu dem Klienten gekommen ist und warum sie sich in diesem niedergelassen hat. Manche wissen gar nicht, dass sie verstorben sind, weshalb wir sie ihr Leben vor dem Tod wiedererleben lassen samt dem Austreten aus ihrem Körper, um ihnen verständlich zu machen, dass sie keinen irdischen Körper mehr haben und nun "verschieden" sind. Wir erklären diesem Mann, dieser Frau oder dem Kind, dass es eigentlich in eine höhere und schönere Welt, unser aller Heimat, gehört, die wir in seiner Herrlichkeit kurz beschreiben. Und dann wird dieser Besetzer gefragt, wen er/sie sich von seinen bereits Verstorbenen herbeiwünscht, damit dieser ihn abhole. Und meistens wird die Mutter oder Großmutter genannt, die dann erscheint. Mit Hilfe der Engel wird er/sie aus dem Körper herausgeholt, während die hinzugekommene Gestalt die Arme ausbreitet, um ihn/sie zu empfangen. Dann gleiten sie durch den Lichtkanal in die höhere Welt.

Danach wird noch weiterhin geforscht, ob sich noch ein anderer Besetzer an einer anderen Stelle des Körpers niedergelassen hat. Wird nichts mehr aufgespürt, gehen die Engel nochmals suchend durch den Körper und auch die Aura und holen vielleicht noch Übersehenes sowie auch negative Energien heraus. Anschließend halten sie ihre Hände über den ganzen Körper und schicken aus ihren Händen goldenes Licht hinein. Dieses Licht beinhaltet Freude, Liebe und Heilkraft. Dann bedanken wir uns bei den Engeln.

Oft wird ein Clearing ohne anschließende Rückführung durchgeführt, da es manches Mal sehr dramatisch und langwierig zugeht. Doch wenn alles reibungslos verläuft, wird das Höhere Selbst gebeten, den in Trance Befindlichen nun in das betreffende Leben hinter dem Wolkentor zu führen, wo die Ursache für sein Problem zu finden ist.

Dies ist nur eine kurze Einführung in ein vorzunehmendes Clearing. Es bedarf eines ganzen, ausführlichen Buches, um all die oft sehr verwickelten Befreiungen vorzunehmen. Denn es gibt auch sehr unwillige Besetzer, die den Körper ihres Gastes nicht sofort verlassen wollen, und es gibt auch solche, die einem von dunkler Seite geschickt worden sind, um Unheilvolles zu bewirken. Und Besetzungen bewirken im Klienten sehr häufig kleine bis sehr große Ängste – und darüber soll in diesem Buch über die Ursachenaufdeckung von Ängsten nun die Rede sein.

Wenn ein Besetzer durch eine Kopfverletzung zu Tode gekommen ist, dann kann er diese in den Todesminuten ausgestandenen Schmerzen auf seinen Gast übertragen, so dass dieser oft von Kopfschmerzen geplagt ist, gegen die auch kaum Tabletten helfen. Sobald der Besetzer aber aus ihm hinaus und ins Licht geführt worden ist, sind auch die Kopfschmerzen aufgelöst. Genauso wie mit körperlichen Schmerzen verhält es sich mit seelischen Schmerzen und vor allem mit Ängsten. Ist eine Besetzerin vergewaltigt und erwürgt worden, dann mag sie der besetzten Person Halsbeschwerden und vor allem *Ängste vor Männern* vermitteln, so dass jene Angst hat, sich mit einem Mann einzulassen. Hat der Besetzer bei einem Skiunfall den Tod gefunden, dann wird er dem von ihm Besetzten ausreden, auf keinen Fall Ski zu fahren, oder ihm, so dieser ihm keine Beachtung schenkt, eine Angst vor dem Skifahren eingeben. Ist jemand bei einem Autounfall ums Leben gekommen und befindet sich jetzt in einem Gast, so wird er seine Angst auf ihn übertragen, ja kein Auto zu fahren – oder wenn, dann nur bis zu einer bestimmten Geschwindigkeit. Sollte jener diese trotzdem überschreiten, lässt der Besetzer ihn die Angst spüren. Ist ein Besetzer beim Überqueren einer Straße tödlich verunglückt, kann er in seinem Gast jeweils eine große Angst beim Wechsel von einer Straßenseite auf die andere entstehen lassen. Und ist jemand bei einem Flugzeugunglück ums Leben gekommen, so wird der ihn in sich Beherbergende auf einmal eine Angst vor dem Fliegen bekommen, die vorher nie da war, und es wird für ihn unverständlich sein, woher diese Angst auf einmal gekommen sein könnte. Diese produzierten Ängste sind vor allem *Warnängste*, damit dem Besetzten nicht etwas Ähnliches passiert wie dem Besetzer ehemals. Denn der Besetzer hat Angst, durch ein ähnliches Erlebnis nochmals zu Tode zu kommen, möchte er doch seinen Gastgeber nicht verlieren.

Bei all diesen Beispielen handelt es sich um *Fremdängste*, da sie nicht durch eigenes Erlebnis verursacht worden sind. Aber sollte es so sein, dass jemand schon in dem gegenwärtigen oder in früheren Leben ähnliche Ängste ausgestanden hat, dann vervielfachen sich diese und es kommt zu *frei flottierenden Ängsten*, deren Ursachen für die Psychologie bisher noch ein großes Rätsel sind. Jene mit diesen Ängsten Behafteten finden keine Erklärung dafür. Sie haben Angst, dass diese Ängste unvermutet irgendwann wieder hervorbrechen könnten.

Und es können sich in einer Person sogar mehrere Besetzer zur gleichen Zeit aufhalten, die alle ihre Schmerzen und Ängste auf ihren Gastgeber produzieren und ihm auch ihre Gedanken eingeben, die oft individuell ganz verschieden sein können. Dann haben die betreffenden Personen eine multiple Persönlichkeitsstörung. Und sie geraten mit diesen konfusen Gefühlen in ein Durcheinander, so dass sie nicht mehr ein noch aus wissen. So entstehen ebenfalls Ängste, die auch zu den "Panikstörungen" zu zählen sind. Oft begeben sich Menschen, die unter einer multiplen Persönlichkeitsstörung leiden, in psychiatrische Behandlung. Selbst stereotype Bewegungen, auch Tics genannt, wie Gesichtszuckungen oder ungewollte Armbewegungen, gehen meiner Meinung nach auf Besetzer zurück. Die Psychiatrie sollte unbedingt die Clearingtherapie in ihre Heilverfahren integrieren. [45]

Aber es können sich auch Tiere oder Naturwesen in einer Person niedergelassen haben. Ein verstorbener Hund möchte sein Frauchen nicht verlassen und bleibt nun in ihr. Und hatte dieser vor großen Hunden Angst, kann er diese Angst auf die Person übertragen. Verstorbene Drogensüchtige wollen, wenn ein Verstorbener sie nach dem Tod abholen kommt, nicht mitgehen, da sie weiterhin ihrer Sucht nachkommen wollen. Sie suchen sich meistens jemand in dem ihnen bekannten Suchtumfeld und wählen eine Person, die sie womöglich schon kennen. Dann treiben sie diese an, vermehrt Alkohol oder Drogen zu sich zu nehmen. Und wenn der Süchtige diese Sucht unterbinden will, können sie rebellisch werden. Begibt sich der Süchtige in eine Entzugsklinik, so mag der Besetzer warten, bis jener wieder "clean" ist, um abermals von ihm

Besitz zu ergreifen. Das ist einer der Gründe, warum so viele nach Entziehungskuren wieder rückfällig werden. Drogensüchtige sind besonders gefährdet, Erdgebundene in sich aufzunehmen, weil die Droge ihre Aura schwächt, indem ihre Abwehrkräfte nachlassen.

Stefanie ist vierzig Jahre alt, seit zwölf Jahren verheiratet und Mutter eines unehelichen Kindes. Sie ging lange der Prostitution nach und war drogensüchtig. Der Hauptgrund, weswegen sie eine Rückführungstherapie durchführen lassen wollte, war neben Unterleibsbeschwerden und Einsamkeitsgefühlen die Disharmonie mit ihrem Mann. Doch schon vor Beginn der Rückführung hatte ich das sichere Gefühl, dass sie einen Besetzer mitbrachte, den es herauszuholen galt, bevor wir die anderen Probleme angehen könnten. Und tatsächlich meldete sich ein fünfundzwanzigjähriger Mann namens Merva. Er erzählte uns freimütig seine Geschichte, was nicht immer selbstverständlich ist. Er stammte aus dem vorderen Orient und war ein Dieb gewesen, den man nach seiner Überführung lebendig eingegraben hatte. Er blieb aber erdgebunden. Er ging zurück zu seiner Geliebten, denn mit der Vorstellungskraft kann man alle Distanzen sehr schnell überwinden. Er war wütend darüber, dass sie nun einen anderen heiratete. In seiner Eifersucht verließ er sie immer, wenn sie mit ihrem Mann intim wurde.

Er hatte die damals siebenjährige Stefanie im Schwimmbad entdeckt. Er blieb nun für sie unsichtbar bei ihr. Als sie herangewachsen war, verführte er sie zu Alkohol und Sex. So arrangierte er, dass sie sich schon als Pubertierende mit einem Neunzehnjährigen einließ, denn Merva ging dann in den anderen hinein und erlebte den Sex mit ihr. Er war es auch, der sie zur Prostitution verleitete, um immer wieder den Sexkitzel mittels eines Freiers zu erleben. Merva mag Stefanies Mann nicht und unternimmt alle Anstrengungen, um in ihr eine Aversion gegen ihn zu erzeugen. Auch hat er sie davon abhalten wollen, zu mir zu kommen, aus Angst, dass man ihn aufspüren und aus ihr vertreiben könnte.

Doch nach langem Zureden verließ er Stefanie und ließ sich ins lichtvolle Jenseits führen.

Eine Klientin mit Herzstolpern birgt einen italienischen Mönch in sich, der durch einen Stich ins Herz zu Tode kam und dann in sie eindrang, als sie siebzehn war. Eine andere Klientin, eine kinderlose Sozialpädagogin, kam zu mir, um herauszufinden, warum alle ihre Beziehungen immer nur von kürzester Dauer waren. Wie es sich beim Clearing herausstellte, hatte sie eine lesbische Frau in sich, die die Männer vertrieb, da sie ihre Gastgeberin für sich allein haben wollte. Eine seit drei Monaten mit anhaltenden Bauchschmerzen kämpfende achtzehnjährige Klientin mit einer *Angst vor Blamage* und *Angst vor dem Ertrinken* kam zu mir nach Berlin. Es stellte sich heraus, dass sie zwei Besetzer mit sich herumschleppte. Der erste gab sich als ein Dreiunddreißigjähriger namens Thomas zu erkennen, der bei einer Präsentation seiner Ware ein Fiasko erlebte, wobei er vom Publikum ausgelacht wurde. Er stürzte sich daraufhin von einer Brücke und ertrank. Der zweite Besetzer hieß Markus, war zwanzig Jahre alt und stammte aus Rumänien. Er handelte mit Drogen und war bei einer Überdosis unter grässlichsten Bauchschmerzen verstorben. Beide konnten bei dem Clearing von ihnen Nahestehenden in die jenseitige Welt geleitet werden. Und wie das Höhere Selbst ihr erklärte, ist die Angst der Klientin vor tiefem Wasser von Thomas übertragen worden, während ihre Bauchschmerzen vor drei Monaten begannen, als Markus in sie eingedrungen war. Mit der Befreiung von diesen beiden Besetzern waren ihre beiden Probleme, wegen derer sie zu mir gekommen war, behoben.

Viele, die eine Besetzung haben, werden von einer *unbekannten Angst* heimgesucht. Sie haben das Gefühl, nicht allein zu sein. Sie können vielleicht auch nachts nur schwer einschlafen, da sie von Unruhe und eigenartigen Gedanken belagert werden. Denn wenn man sich zur Ruhe legt, ist es den Besetzern am ehesten möglich, auf sich aufmerksam zu machen.

Oben hatte ich bei der Aufdeckung der früheren Leben von Edith (S. 164) angekündigt, dass ich noch ihr Clearing von zwei Besetzungen nachtragen würde. Ihr erster fünfundzwanzigjähriger Besetzer hieß Paul. Er war russischer Soldat in Ostpreußen Anfang Mai 1945. Obwohl die Niederlage der Deutschen schon feststand, wurde er von einem Jugendlichen aus dem Hinterhalt erschossen. Paul irrte nun herum. Er ging dorthin, wo seine Kameraden zu trinken pflegten, drang in einen von ihnen ein und animierte ihn, immer noch mehr zu trinken. Als dieser gestorben war, ging Paul zu einem Arzt, der sich selbst Opium spritzte. Er fühlte sich dort wohl. Doch als dieser nach fünf Jahren einen Drogenentzug unternahm, verließ er ihn. Nun kam er zur vierjährigen Hanne und blieb bei ihr. Als sie sechzehn Jahre alt war, gelang es ihm, sie zum Trinken zu animieren, so dass sie bald schon trunksüchtig war. Seitdem war er bis in ihr Alter von siebenundfünfzig immer bei ihr geblieben. Und weil er sie liebte, blieb er auch bei ihr, obwohl sie zwischenzeitlich zwanzig Jahre lang keinen Alkohol mehr konsumierte. Doch er war froh, als sie mit fünfzig wieder zu trinken begann. Er gestand, dass er durch Gedankenübertragung ihre Männer vergraulte, da er Hanne ganz für sich haben wollte. Das war wohl auch der Grund, warum sie nicht heiratete und Kinder bekam. Und da Hanne immer ein Mädchen zur Welt bringen wollte, entschloss sich eine Jenseitige, die ihr aus früheren Leben nahestand, den Himmel zu verlassen und als fünfjährige Besetzerin in ihren Bauch zu kommen. Sie nannte sich Martina. Paul aber wollte sie nicht, weshalb sie sich oft stritten. – Beide konnten von Jenseitigen in die höhere Welt geleitet werden.

In Thailand führte ich eine fünfunddreißigjährige Österreicherin zurück, die ich Verena nenne. Sie wollte wissen, warum sie einen Abortus hatte und warum sie *Angst* hat, einen *Partner zu finden*. Aber da sie sich unruhig verhielt, als ich sie in den Alphazustand versetzte, wurde mir klar, dass sich in ihr eine Besetzung bemerkbar machte. Also fragte ich, im Wolkenbett angekommen, wer er oder sie denn sei. Und er nannte seinen Namen Ja-Ka-An. Er gestand, dass er Verena liebe und nicht dulde, dass sie mit einem anderen Mann eine Beziehung aufbaut. Auch wollte er nicht, dass die werdende Tochter in ihrem Bauch ihn dort verdrängte. Deshalb habe er den Abortus bewirkt. Es gelang uns, eine von ihm verehrte, bereits verstorbene Tante durch einen Engel herbeizuholen, die ihn dann in die lichtvolle Heimat führte. Und weiterhin entdeckte sie, dass das als Fötus abgegangene Töchterchen seelisch immer noch bei ihr war, weil beide sich nicht voneinander trennen konnten. Doch jetzt wurde dieses von einem Engel abgeholt und ebenfalls in die höhere Welt gebracht. Nach der Rückführung war Verenas Gesicht vollkommen verklärt, strahlte eine große Freude aus und sie sagte, indem sie ihren Finger hob: "Jetzt bin ich frei."

Wenn eine junge Frau eigentlich Sex mit einem Mann haben möchte und sich diesem trotzdem immer wieder entzieht, bis sie schließlich als ältere Frau nie einen Koitus erlebte, mag dieses oft als "schüchtern" bezeichnete Verhalten auf Ängste aus früheren Leben zurückzuführen sein. Doch die andere Variante ist jene, dass in ihr ein Besetzer haust, der sie ganz für sich haben möchte und ihr jeden Intimkontakt mit anderen Männern verleidet oder gar verbietet. So hat sie zwei Seelen in ihrer Brust: Sie selbst möchte Intimität mit einem Mann, möchte sogar verheiratet sein und Kinder haben, aber die andere Seele, es ist diejenige des Besetzers, unternimmt alles, um sie von Intimität mit anderen abzuhalten. Sobald der Besetzer aus ihr herausgegangen ist, kann sie ihren sexuellen Wünschen nachkommen. Man könnte das Ego solch einer Frau im Freudschen Sinn somit auch mit dem "Es" bezeichnen, das "Über-Ich" jedoch nicht auf eine innewohnende höhere Instanz beziehen, sondern auf einen Besetzer, der ihr auch die Angst vor sexuellem Kontakt im Allgemeinen eingibt, um sie weiterhin von sexuellen Handlungen mit Partnern abzuhalten.

Ich bin davon überzeugt, dass viele böse Taten bis hin zum Mord auf Veranlassung eines Besetzers geschehen. Der Besetzte hat nicht genügend Willenskraft, um dem aufdringlichen Besetzer widerstehen zu können. Dieser kann sich jetzt, da er unsichtbar ist, zum Beispiel an der Gesellschaft rächen, indem er seinen Gastgeber zu unheilvollen Taten verführt. Diese geschehen vor allem, wenn seine Kräfte durch Alkohol oder Drogen geschwächt sind. Viele verurteilte Mörder können einfach nicht begreifen, was sie getan haben. Sie mögen im Gerichtssaal erklärt haben: "Es kam einfach über mich. Ich weiß selbst nicht, warum ich zugestochen habe." Und viele Vergewaltigungen gehen auf einen Besetzer zurück. Denn ist es ihm erst einmal gelungen, seinen Gastgeber gefügig zu machen, dann vermag er ihn zu vielen Untaten zu verleiten. Und jener lebt in der beständigen Angst *"vor sich selbst"*, denn er weiß nicht, was er als Nächstes begehen wird. Auch Kleptomanen sind oft Opfer von Besetzern.

Viele, die einen Besetzer in sich haben, fühlen sich nicht wohl in ihrer Haut, was zu Depressionen führen kann. Hier können bei einer anhaltenden *Stimmungsinstabilität Schwankungen im Angstbefinden* des Klienten eintreten, je nachdem wie aktiv der oder die Besetzer sind. Auch *Angstschübe* könnten damit zusammenhängen, dass der Klient immer dann von Angst befallen wird, wenn ein Besetzer in ihm ist. Sobald dieser sich wieder aus ihm entfernt hat, vermindert sich sein Verlangen nach Alkohol oder hört ganz auf. Wie wir sehen, gibt es noch allerhand zu erforschen.

Und nun noch ein wichtiger Hinweis auf *Hypochondrie*. Diejenigen, die von dieser entsetzlichen *Angst* befallen sind und glauben, eine schlimme Krankheit in sich zu haben, die auch zu einem baldigen Tode führen kann, haben solch eine Krankheit – wahrscheinlich mit Todesfolge – in einem früheren Leben erlebt, weshalb sie die unbewusste Erinnerung an die damals ausgestandenen Ängste immer noch in sich tragen. Oder – und das ist in der Psychiatrie noch nicht erwähnt worden – sie haben einen oder sogar zwei Besetzer in sich, die an dieser Krankheit gestorben sind und diese nun auf ihren Gast "übertragen". Und weil diese übertragenen "unsichtbaren" Krankheiten nicht medizinisch nachgewiesen werden können, klassifiziert man die Besetzten als angstgetriebene Hypochonder. Die Rückführungs- und/oder Clearingtherapie wird sich auch dieser annehmen und sicherlich Aufklärung und in vielen Fällen sogar eine Heilung bewirken.

Es gibt noch eine dritte Möglichkeit, warum der Hypochonder derartige Ängste vor Krankheit hat. Bevor wir inkarnieren, wird der vollständige Plan von der Geburt bis zum Lebensende festgelegt samt allen möglichen Abweichungen. Innerhalb dieses festgesteckten Rahmens haben wir mittels des freien Willens unsere Handlungsmöglichkeiten. Manche Inkarnierten, was selten ist, können sich noch an diesen Plan erinnern, haben wir ihn doch entweder mitgestaltet oder zumindest "eingesehen", das heißt auch: ihn akzeptiert. Mit dieser ihnen unbewussten Einsicht in die Planung oder Ahnung vermögen sie Dinge vorauszusagen. Und vielleicht hat mancher Hypochonder eine Vorahnung über eine ihm noch bevorstehende angstbereitende Krankheit, so dass sie sich dann auch bewahrheiten könnte.

Ängste aus Leben vor dem ersten Erdenleben als Mensch

1. Ängste aus Tierleben

In der indischen Philosophie, aber auch bei Pythagoras und Dschalal ad-Din Rumi ist der Glaube vorhanden, dass man auch nach einem Leben als Mensch als Tier wiedergeboren werden könnte. Das hat sich in meinen vielen Rückführungen nie bewahrheitet. Doch ist es wahrscheinlich, dass wir vor unserer ersten Menschwerdung mit unserer Seele in einem oder nacheinander in einer Vielzahl von unterschiedlichen Tieren waren. In meinem Buch *Das große Handbuch der Reinkarnation* habe ich, wie oben schon erwähnt, im Anhang die Rückführungstherapie mit Michaela wiedergegeben, die mit Spinnenphobie belastet war. In ihrem zuerst aufgedeckten Leben war sie eine Heuschrecke, die sich in dem Netz einer Spinne verfing. Sie war dann von dieser eingesponnen und schließlich verzehrt worden. Neben einem Leben als Siebzehnjährige in Afrika, wo sie von Taranteln zu Tode gebissen wurde, offenbarte sich dieses Leben als die Ursache ihrer Spinnenphobie.

Eine Ärztin mit der Angst vor dem Verhungern und anderen Problemen entdeckte sich in einem Leben als Wölfin, wo sie mit ihren Welpen verhungerte.

Doch was noch viel häufiger in der Rückführungstherapie vorkommt, ist das Vorhandensein eines Seelenanteils eines Tieres in uns. Es kann ein verstorbenes und lieb gewonnenes Tier sein, von dem ein Teil seiner Seele in uns verankert bleibt. Und hat dieses

Tier große Angst vor Autos gehabt und ist auch durch ein Auto ums Leben gekommen, so könnte dieser Seelenanteil in uns *Angst vor Autos* im Straßenverkehr bewirkt haben.

Sicherlich werden wir in unserem ersten Erdenleben als Mensch verschiedene Ängste aus unseren Tierleben mitgebracht haben, die aber im Laufe der vielen Menschenleben abgenommen haben dürften. Möglicherweise sind manche aber doch noch latent vorhanden und könnten bei ähnlich vibrierenden Angstschwingungen wieder mitschwingen.

2. Ängste aus außerirdischen Leben

Wir werden unser sicherlich an den oben beschriebenen Fall von Ottilia erinnern (S. 169 f.), die, von einem anderen Planeten kommend, mit ihrem Ufo auf der Erde zerschellte. Danach verblieb sie in dem Reinkarnationszyklus der Erde. Dies ist ein Grund ihrer heutigen Phobie vor dem Autofahren. Eine ganze Reihe meiner Klienten kommt, wie es die Rückführung offenbart, von einem anderen Planeten außerhalb unseres Sonnensystems. Und nachdem es dort Krieg oder eine Katastrophe gab, haben sie einen anderen bewohnbaren Planeten gesucht und sind somit zur Erde gekommen. Es könnte nun sein, dass die erlebten Ängste bei der Zerstörung ihres Heimatplaneten noch in ihrer Seele gespeichert sind.

Ein Klient, der glaubt, ein Außerirdischer zu sein, ist in dem jetzigen Leben mit seiner Seele in den bereits vorhandenen Körper eines Jungen hineinversetzt (hineingebeamt) worden und hat nun ein doppeltes Bewusstsein. Er ist ein Irdischer und zugleich ein Außerirdischer. Ihm wurden Implantate einoperiert. Man hatte ihn mit der großen Aufgabe versehen, ein spirituelles Netzwerk zu gründen. Nun wird er von der Angst getrieben, seiner Aufgabe nicht gewachsen zu sein.

Natürlich können solche außergewöhnlichen Leben der reinen Fantasie entsprungen sein oder ein Besetzer spinnt sich etwas zurecht und amüsiert sich dabei. All das ist möglich. Aber ich nehme diese Berichte ernst, ohne an ihre Richtigkeit glauben zu müssen. Denn sie decken eventuelle direkte oder indirekte Ursachen auf, die für den Heilvorgang von Nutzen sind.

Auch werden sehr selten *symbolische Leben* mit Märchencharakter wiedergegeben, worin auch *Angstzustände* erlebt werden. Vom Höheren Selbst kann man sich dann entschlüsseln lassen, was diese nun bezüglich einer heutigen Problematik samt Ängsten besagen.

Eine Klientin erfährt von ihrem Höheren Selbst, dass sie von einem anderen Planeten stammt. Doch habe sie dort gegen ein göttliches Gebot verstoßen, weshalb sie zu neunundvierzig Inkarnationen auf die Erde verbannt wurde. Ihre Angst besteht nun darin, dass sie sich vielleicht noch nicht genug bestraft hat.

Für einige ehemalige Außerirdische ist der Planet Erde eine Art Strafkolonie, da es im Gegensatz zu ihrem Heimatplaneten hier noch sehr an wahrer Liebe fehlt.

Einige Menschen haben *Angst vor dunklen Außerirdischen*, die sie manipulieren wollen. Eine Klientin meint sich zu erinnern, dass sie als Kind von Außerirdischen aus dem Bett geholt und in ein Ufo befördert wurde, wo man ihr Implantate einsetzte. Sie hat nun Angst, dass sie wieder in ein Ufo geholt werden könnte, um weitere Manipulationen an sich oder ihrem Körper über sich ergehen lassen zu müssen. Derlei Berichte sind natürlich im doppelten Sinn sehr bedenklich.

Die Auflösung der Ängste durch Rückführungen

1. Die Anamnese

Vor einer beginnenden Sitzung samt Anamnese sollte sich der Therapeut in einer freundlichen Art erst einmal des Zutrauens seines Klienten versichern, indem er über Dinge spricht, die nicht mit dem Therapiethema zusammenhängen. Während der anschließenden *Anamnese* wird der Klient nach dem augenblicklichen Stand seiner Angst befragt. Darauf lässt man sich die Entstehungsgeschichte dieses Symptoms berichten: *In welchem Alter ist dieses Symptom zum ersten Mal aufgetreten – und bei welchem Anlass? Wann hat es sich wiederholt? Was und wann war der schlimmste Angstzustand? Wie gehen Sie mit dieser Angst um? Behindert Sie diese Angst in Ihrem täglichen Leben oder gar im Beruf oder im Familienleben? Zu welcher Tageszeit taucht sie besonders auf? Wann waren Sie zum ersten Mal in therapeutischer Behandlung? Was war die Diagnose? Nehmen Sie Medikamente ein? Welche? Sind Sie augenblicklich noch in therapeutischer Behandlung? Wie oft? Meinen Sie, dass Ihnen diese hilft? Haben Sie schon alternative Therapien zur Angstbefreiung ausprobiert? Wie waren deren Methoden? Warum kommen Sie jetzt ausgerechnet zu mir?* – Die genaue Vorgehensweise mit allen Abweichungen kann man meinem Buch *Das große Handbuch der Reinkarnation. Heilung durch Rückführungen* entnehmen.

Ich erkläre dem Klienten nun, dass wir mit dem Höheren Selbst zusammenarbeiten (bei Jugendlichen nehme ich einen

Schutzengel zu Hilfe), das als sein eigenes Höheres Ich alles über ihn und seine früheren Leben weiß. Es befindet sich in der Raum- und Zeitlosigkeit und ist somit in der Lage, uns in das jeweils betreffende Leben zu führen, wo wir die Ursache des Angstsymptoms finden werden.

Dabei kann es möglich sein, dass mehrere frühere Leben für den Angstkomplex verantwortlich sind, die dementsprechend dann ebenfalls aufgesucht werden. Viele Rückführungstherapeuten lassen es bei der Aufdeckung eines einzigen früheren Lebens bewenden oder verschieben eine Weiterbehandlung auf einen Termin in den nächsten Tagen. Somit ist die Therapie nach dem Aufsuchen eines einzigen Lebens meist nicht abgeschlossen. Jetzt kann es passieren, dass der Klient mit seiner massiven *Angst vor Enge* zwar ein früheres Leben aufgesucht hat, in welchem er durch einen Erdrutsch verschüttet wurde. Aber jenes vielleicht wichtigere Leben, in welchem er sich im Bombenkeller mit anderen eingeschlossen fand und dann durch Rauchentwicklung erstickte, wurde nicht aufgedeckt und blieb dementsprechend unaufgelöst. Nach der ersten Rückführung in jenes erste Leben mag der Klient nach Hause kommen und erlebt nun eine Verschlimmerung seines Angstzustandes. Er mag dann den Therapeuten anrufen oder ihm eine E-Mail schicken, um ihm mitzuteilen, dass er die weitere Therapie bei ihm abbrechen möchte. Dann mag er sich zu einem Arzt begeben, dem er alles erzählt und vom dem er sich stärkere Medikamente gegen seine Angst verschreiben lässt. Deshalb ist es für einen Rückführungstherapeuten die oberste Pflicht, eine Rückführungstherapie nie aus Zeitnot abzubrechen oder sie schrittweise über Wochen verteilt – wie bei den meisten anderen Therapiearten – durchzuführen. Eine Rückführungstherapie muss immer als Ganzes abgeschlossen werden, und dauere sie drei bis sechs Stunden oder sogar mehr. Ich schalte beim Eintritt in das frühere Leben immer ein Diktiergerät ein, um im Anschluss für den Klienten eine Aufzeichnung auf CD erstellen zu können.

Vor Beginn der Rückführung muss man sich nach vollzogener Anamnese festlegen, welches das zu behandelnde Hauptsymptom sein soll, dessen Ursache(n) aufgesucht werden soll(en). Die Rückführungstherapie kann sowohl im Sitzen als auch im Liegen durchgeführt werden. Decke und Kissen liegen bereit. Sämtliche möglichen Störgeräusche sollten abgestellt sein, beispielsweise die Hausklingel, das Telefon oder Handy. Um ihm die Aufregung zu nehmen, sage ich dem Klienten meist, dass er sich nach der Rückführung höchstwahrscheinlich zwei- bis dreimal wohler fühlen wird wie zuvor, was bei gelungenen Rückführungen auch immer der Fall ist.

Wie ich eingangs bereits sagte, habe ich mit meiner immer wieder erweiterten und verbesserten Methode mehr als tausendfünfhundert Klienten zurückgeführt, wovon über ein Drittel entweder mit dem Hauptsymptom Angst zu mir kamen oder Angst wurde als Nebensymptom bei der Anamnese genannt. Oft entpuppte sie sich dann während der Rückführung jedoch als ein Hauptsymptom.

Es gibt mehrere Induktionsmethoden, um jemanden in den Alphazustand, jenen Zustand zwischen Schlafen und Wachsein, zu versetzen. Wurde bei der oben durchgeführten Methode eine Countdownvariante gewählt, bei der von 10 bis 1 rückwärts gezählt wird, empfiehlt es sich bei Rückführungen in frühere Leben, die sogenannte hypnotische Methode anzuwenden, um einen noch tieferen Zustand zu erreichen. Diese Methode nimmt dem Klienten nicht sein vollständiges Bewusstsein, er wird also nicht wie bei der Bühnenhypnose zu einem Zombie degradiert, sondern weiß eigentlich immer, dass der Therapeut neben ihm sitzt, und er vermag auch, wenn gefragt, vor dem Wolkentor oder auf dem Berg der Erkenntnis Verbindungen zwischen dem heutigen und dem jeweils früheren Leben herzustellen. (Die hypnotische wie auch zwei Countdown-Methoden befinden sich in meinem Buch *Das große Handbuch der Reinkarnation. Heilung durch Rückführungen*.)

2. Die Tranceinduktion

Nachdem der Klient sich hingesetzt oder -gelegt und die Augen geschlossen hat, sage ich ihm, dass er, so er eine meiner Anweisungen nicht richtig vernommen oder eine an ihn gerichtete Frage nicht verstanden hat, die rechte Hand heben soll. Möchte er aber bei einer gewissen Situation länger verweilen, möge er die linke Hand heben. Sodann beginne ich mit der hypnotischen Methode.

Für die hypnotische Induktion verwende ich einen kleinen zu fokussierenden Gegenstand (Flaschendeckel, Münze, Blumenknospe, einen Stein am Ring, Sekundenzeiger der Uhr), der dann nach der Aufforderung, die Augen wieder zu öffnen, vom Klienten angestarrt wird.

(Hinweis: Die vom Therapeuten zu sprechenden Worte erscheinen hier in fetter kursiver Schrift, das von den zurückgeführten Klienten Gesagte erscheint in fetter (nicht kursiver) Schrift, die Anmerkungen jedoch in Normalschrift.)

Starre nun unentwegt auf das Zentrum des blauen Steines an diesem Ring. Lasse ihn nie aus den Augen, auch wenn ich meinen Arm bewegen werde. Erst wenn ich sage "Schließe deine Augen", schließt du deine Augen.

Ich zähle jetzt von 99 bis 90. Mit jeder Zahl wirst du müder und müder. Doch starre vorerst unentwegt auf diesen blauen Stein.

NEUNUNDNEUNZIG. Schaue unentwegt auf den blauen Stein. Auch wenn ich meine Hand bewege. Du wirst jetzt müder und müder, immer müder und müder. Du hörst aber jedes Wort, das ich sage.

ACHTUNDNEUNZIG. Du wirst immer müder und müder, immer müder und müder, immer müder und müder, starrst aber unentwegt auf diesen blauen Stein.

SIEBENUNDNEUNZIG. Immer müder wirst du, immer müder wirst du, du starrst aber weiterhin unentwegt auf den blauen Stein.

(Von nun an langsame, kurze Bewegungen mit dem Objekt ausführen.)

SECHSUNDNEUNZIG. Deine Augenlider werden jetzt schwerer und schwerer. Du willst schlafen, schlafen. Aber du schaust unentwegt auf den blauen Stein, wo immer er auch hinbewegt wird.

FÜNFUNDNEUNZIG. Du wirst immer müder und müder, möchtest schlafen, schlafen. Die Augenlider werden immer schwerer. Aber du starrst unentwegt auf den blauen Stein.

VIERUNDNEUNZIG. Du wirst immer müder. Möchtest schlafen, schlafen. Die Augenlider werden immer schwerer. Doch du starrst noch immer auf den blauen Stein.

DREIUNDNEUNZIG. Du bist ganz, ganz müde. Möchtest jetzt schlafen. Es gelingt dir kaum noch, die Augenlider aufzuhalten. Doch du starrst noch auf diesen blauen Stein. (Jetzt zieht ihn der Therapeut langsam über die Stirn aus dem Blickfeld des Klienten.) *Und nun fallen die Augenlider endlich zu. Und du schläfst tief, tief ein. Du fühlst dich sehr wohl.*

ZWEIUNDNEUNZIG. Du schläfst immer, immer tiefer, immer tiefer. Doch du hörst immer meine Stimme.

EINUNDNEUNZIG. Du gehst immer tiefer in den Schlaf. Und du fühlst dich immer wohler.

NEUNZIG, neunzig, neunzig. Du schläfst ganz, ganz tief. Du hörst immer meine Stimme und könntest zu jeder Zeit auf meine Fragen klar und deutlich antworten.

Du befindest dich mit einem Mal in der obersten Etage eines großen KAUFHAUSES. Es ist die MULTI-MEDIA-ABTEILUNG. Du siehst die Fernsehapparate, die DVD-Player und andere technische Geräte. Aber du siehst auch die Leute, die sich dort aufhalten. Doch im Augenblick interessiert dich das alles nicht. Du gehst zur Rolltreppe, stellst dich auf eine Stufe und lässt dich mit nach unten nehmen.

Und je tiefer du kommst, desto tiefer gehst du in den Schlaf. Immer tiefer, tiefer. Du hörst aber jedes Wort, das ich sage.

Jetzt siehst du von oben unter dir die BÜCHERABTEI-LUNG. Du erblickst die Tische mit den Buchauslagen und die Regale voller Bücher, und du siehst auch einige Leute, die sich dort aufhalten. Du kommst auf der Rolltreppe immer näher und näher. Und je näher du kommst, desto tiefer gehst du in den Schlaf, Schlaf, Schlaf.

Nun kommst du unten an. Du gehst in diese Bücherabteilung und stehst auf einmal vor einem Tisch mit Büchern. Vor dir liegt ein dickes Buch über exotische Vögel. Du schlägst darin eine beliebige Seite auf und betrachtest dir nun die Abbildung eines bunten Vogels ... Sage mir: Welche Farbe überwiegt bei diesem Vogel?

Hier ist es wichtig, ein erstes Feedback vom Klienten einzuholen. Denn der Therapeut will sich versichern, dass jener sich in einem tiefen Alphazustand befindet und den Anweisungen gemäß wirklich alles mitverfolgt. Ist dies nicht der Fall, sollte die ganze Induktionsmethode von vorne begonnen werden.

(Nachdem der Klient die Farbe des Vogels benannt hat:) *Und nun schlägst du das Buch wieder zu und gehst zu den Rolltreppen zurück. Dort angekommen, stellst du dich auf eine Stufe und lässt dich wieder weiter mit nach unten nehmen.*

Und je tiefer du kommst, desto tiefer gehst du in den Schlaf, immer tiefer, tiefer gehst du in den Schlaf.

Jetzt erblickst du von oben unter dir die DAMENBE-KLEIDUNGSABTEILUNG (bei rückzuführenden Männern die *Herrenbekleidungsabteilung*). *Du erkennst dort die Mäntel, Röcke, Blusen, Kleider* (bei Männern: *Mäntel, Jacken, Anzüge, Hosen*) *und beobachtest die Menschen, die sich dort aufhalten.*

270

Und du kommst näher und näher. Und je näher du kommst, desto tiefer gehst du in den Schlaf. Immer tiefer gehst du in den Schlaf. Du hörst aber immer jedes Wort, das ich sage.

Jetzt kommst du unten an. Aber du bleibst nicht auf dieser Etage. Denn du gehst zur nächsten Rolltreppe, die nach unten führt, stellst dich auf eine Stufe und lässt dich weiter mit nach unten nehmen.

Und je tiefer du kommst, desto tiefer gehst du in den Schlaf. Jetzt erblickst du aus halber Höhe unter dir die MÖBELAB-TEILUNG. Du erkennst die Tische, Stühle, Betten, Bänke, Kommoden und Schränke. Du siehst die Leute, die sich dort aufhalten. Und du kommst näher und näher. Und je näher du kommst, desto tiefer gehst du in den Schlaf, immer tiefer, tiefer, tiefer.

Jetzt kommst du unten an. Du hast nur einen Wunsch, dich irgendwo hinzulegen. Und du siehst linker Hand in einer Ecke ein BETT, auf dem sich ein Kissen und eine Decke befinden. Du gehst jetzt zu diesem Bett. Niemand beobachtet dich. Dort angekommen, ziehst du den Vorhang hinter dir zu. Keiner könnte dich jetzt sehen. Du ziehst deine Schuhe aus, legst dich aufs Bett, deckst dich zu, schließt deine Augen und schläfst tief ein. Ganz, ganz tief schläfst du ein. Alles andere ist dir nun egal. Du genießt jetzt diesen tiefen Schlaf. Doch du hörst immer meine Stimme und könntest mir jeder Zeit auf eine Frage hin laut und deutlich Antwort geben.

Und mit einem Mal befindest du dich in einem HAUS. Dort entdeckst du eine hölzerne, nach unten führende WENDEL-TREPPE. Du gehst zu ihr hin, und während du langsam die Treppen hinuntergehst, hältst du dich mit einer Hand am Ge-länder fest. Und mit jeder Stufe, mit jedem Tapp gehst du tiefer und tiefer in den Schlaf.

Tapp, tapp, tapp. Immer tiefer schläfst du ein.

Tapp, tapp, tapp.

Die verbalen Tapp-Geräusche werden immer langsamer und schwerfälliger.

Tapp, .. tapp, ... tapp (im Ganzen etwa 18-mal).

Jetzt kommst du unten an. Du siehst dort eine LIEGE (Bett, Couch, Matratze) mit Decke und Kissen. Du gehst zu ihr und legst dich darauf. (Wenn der Klient sich von Anfang an zugedeckt hatte, dann kann auch zusätzlich gesagt werden: *Und du deckst dich zu.*) *Du schließt deine Augen, und du schläfst nun tief, tief ein. Du hörst aber immer meine Stimme ganz genau und könntest auf alle Fragen deutlich antworten.*

(Hat ein Klient schon häufiger eine erfolgreiche Rückführung absolviert oder hat der Therapeut den Eindruck, dass er leicht in einen Tiefenzustand zu versetzen ist, so kann zum Beispiel das Kaufhaus samt den Rolltreppen übersprungen werden.)

3. Der Weg bis zum Wolkentor

Und auf einmal erstreckt sich vor dir eine grüne WIESE. Du schaust auf deine Füße hinunter und gehst jetzt Schritt für Schritt weiter. Der Klient darf dabei nicht mit nackten Füßen über die Wiese gehen, da er eventuell als Kind von einer Biene gestochen wurde, als er barfuß über eine Wiese lief. Die in einem solchen Fall aufflackernde Angst könnte ihn daran hindern weiterzugehen beziehungsweise ihn aus seinem Tiefenzustand herauskatapultieren. Der ganze Gang über die Wiese soll Freude und Wohlbefinden suggerieren. Alle vielleicht noch unbewusst und versteckt im Klienten lebenden Ängste müssen der Freude Platz machen. So lässt er sich auch gerne über diese Wiese führen und hat Zutrauen zu dem, der zu ihm spricht. (Hinweis: Jene Klienten, die unter Heuschnupfen oder Pollenallergie leiden, sollten vom Therapeuten über einen Sandstand geführt werden. Statt an der Blume lässt man sich bei einer aufgehobenen und betrachteten Muschel das Feedback geben.)

Die Sonne scheint. Die Vögel zwitschern, und in dir ist eine große Freude. Um dich herum flattern Schmetterlinge. Du streckst deinen rechten Zeigefinger vor dir aus, und tatsächlich, ein SCHMETTERLING setzt sich auf die Fingerspitze. Du fühlst seine Füßchen. Und du ziehst deinen Finger näher an deine Augen heran und betrachtest dir diesen Schmetterling nun ganz genau. Du siehst dir die Flügel an, den Rumpf, den Kopf, die Beine ... Und jetzt fliegt er wieder davon. Du schaust ihm noch nach. Und du gehst weiter über die Wiese mit ihren vielen Blumen. Du fühlst dich sehr wohl. Doch eine BLUME fällt dir besonders auf. Du gehst auf sie zu ... Bei ihr angekommen, kniest du dich nieder und streichst mit deinen Händen über den Stiel ..., mit deinen Fingern berührst du die grünen Blätter ... Und mit einer Fingerspitze betupfst du sanft die Blütenblätter ... Jetzt beugst du dich über die Blüte und riechst an ihr. Und wenn sie riecht, dann nimmst du ihren Duft ganz deutlich wahr ...

An dieser Stelle wird das zweite Feedback eingeholt, um zu kontrollieren, ob der Klient alles mitverfolgt.

Du kannst mir nun ganz deutlich sagen, was für eine Blume du vor dir hast. Oder nenne die Farbe dieser Blume. Was ist das für eine Blume? Sollte der Klient jetzt Farbe oder Blume nur flüsternd nennen, dann wäre er aufzufordern, deutlicher und lauter zu sprechen: *Wiederhole nochmals deutlich und lauter, was du gesagt hast.* Es ist wichtig, schon von Anfang an auf einem deutlichen Rapport zu bestehen. Wir erinnern uns an die Zügel in der Hand des Therapeuten. *Und du erhebst dich wieder und gehst weiter über die Wiese. Doch mit einem Mal verspürst du großen DURST. Du möchtest trinken, trinken, trinken. Deine Kehle wird immer trockener. Und du vernimmst plötzlich das Plätschern von Wasser. Du blickst zur Seite und entdeckst, wie aus der Wiese eine QUELLE hervorsprudelt. Du gehst auf sie zu, bückst dich zu ihr nieder. Und du trinkst von diesem warmen Quellwasser, löschst zuerst einmal deinen ganzen Durst ...*

Du nimmst wahr, wie sich in deinem Magen ein angenehmes Gefühl ausbreitet. Und mit einem Mal weißt du: Das ist Heilenergie. Diese Quelle ist eine HEILQUELLE. Und du trinkst noch mehr von diesem Heilwasser ... Jetzt erhebst du dich und gehst weiter über die Wiese. Du fühlst dich doppelt gestärkt. Auch deine Freude hat sich verdoppelt ...

Und du bemerkst, wie sich von allen Seiten WOLKEN einstellen, große und kleine rosa Wolken. Und mit einem Mal schwebst du in diesen Wolken. Ein wunderschönes Gefühl von Leichtigkeit, Sicherheit und Freude erfasst dich. Es ist herrlich, in diesen Wolken zu schweben ... (Hinweis: Bei Klienten mit erheblicher Höhenangst sage der Therapeut: *Du hast das Gefühl, mit den Wolken zu schweben, doch deine Füße bleiben auf der Wiese.*)

Und du bemerkst, wie sich zu deiner Linken ein GOLDENER STRAHL seinen Weg durch die Wolken bahnt und mit seinem Gold die rosa Wolken übergießt, so dass ein Farbenspiel aus Gold und Rosa entsteht. Und dieser goldene Strahl berührt nun auch in angenehmster Weise deinen Körper. Du fühlst, wie dieser Strahl in deinen Körper hineingeht, denn dort breitet sich eine angenehme Wärme aus, die dir ein Gefühl von Freude, Liebe, Heilkraft, Selbstsicherheit und Harmonie vermittelt. Und du weißt auf einmal: Das ist GÖTTLICHE ENERGIE. Diese goldenen Strahlen kommen aus einer göttlichen Quelle. Und dein ganzes Inneres wird ausgefüllt mit dieser göttlichen Energie.

Dem Wolkenbett kommt im Therapievorgang eine besondere Stellung zu. Denn es stellt nicht nur die erste Begegnungsstätte mit dem Höheren Selbst dar, sondern auch jenen Ort, an welchen der Therapeut den Klienten immer wieder zurückholen kann, wenn es darum geht, ihn in einen tieferen Entspannungszustand zu versetzen.

Und du entdeckst zu deiner Rechten, wie die Wolken ein richtiges WOLKENBETT genau passend für deine Größe geformt

274

haben. Du zögerst nicht. Du legst dich auf das Wolkenbett, schließt deine Augen. Die goldenen Strahlen hüllen dich ein und beschützen dich. Und du genießt es, in diesem Wolkenbett zu liegen ... Hier hält der Therapeut für einige Augenblicke inne, um den Klienten wirklich diesen Genuss spüren zu lassen. (Hinweis zur nochmaligen Vertiefung: Hat der Therapeut den Eindruck, dass sich sein Klient noch nicht tief genug im Alphazustand befindet, so kann er Folgendes sagen:

Eine Stimme zählt (nicht "ich zähle", da der Therapeut sich nun anschickt, dem Höheren Selbst in der Vorstellung das Wort zu übergeben) *jetzt von 89 bis 80. Und wenn drei Mal die Achtzig genannt wird, befindest du dich in einem noch tieferen entspannten Zustand.* (Handelt es sich um eine hypnotische Regression, dann wird der in Klammern stehende Text gesagt: *Dann schläfst du ganz, ganz tief, hörst aber immer die Stimme, die zu dir spricht.) Und mit jeder genannten Zahl lockerst und entspannst du dich noch mehr. (Und mit jeder genannten Zahl schläfst du noch tiefer und tiefer ein.) Neunundachtzig. Du entspannst und lockerst dich immer mehr. (Du schläfst tiefer und tiefer ein.) Achtundachtzig, immer mehr lockerst und entspannst du dich, immer mehr. (Immer tiefer schläfst du ein, immer tiefer.) Siebenundachtzig, immer mehr entspannst und lockerst du dich, immer mehr. (Immer tiefer schläfst du ein, immer tiefer.) Sechsundachtzig ... Fünfundachtzig ... Vierundachtzig. Immer mehr lockerst und entspannst du dich, immer mehr. (Immer tiefer schläfst du ein, immer tiefer, du hörst aber immer die Stimme, die zu dir spricht.) Dreiundachtzig ... Zweiundachtzig ... Einundachtzig ... Achtzig, achtzig, achtzig. Nun bist du völlig entspannt und gelockert. Du fühlst dich sehr wohl. (Du schläfst jetzt ganz, ganz tief. Und du hörst weiter jedes Wort, das gesprochen wird.)*

Das HÖHERE SELBST, das alles über dich weiß, ist jetzt bei dir. Und du bittest dein Höheres Selbst, dich zu der Ursache zu führen, warum du in deinem heutigen Leben (hier folgt eine genaue Formulierung des Problems beziehungsweise des Symptoms, in unserem Beispiel: Angst, vor Leuten zu sprechen) *Angst hast, vor Leuten zu sprechen. Und das Höhere Selbst nimmt dich an die Hand. Ihr schwebt durch eine dünne Wolkenwand hindurch und überquert jetzt ein langes, breites Wolkenfeld, ganz in Gold und Rosa. Und vor dir erblickst du* (der Sehsinn wird wieder angesprochen, denn im Wolkenbett waren die Augen ja geschlossen) *eine lange, breite Wolkenwand mit vielen Toren darin. Und du weißt mit einem Mal: Hinter jedem dieser Tore befindet sich eines deiner früheren Leben.*

Und auf einmal stehst du vor einem dieser Wolkentore. Du kannst es berühren. Du weißt nun, ob es sich hart oder weich anfühlt. Sage mir nun ganz deutlich: Was für ein Tor hast du vor dir? Wie sieht es aus? Wie fühlt es sich an? ... Hier holt der Therapeut das dritte Feedback ein. Jetzt kann das Aufnahmegerät angestellt werden, da ja das Thema der Therapie im Beisein des Höheren Selbst wiederholt formuliert wird. *Das Höhere Selbst spricht zu dir mittels der Telepathie, so dass du all seine Worte intuitiv vernimmst:*

"Es wird gleich bis drei gezählt. Dann ist dieses Wolkentor geöffnet. Und du befindest dich in jenem Leben, in dem die Ursache für deine Angst, vor Leuten zu sprechen (Problem/Symptom benennen), zu finden ist. Doch wenn bis drei gezählt worden ist, befindest du dich zuerst dort, wo du einen Tag vor jenem wichtigen Ereignis gewesen bist, das die Ursache oder eine der Ursachen für deine heutige Angst, vor Leuten zu sprechen* (nochmals Nennung des Problems/Symptoms)*, ist. Du weißt dann ganz genau, wer du bist und wo du bist."*

Es ist aus mehreren Gründen wichtig, den Klienten nicht gleich nach Durchschreiten des Wolkentores zur Ursache/zum Ereignis X zu führen. Denn er mag Angst bekommen, dorthin zu gelangen, und dementsprechend zögern oder sich weigern, durch das Tor zu gehen. Er ist jedoch leichter dazu zu bewegen, sich an dem Tag vor dem Ereignis X einzufinden. Wichtig ist jener Tag vor X, weil wir dann den Klienten beschreiben lassen können, wer er ist, wo er sich befindet und wie er lebt. Wir können ihn die vergangenen Einzelheiten wie auch die gegenwärtige innere und äußere Situation schildern lassen. Würden wir ihn gleich nach dem Durchschreiten zum Ereignis X gehen lassen, könnte er sich sofort in einer schrecklichen Situation befinden, die ihn derart emotional beschäftigt, dass der Therapeut nicht mehr in der Lage wäre, wichtige Einzelheiten zu erfragen.

(Hinweis: Wenn das Ausgangsproblem sich auf eine bestimmte Person beziehen sollte, mit der man sich im heutigen Leben in Disharmonie befindet oder vor der man Angst hat, dann muss sich jene Seele nach dem Durchschreiten des geöffneten Wolkentores unmittelbar vor dem Klienten in seinem früheren Leben befinden. Somit weiß er direkt, wer die Person in einem früheren Leben war. Stünde diese Person in veränderter Gestalt nicht vor einem und man ließe den Klienten ein früheres Leben betreten, in welchem ihm mehrere Personen begegnen, mag es schwer sein herauszufinden, wer eigentlich die aufzufindende Person ist. Der gesprochene Text noch vor dem Wolkentor hierzu lautet: **Es wird gleich bis drei gezählt. Dann ist dieses Tor geöffnet, und du befindest dich in jenem Leben, wo die Ursache für deinen Konflikt mit X** (Nennung des heutigen Namens) **zu finden ist. X steht dann unmittelbar vor dir, jedoch in anderer Gestalt und in einer anderen Zeit.** Und dann schreitet man von einem wichtigen Erlebnis mit X zum nächsten, so dass die ganze Problematik mit dieser Person nachvollzogen werden kann.)

Doch bevor bis drei gezählt wird, nimm hier dieses FLÄSCHCHEN. Darin befindet sich eine Flüssigkeit, die vermag, dass du gleich sowohl alles wahrnehmen und erleben als auch alles fühlen kannst. Und du nimmst dieses Fläschchen, trinkst den angenehm schmeckenden Inhalt und reichst dann das leere Fläschchen zurück. (Nach meiner Einschätzung bewirkt dieses

Fläschchen samt Inhalt eine fünf- bis zehnprozentige Steigerung des Erfolgs, da gezielt auf die Gefühle hingewiesen wird.)

Du merkst, wie sich in deinem Magen eine angenehme Wärme ausbreitet. Und du weißt: Die Flüssigkeit beginnt schon zu wirken. Wenn jetzt bis drei gezählt worden ist, dann bist du in jenem Leben, wo die Ursache für deine Angst, vor Leuten zu sprechen (abermalige Benennung des Problems/Symptoms), *zu finden ist. Aber du befindest dich zuerst dort, wo du dich einen Tag vor jenem Ereignis aufgehalten hast. Eins, zwei, drei! Jetzt bist du da.*

4. Der Einstieg in das frühere Leben

Sollte es sich herausstellen, dass auch jener Tag vor dem Ereignis X schon ein Tag des Schreckens ist – zum Beispiel eine Folterung –, dann gehe man, so keine genügenden Antworten eingeholt werden können, zu jenem Zeitpunkt zurück, wo sich der Klient wohlfühlte. Der Text würde dann lauten: *Es wird nun wieder bis drei gezählt, und dann befindest du dich dort, wo du dich vorher zum letzten Mal wohlgefühlt hast. Eins, zwei drei. Jetzt bist du da. Wo bist du ...?* Nachdem alle Fragen beantwortet worden sind, wird der Klient wieder zu dem Tag vor X zurückgeführt. Dessen Hauptereignisse lässt man sich noch kurz berichten. Und dann geht man zum darauffolgenden Tag weiter, an dem die Hauptursache für das Problem/Symptom zu finden ist.

Sofort nach dem Eintritt in das frühere Leben hat eine Verankerung zu erfolgen. Es wird nach dem Wo, Wer, Wie, Was gefragt. Es ist wichtig, den augenblicklichen Standort sowie die augenblickliche seelische Verfassung zu erkunden. Falls die zurückgeführte Person irgendwann von allein zu anderen Szenen oder gar in andere frühere Leben hinüberspringen sollte, kann man sie immer wieder an den Platz der VERANKERUNG zurückführen und von dort aus weiterschreiten. Nach einer kurzen Orientierungspause:

Lenke deine Aufmerksamkeit zuerst auf deine FÜSSE. Entweder du siehst, was du an den Füßen anhast, oder du fühlst es – oder du weißt es. Sage mir, was hast du an? Oder bist du barfuß? Und nun nimm deine übrigen KLEIDUNGSSTÜCKE wahr. Was hast du an? Du kannst deine Kleidungsstücke auch befühlen und weißt dann, aus welchem Material sie bestehen ... Und nun gleite mit deinen Händen über deinen Brustkorb, dein Gesicht und deine Haare. Welche Farbe haben deine Haare? Wie lang sind sie? Bist du eine Frau oder ein Mann oder ein Kind? Aus der Beschreibung der Kleidungsstücke geht meist schon das Geschlecht oder das Alter hervor, so dass man das eine oder andere auslassen kann.

Wie alt bist du?

Wie heißt du?

Wenn hier geantwortet wird "Ich weiß nicht" oder ein längeres Zögern einsetzt, kann man die Suggestion geben: *Ich zähle jetzt bis drei. Und dann kommt ganz spontan der erste Buchstabe deines Namens. Eins, zwei, drei.*

Und wenn ich wiederum bis drei gezählt habe, dann kommt ganz spontan der zweite Buchstabe. Eins, zwei, drei!

Hat man einige Buchstaben zusammen, dann kann gesagt werden: *Und jetzt bei drei kommt der Rest des Namens: Eins, zwei, drei!*

Wenn kein Name oder noch nicht einmal der erste Buchstabe erfolgt, dann ist weiter voranzugehen und der Name erst im späteren Verlauf einzuholen. Wird der Name jedoch nur ungenau oder unvollständig wiedergegeben, dann sage man: *Ich nenne dich vorerst ... Wenn du dich vollständig an deinen Namen erinnern kannst, dann nenne ihn mir bitte.*

Wo bist du? Bist du drinnen oder im Freien?

Bist du allein oder ist jemand bei dir? Warum bist du jetzt dort, wo du bist?

Was ist deine TÄTIGKEIT?
Bist du verheiratet? Hast du Kinder?
Wo wohnst du?
In welchem LAND befindest du dich?
Kannst du mir auch die JAHRESZAHL nennen oder das Jahrhundert?
Wie fühlst du dich? Gibt es irgendeine Gefahr für dich?
Wenn der Klient sagen sollte "Ich bin im Kerker", frage man: *Wieso bist du im Kerker? Wer hat dich dort hineingebracht? Was glaubst du, dass mit dir geschehen könnte?*

Es versteht sich von selbst, dass man den Klienten in früheren Leben nie mit seinem heutigen Namen anspricht! Das könnte ihn sehr irritieren.

Während dieses Berichtens macht sich der Therapeut NOTIZEN, unterstreicht eventuell Einzelheiten, die ihm von Bedeutung erscheinen, wie Namen, Orte, Ereignisse. Hat der Therapeut nun alle bisherigen wichtigen Angaben notiert, sage er:

Es wird jetzt bis drei gezählt. Und bei drei befindest du dich einen Tag später bei einem wichtigen Ereignis. (Hier wird selbstverständlich nicht mehr das Symptom des heutigen Lebens beim Namen genannt.) *Eins, zwei, drei! Jetzt bist du da.*

Das Zählen bis drei fördert die Spontaneität des Wiedererinnerns. Es ist wie ein sanfter Zügelschlag bei einem Pferd. Der Zurückgeführte weiß, dass er etwas zu "bringen" beziehungsweise aufzudecken hat. Fehlt diese Aufforderung, mögen manche Zurückgeführte an unnötigen Stellen verweilen oder zögern voranzugehen.

Wenn sich ein eingeübter Klient jedoch sehr gut zurückführen lässt, kann man das Zählen bis drei weglassen. Man kann ihm sagen: **Wenn du bereit bist weiterzugehen, dann nicke mit dem Kopf.** Sobald er dieses Zeichen gegeben hat, kann der Therapeut sagen: **Und nun gehe zu dem nächsten wichtigen Ereignis.** Man kann also die Zügel locker lassen. Der Vorteil besteht darin, dass der Klient selbst entscheiden kann, wann er eine Begebenheit voll mit allen Gefühlen wiedererleben möchte, um dann erst zum nächsten Erlebnis weiterzugehen. Der Nachteil bei diesem Vorgehen besteht darin, dass dadurch eine Rückführung zu sehr in die Länge gezogen werden kann.

Berichte – wo bist du? Was geschieht?

Der Situation entsprechend frage man weiter:

Wer ist zugegen?

Wer macht was?

Was für Gefühle hast du?

Was geschieht jetzt mit dir?

Falls möglichem Weinen, Stöhnen, Schreien nach Dafürhalten Einhalt geboten werden soll, kann der Therapeut sagen: *Ich zähle bis drei, und dann erlebst du alles wie ein Betrachter und bist ganz schmerzfrei. Eins, zwei, drei.*

Auf diese Weise kann man sich die Geschehnisse "in aller Ruhe" berichten lassen.

Merkt der Therapeut also, dass der Tod unmittelbar bevorsteht, und will er seinem Klienten das Wiedererleben der letzten Minuten ersparen, so sage er: *Es wird jetzt bis drei gezählt. Dann befindest du dich unmittelbar NACH deinem TOD und kannst alles genau erkennen. Eins, zwei, drei. Jetzt bist du da.*

Wie fühlst du dich? Wo bist du? Kannst du deinen Körper sehen?

Meist schweben die Klienten nun über ihrem Körper und fühlen sich befreit, und meist spüren sie auch die Nachwirkungen der gerade noch erfahrenen Schmerzen nicht mehr.

Weißt du, was soeben geschehen ist?

Wenn das Geschehen vom Klienten nicht mehr ganz nachvollzogen werden kann, so fasst der Therapeut das eben Passierte zusammen.

Und nun schau auf dein ganzes Leben zurück. Wenn du jetzt sagen solltest "Ich will nie wieder ... ", was würdest du dann sagen? Ich will nie wieder ... ?

Jetzt nennt der Klient jene VERZICHTSPROGRAMMIERUNG, die er damals bewusst oder unbewusst noch vor oder nach dem Tod für sich geprägt hatte. Wenn er also als Hexe verbrannt worden war, mag nun geäußert werden: "Ich will nie wieder etwas gegen die Kirche sagen." Aus diesem Grund könnte er in diesem Leben zu einem Konformisten in Bezug auf die Kirche und eventuell auch auf den Staat wie auf Obrigkeiten überhaupt geworden sein. Oder: "Ich will mich nie wieder einem Kirchenmann anvertrauen" (da die damalige Frau etwas "Sündiges" gebeichtet hatte, das für sie schlimme Konsequenzen hatte). Im heutigen Leben ist es vielleicht unter anderem ihr Problem, sich niemandem anvertrauen zu können. Oder: "Ich will nie wieder einen Mann ablehnen." Denn ein von ihr zurückgewiesener Mann hatte sie einst der Hexerei beschuldigt, weshalb die Klientin sich heute nahezu jedem Mann hingibt, also nicht nein zu sagen wagt.

Die nach einem schlimmen Ereignis oder Tod bewusst oder unbewusst gegebenen Programmierungen haben oft noch jahrhundertelang Einfluss und wirken sich im heutigen Leben als unliebsame Eigenheiten aus, die zu großen Problemen führen können. Diese psychischen Programmierungen finden mittels des Emotionalkörpers vielfach physischen Ausdruck. Der Emotionalkörper speichert neben den psychisch empfundenen Gefühlen auch die körperlichen Verwundungen und Schmerzen. Im Falle jener Hexenverbrennung könnten die Auswirkungen im heutigen Leben zum Beispiel Neurodermitis oder noch häufiger Asthma sein, da der Erstickungstod in den Flammen dem Verbrennungstod meist vorausgegangen ist.

Bevor man den Klienten wieder vor das Wolkentor zu seinem Höheren Selbst führt, ist es oft sehr wirkungsvoll und heilsam zu sagen:

Und nun gehe dorthin, wo du nach deinem Tod ein sehr schönes Erlebnis hattest. Schau dir alles an und berichte mir darüber, sobald ich dich wieder anspreche. Eins, zwei, drei. Jetzt bist du da ...

Dies gibt dem Therapeuten die Zeit, nun mit dem Zeichnen eines "LEBENSBOGENS" für den Berg der Erkenntnis zu beginnen, auf den der Klient nach dem Aufsuchen all seiner wichtigen früheren Leben zu führen ist. Man ziehe dafür einen halbkreisförmigen Bogen und trage links unter heutiges Leben (HL) den Namen des Klienten und das heutige Problem beziehungsweise die Probleme stichwortartig ein. Rechts davon (man lasse weiter rechts Platz zum Eintragen eventueller anderer Leben) schreibe man nun unter Opferleben (OL) den damaligen Namen, Ort, wichtige Personen und Ereignisse. Dies ist wichtig, damit der Therapeut beim späteren Vergleich der verschiedenen Leben die Übersicht behält und nicht erst in seinen Notizen blättern muss.

Währenddessen hat der Klient Zeit, sich an einem angenehmen Ort aufzuhalten.

Wo befindest du dich jetzt?

Der Klient mag auf einer schönen Wiese sein. Er mag sich in einer jenseitigen beziehungsweise überirdischen Welt befinden und eventuell Freunde oder Verwandte aus seinem soeben gesehenen Leben treffen, die bei seinem damaligen Tod schon verstorben waren.

Hatte jemand den schmerzlichen Verlust eines Menschen zu erleiden (zum Beispiel des eigenen Kindes, das durch Nachlässigkeit im Haus verbrannte), so sage der Therapeut: *Ich zähle jetzt bis drei. Und dann bist du nach deinem Tod wieder mit deinem Kind zusammen. Eins, zwei, drei.*

Und wenn bis drei gezählt worden ist, dann stehst du wieder vor dem Wolkentor bei deinem Höheren Selbst und kannst dich an alles genau erinnern. Eins, zwei, drei!

5. Wieder vor dem Wolkentor beim Höheren Selbst

Du stehst nun vor dem WOLKENTOR bei deinem HÖHEREN SELBST. Du kannst dich an alles erinnern.

Wenn die soeben erlebte Begebenheit sehr schmerzlich war, ist folgendermaßen vorzugehen:

Das Höhere Selbst reicht dir eine SILBERNE SCHALE mit einem Heiltrank darin und sagt: "Dies ist ein Trank, der dich nun von all deinen Schmerzen und deinem Leid befreit. Trinke." Und du trinkst diese Flüssigkeit, die dir augenblicklich all deine Schmerzen und all dein Leid nimmt.

Welchen der soeben gesehenen PERSONEN begegnest du in deinem heutigen Leben wieder? Wer ist X? Wer ist Y? Frage dein Höheres Selbst. Es sagt dir, wer jene Person heute ist, sofern sie sich in deinem heutigen Leben befindet.

Der Therapeut macht sich unter dem "LEBENSBOGEN" Notizen, denn es ist für den späteren Vergebungsakt wichtig, die Namen der Personen nennen zu können, die negativ auf das Leben des Klienten eingewirkt haben.

Frage dein Höheres Selbst: Was war der Sinn jenes Lebens? Was hast du richtig, was hast du falsch gemacht?

Frage dein Höheres Selbst weiterhin: Gibt es noch andere frühere Leben, die mit deiner Angst (sie ist beim Namen zu nennen) *zu tun haben?*

Meistens wird ja gesagt, was bedeutet, dass noch ein oder mehrere Opferleben (OL) vorliegen, die zu den Ursachen des gegenwärtigen Problems zählen. Man fahre also dann mit dem anschließenden fettgedruckten Text fort. Sagt der Klient jedoch, dass es kein weiteres früheres Leben als Ursache gibt, so gehe man weiter unten zu dem Text, der mit ** beginnt. Wenn jedoch bestätigt wird, dass es wohl noch ein oder mehrere andere Leben mit aufzudeckenden Ursachen für das bezeichnete Problem gibt, dann sage man:

Das Höhere Selbst nimmt dich an die Hand. Ihr schwebt an der Wolkenwand entlang. Jetzt bleibt ihr vor einem anderen Wolkentor stehen, und das Höhere Selbst sagt: "Ich zähle gleich bis drei (zurück zum Text oben, beginnend mit *), *dann befindest du dich in jenem Leben, in dem eine weitere Ursache für deine Angst, vor Leuten zu sprechen* (Problem/Symptom benennen), *zu finden ist. Doch wenn bis drei gezählt worden ist, befindest du dich zuerst dort, wo du einen Tag vor jenem* *wichtigen Ereignis gewesen bist, das eine weitere Ursache für deine heutige Angst, vor Leuten zu sprechen* (nochmals Nennung des Problems/Symptoms), *ist. Du weißt dann ganz genau, wer du bist und wo du bist."*

Hier wird nun der ganze Vorgang wiederholt, der zur Aufdeckung des ersten früheren Lebens (OL) durchgeführt worden ist. Neben seinen Notizen sollte der Therapeut auch nicht vergessen, bei dem zweiten früheren Leben wie auch bei den weiteren den LEBENSBOGEN mit den Stichworten und Namen auszufüllen.

Nach dem Abschluss des oder der Opferleben kann man auch nach einem möglichen Täterleben fragen. Doch resultieren Ängste meistens allein aus Opferleben. Dennoch sind sie oft indirekt mit Täterleben verbunden.

6. Eintritt in das Täterleben

Das oder die Opferleben sind nun aufgedeckt und nach dem Vorhandensein der Personen aus dem/den früheren Leben und deren möglicher Wiedergeburt im heutigen Leben ist gefragt worden.

** *Nun bitte dein Höheres Selbst, dich in jenes Leben zu führen, in dem die Ursache dafür liegt, dass du in dem einen Leben ...* (zum Beispiel als Hexe verbrannt) *und in dem anderen Leben ...* (zum Beispiel gehängt) *worden bist.*

Und das Höhere Selbst nimmt dich an die Hand. Ihr schwebt an der Wolkenwand entlang. Jetzt bleibt ihr vor einem Wolkentor stehen.

Das Höhere Selbst sagt: "Jetzt wird gleich bis drei gezählt. Und bei drei befindest du dich hinter diesem Tor in jenem Leben und erlebst dich bei einer Tat wieder, die mit zu der Ursache zählt, weshalb du jene(s) schmerzreiche(n) Leben späterhin erfahren solltest. Eins, zwei, drei! Jetzt bist du da."

Da sich Zurückgeführte manchmal nur ungern ihre Schandtaten aus dem Täterleben ansehen, kann es sein, dass sie zwar einen Menschen vor sich sehen, der sie einstmals gewesen sind, von dem sie sich jedoch distanzieren. Im Gegensatz zum Opferleben braucht der Therapeut hier nicht unbedingt zu sagen:

Es wird jetzt bis drei gezählt, und bei drei befindest du dich in jenem Körper. Eins, zwei, drei!

Denn es reicht, wenn der Klient erfährt, wo er wie gegen das Gesetz der Nächstenliebe verstoßen hat, um somit die Primärursache für seine karmischen Ausgleichsleben zu erfahren. Die damaligen Tätergefühle müssen nicht mehr aktiviert werden – im Gegensatz zu den Gefühlen als Opfer, die aktiviert und losgelassen werden müssen, um Heilung herbeizuführen. Doch der Therapeut kann den Klienten fragen: *Möchtest du die Gefühle jenes Menschen, der du damals warst, wiedererleben?* Bei einem Ja: *Ich zähle jetzt bis drei, dann bist du in jener Person* (falls der Klient noch nicht darin sein sollte) *und erlebst dich mit all deinen Gefühlen. Hier können nun alle Gefühle wiedererlebt werden – von der größten Eiseskälte und Skrupellosigkeit über die Genugtuung und das Auskosten der Rache bis zur Ambivalenz oder gar später Reue* (auch solche Gefühle kommen vor, die mit Taten einhergehen, die in Not- oder Verzweiflungssituationen verübt wurden).

Ein Großteil der Täterleben deckt Leben als Täter in einer Gruppe auf, zum Beispiel als Soldat – man war bei seinen üblen Taten ja durch die Mittäterschaft gedeckt. Hier war es am leichtesten, gegen das Gesetz der Nächstenliebe zu verstoßen. Oft wollte man sich mit seinen grausamen Taten bei den anderen in ein "rühmliches" Licht setzen.

Was hast du an den Füßen an? Welche Kleidungsstücke trägst du sonst noch am Körper? Streiche einmal mit deinen Händen über Gesicht, Brustkorb und Haar. Wie siehst du aus? Bist du ein Mann oder eine Frau?

Wie alt bist du? Wie heißt du? Bist du verheiratet? Hast du Kinder? Was für einen Beruf hast du? Wo befindest du dich jetzt? Bist du allein? Wer ist bei dir? Was machst du gerade?

Falls der Klient zögert, dann sage der Therapeut: *Es wird bis drei gezählt, und du weißt dann genau, was du tust. Eins, zwei, drei!* Wenn er weiterhin zögert: *Mir kannst du alles sagen, ich verrate dich nicht. Nun berichte.*

Meist berichtet der Klient ganz genau, was er tut, antwortet exakt auf alle Fragen. Falls er zum Beispiel gerade einen Mord verübt, dann fragt man nach seinem Motiv und wer die ermordete Person ist, wie sie heißt.

Welche üble Tat hast du noch begangen?

Man kann danach fragen, *wie viele Morde* er begangen hat, *was seine verruchteste Tat war,* ob er je etwas bereut hat.

In welchem Land bist du? In welchem Jahr/Jahrhundert befindest du dich?

Auf was bist du stolz? Zu was bringst du es in deinem Leben?

Wer sind deine ärgsten Widersacher?

Wenn du über dich zu urteilen hättest, wie würde dein Urteil am Ende deines Lebens ausfallen?

Woran oder wodurch stirbst du?

Manchmal haben Täter im Alter doch Gewissensbisse und können etwas bereuen.

Deshalb könnte der Therapeut fragen:

Hast du jemals Gewissensbisse wegen deiner Taten gespürt? Hast du späterhin irgendwann einmal Reue empfunden? Wie stelltest du dir ein Leben nach dem Tod vor? Hast du an eine nachtodliche Bestrafung geglaubt?

Es wird jetzt bis drei gezählt, und dann befindest du dich wieder vor dem Wolkentor bei deinem Höheren Selbst und kannst dich an alles erinnern. Eins, zwei, drei! Jetzt bist du da.

Du befindest dich wieder vor dem Wolkentor bei deinem Höheren Selbst und kannst dich an alles erinnern. Frage dein Höheres Selbst, warum du das alles begangen hast.

Frage dein Höheres Selbst, welche Personen von damals in deinem heutigen Leben oder in den anderen früheren Leben erneut auftauchen.

Während der Klient seine Begebenheiten schildert beziehungsweise die einzelnen Fragen beantwortet, vervollständigt der Therapeut weiterhin den LEBENSBOGEN und trägt unter Täterleben (TL) die Namen und abgekürzten Fakten ein. Jetzt ist dieser Lebensbogen ausgefüllt.

7. Die Bedeutung des Berges der Erkenntnis

Das Höhere Selbst nimmt dich an die Hand und führt dich auf den BERG DER ERKENNTNIS.

Von hier oben siehst du alle von dir aufgesuchten Leben samt deinem heutigen vor dir ausgebreitet. Ganz links befindet sich dein heutiges Leben und ganz rechts dein Leben als ... (Name des Täters im Täterleben).

Der Therapeut hat jetzt den ausgefüllten Lebensbogen vor sich und liest von diesem ab.

Es ist wichtig, dass dem Klienten die aufgesuchten Leben nochmals bewusst gemacht werden. Bei der kurzen Zusammenfassung dieser Leben fallen ihm alle entsprechenden Zusammenhänge wieder ein. Der Therapeut nennt zuerst das heutige Leben samt dem Problem und geht seinen Aufzeichnungen folgend vom ersten Opferleben nach rechts bis zum Täterleben. (Auch in umgekehrter Reihenfolge möglich.)

Bei dem Erkenntnisprozess auf diesem Berg geht es um die Bewusstwerdung des Klienten, wie sein Problem mit den verschiedenen

Leben, deren Situationen, Geschehnissen und Personen zusammenhängt. Der Therapeut ist nur ein "Hinweisgeber". Er sollte durch
Hinweise und Fragen "hermeneutisch" vorgehen, so dass der Klient
möglichst selbst zu den Erkenntnisschritten und Antworten gelangt.

Die meisten Rückführungstherapeuten fassen das, was bei Besuchen in den früheren Leben aufgedeckt worden ist, erst in einem
Nachgespräch nochmals zusammen, um den Klienten die einzelnen
Schritte und Zusammenhänge zu vergegenwärtigen. Jedoch halte
ich es für wichtiger, diese zusammenhängenden Erkenntnisse noch
während der Rückführung im Alphazustand durchzuführen, da der
Klient sich eben dann in einem höheren Bewusstseinszustand befindet und Dinge erkennt, die ihm im Normalzustand eventuell
verborgen geblieben wären. Auch wird ihm mit Unterstützung des
Therapeuten klar werden, welche übrigen Symptome und Probleme
mit seinem Hauptproblem/Symptom noch zusammenhängen, die
dann – wie noch zu beschreiben sein wird – ebenfalls mit in den
Kiefernzapfen zu stecken und somit aufzulösen sind.

Das Problem, dessen Ursachen aufgedeckt wurden, heißt ...
(Nennung des Ausgangsproblems/Symptoms). *Was kannst du
jetzt erkennen?*

Der Therapeut lässt den Klienten geistig arbeiten und erst einmal selbst Zusammenhänge erkennen, bevor er Hinweise gibt,
zum Beispiel: "In welchem Alter bist du in dem Leben als (Name)
verbrannt worden? Und wann hast du im heutigen Leben deine
schwersten Ängste erlebt? Wer ist in deinem heutigen Leben zum
Beispiel jener Geistliche, der dein Beichtgeheimnis verraten hat
(Name)? Wie reagierst du, wenn du dieser Person im heutigen
Leben begegnest (zum Beispiel Husten oder Asthmaanfälle oder
Engegefühl in der Brust)?"

*Frage einmal dein Höheres Selbst, wo sich Nachwirkungen
aus deinem Leben als ... (Opferleben) in deinem heutigen Leben
zeigen ... Lass dir auch die Zusammenhänge erklären. Was sagt
dein Höheres Selbst?*

Oft werden bei solchen Lebensvergleichen viele Zusammenhänge aufgedeckt, die nicht unmittelbar mit dem Ausgangsproblem zu tun haben. Aber jede Selbsterkenntnis fördert den Prozess der seelischen Reifung und das Loslassen von Verhaftungen, die uns bisher daran hinderten, angst- und schuldfrei zu leben. Deshalb sollten alle aufgedeckten Erkenntnisse vom Therapeuten registriert werden, um später eventuell ebenfalls in den Kiefernzapfen hineingestopft werden zu können. *Jetzt vergleiche einmal dein Leben als ...* (Täterleben) *Kannst du erkennen, wie sich das Karmagesetz, das Gesetz von Ursache und Wirkung, auf deine anderen Leben auswirkte?*

Kannst du auch erkennen, wie sehr du dich entwickelt hast in deinem Bewusstsein und deiner Liebe von jenem Leben als ... (Name aus Täterleben) *bis zu deinem heutigen Bewusstsein und deiner heutigen Liebesfähigkeit? Kannst du weiterhin erkennen, dass du ohne die ausgleichenden Erfahrungen in jenen leidvollen Leben wahrscheinlich das Bewusstsein jenes Menschen ...* (Name aus Täterleben) *und seinen Mangel an Liebe bis heute behalten hättest?*

Siehst du ein, dass du die bösen Taten, die du als jener Mensch ... (Name aus Täterleben) *an anderen verübt hast, am eigenen Leib, also als Opfer erfahren musstest, um daraus zu lernen, nie mehr solche Taten zu begehen?*

Kannst du sogar einsehen, dass jene bösen Taten letztendlich sogar gut für dich waren, weil sie dich bis heute zu großen Erkenntnissen geführt haben?

All deine Leben dienten dem Lernen. Du hast dein Bewusstsein erweitert, dein Mitempfinden für andere Menschen, ja du hast deine Liebe und Nächstenliebe reifen lassen können.

Dein heutiges Problem ist noch ein Überbleibsel aus diesem Lern- und Reifungsprozess. Kannst du dies erkennen?

Nun brauchst du aber dein/e (Nennung der Angst, des Problems/Symptoms) *nicht mehr. Willst du dich jetzt für immer von diesem/r* (Nennung der Angst, des Problems/Symptoms) *verabschieden?*

Sobald ja gesagt wird, was eigentlich immer der Fall ist:
Dann frage dein Höheres Selbst: "Darf ich mich nun von meinem/r (Nennung der Angst, des Problems/Symptoms) *befreien?*
In fünfundneunzig Prozent der Fälle wird mit einem eindeutigen Ja geantwortet. Bei einer zögernden oder verneinenden Antwort ist zu sagen: *Lass dir von deinem Höheren Selbst erklären, warum es dir kein eindeutiges Ja erteilt.* Das Höhere Selbst mag sagen, dass nur eine teilweise Besserung herbeigeführt werden kann, da noch nicht alle früheren Zusammenhänge aufgedeckt worden sind oder dass der Klient aus karmischen Gründen vorerst oder für die Dauer seines jetzigen Lebens noch mit seiner Angst, seinem Problem/Symptom behaftet bleiben muss. Oder es kann auch erklären, dass diese Angst, dieses Problem/Symptom sich nur langsam auflösen kann oder wird. *Frage dein Höheres Selbst, ob du schon bald mit einer Besserung rechnen kannst.* Oder: *Frage dein Höheres Selbst, was du noch zusätzlich tun kannst, um den Heilungsprozess zu beschleunigen.*

8. Der Kelch der Vergebung

Mit dem goldenen Kelch und dem Akt der Vergebung beginnt nun der Auflösungsprozess des Problems unter Verwendung von Ritualen und Affirmationen. Wenn man so will, ist dies das Herzstück der Rückführungstherapie.

Das Höhere Selbst reicht dir nun einen GOLDENEN KELCH mit einer goldenen Flüssigkeit darin und sagt: "In diesem Kelch befindet sich eine Flüssigkeit, die es vermag, alles zu vergeben, alles Leid und alle Schuld aufzulösen und Liebe zu geben." Trinke zuerst selbst einen kräftigen Schluck aus diesem Kelch.

Und nun begib dich mit diesem Kelch in jenes Leben, das ganz rechts unter dir liegt (Täterleben). *Wem möchtest du zuerst diesen Kelch bringen und ihn bitten, dir zu vergeben?*

Sofort wird von dem Klienten eine Person genannt oder eine Gruppe, der er in seinem Täterleben durch Lieblosigkeit und sein Ego Leid zugefügt hat.

Nun gehe zu dieser Person (oder *diesen Personen*). *Du stehst jetzt vor ihr/ihnen. Reiche ihr/ihnen den Kelch der Liebe, der Vergebung und der Leid- und Schuldauflösung. Was sagst du nun zu dieser Person/diesen Personen mit deiner ganzen Liebe?*

Da der Täter jetzt sein/e Opfer um Vergebung zu bitten hat, kann die Kraft der Schuldauflösung in diesem Trank unerwähnt bleiben. Meistens sagt der Klient nun in etwa: "Ich bitte dich/euch von ganzem Herzen, mir zu vergeben für all das, was ich dir/euch angetan habe." Wenn die Formulierung vom Klienten nicht ausreichend gesprochen worden ist, kann der Therapeut die Worte vorsprechen, und der Zurückgeführte spricht sie nach.

Kannst du ihr/ihnen auch sagen "Möge Liebe und Heilung durch diesen Trank in dich/euch fließen. Ich liebe dich/euch!"?

Nun wird der Klient nicht zögern, diese beiden Sätze nachzusprechen. Hier wird jetzt die tiefste Wurzel seines heutigen Problems durch Vergebung und Liebe geheilt.

Und schau dieser Person einmal in die Augen. Was erkennst du jetzt?

Zu wem möchtest du noch gehen?

Und sollte noch eine andere Person oder sollten sogar noch mehrere oder eine Gruppe von Personen vorhanden sein, dann wird dieser Akt der Bitte um Vergebung so lange wiederholt, bis all denen, welchen vom Klienten als früherer Täter Leid zugefügt worden ist, der Kelch gereicht worden ist. Jeder dieser Menschen wird um Vergebung gebeten.

Und nun steh vor dir selbst, der du früher warst. Du weißt, dass du in jenem früheren Leben gegen das Gesetz der Liebe verstoßen hast. Aber deine Seele ist in späteren Leben in andere Körper hineingegangen und hat alles am eigenen Leib verspüren müssen, was sie anderen angetan hatte. Sie hat nun alles

ausgeglichen, worin sie früher gegen das Gesetz der Nächstenliebe verstoßen hatte. *Jetzt ist deine Seele gereift. Sie hat aus
Fehlern gelernt. Jetzt kann sie allen und sich selbst in Liebe
vergeben.*

Nun reiche ... (Name des Täters) *den Kelch der Liebe, der Vergebung und der Leid- und Schuldauflösung. Kannst du jetzt –
so du bereit bist – zu ihm sagen:* "(Name), *trinke aus dem Kelch
der Liebe, der Vergebung und der Leid- und Schuldauflösung.
Ich vergebe dir von ganzem Herzen. Ich liebe dich!"?*

In neunzig Prozent der Fälle ist der Klient bereit, diesen Satz
in eigenen Worten zu wiederholen.

Und kannst du zu ihm auch noch sagen: "*Jetzt ist dir deine
ganze Schuld vergeben, denn sie ist durch deine späteren Leben
ausgeglichen worden und ist jetzt aufgelöst!"?*

Auch dieser Satz wird meist ohne Zögern wiederholt.

Falls der Klient sagen sollte: "Ich kann ihm nicht vergeben."
Oder: "Ich kann ihn nicht lieben", so entgegne man in folgender
Weise:

Deine Seele war früher im Körper von ... (Name des Täters).
*Damals war sie unwissend und hatte noch wenig Liebe in sich.
Das, was sie damals anderen antat, musste sie an sich selbst erfahren, nicht als Bestrafung, sondern als Lernprozess. Indem
sie das an sich erfuhr, was sie anderen an Leid und Schmerz
zugefügt hat, lernte sie, anderen kein Unrecht mehr zuzufügen.
Wenn jener* ... (Name des Täters) *damals nicht so lieblos gehandelt hätte, wäre kein Erfahrungsprozess möglich gewesen und
du würdest heute noch ebenso lieblos sein.* ... (Name des Täters)
*hast du es also zu verdanken, dass du Erkenntnisschritte ma-
chen durftest, die dich dorthin gebracht haben, wo du heute
mit deiner Erkenntnis und Liebe stehst. Siehst du das ein?*

Meist kommt jetzt ein Ja.

Da du dies nun alles einsiehst, möchtest du ... (Name des
Täters) *jetzt den Kelch der Liebe, der Vergebung und der Leid-
und Schuldauflösung reichen?*

*Was sagst du zu ihm? Kannst du nun auch sagen: "Ich spre-
che dich jetzt von aller Schuld frei, denn du hast nun alles ausgeglichen!"?*

*Kannst du ihm auch sagen: "Ich danke dir, dass ich aus dei-
nen Fehlern lernen durfte. Danke, ich liebe dich!"?*

Falls der Klient immer noch nicht ganz vergeben oder dem
anderen noch keine Liebe geben kann, ist in dem Auflösungsprozess fortzufahren.

*Du kehrst mit dem goldenen Kelch auf den Berg der Er-
kenntnis zurück. Und das Höhere Selbst füllt den goldenen
Kelch wieder bis zum Rand mit der goldenen Flüssigkeit der
Liebe, der Vergebung und der Leid- und Schuldauflösung.*

Hier ist wiederum die Leidauflösung als Wirkung des Trankes
hinzuzufügen, da diese im Opferleben wirkungsvoll eingesetzt werden kann.

*Und das Höhere Selbst sagt: "Trinke nochmals einen
Schluck aus diesem Kelch. Nun gehe mit diesem Kelch der
Liebe, der Vergebung und der Leid- und Schuldauflösung in das
Leben* (das zuletzt aufgesuchte Opferleben), *wo du ...* (Name)
warst. Wem möchtest du als Erstes diesen Kelch reichen?"

Sogleich wird der Name eines Übeltäters oder die Gruppe von
Missetätern genannt.

*Jetzt stehe vor ihm/ihr/ihnen. Was möchtest du jetzt zu
ihm/ihr/ihnen sagen?*

"Ich vergebe dir alles, was du mir angetan hast."

*Du könntest ihm/ihr/ihnen sogar dankbar dafür sein, dass
er/sie dir diesen Ausgleich verschaffte/n. Siehst du das ein?*

Auch hier erfolgt das Ja sofort.

*Kannst du ihm/ihr/ihnen jetzt den Kelch der Liebe, der Ver-
gebung und der Leid- und Schuldauflösung reichen und zu
ihm/ihr/ihnen sagen: "Ich vergebe dir alles, was du mir zugefügt hast!"?*

Und schau ihm/ihr/ihnen einmal in die Augen. Was erkennst du jetzt?

Zu welcher Person möchtest du in jenem Leben als ... (Name in jenem Opferleben) *noch gehen?*

Falls der Klient eine wichtige Person auslässt, weil er sie übersehen hat oder weil er nicht zu ihr hingehen will, dann sage der Therapeut: *Denke doch an* (Nennung der Person).

Nun gehe, wenn du willst, zu (Name), stehe vor (Name). Reiche, wenn du willst, (Name) den Kelch. Was möchtest du ihm/ihr jetzt mit deiner ganzen Liebe sagen?

Und nun stehe vor dir selbst, der du damals (Name) warst. Reiche (Name) den Kelch mit der Flüssigkeit der Liebe, der Vergebung und der Leid- und Schuldauflösung. Sage zu (Name), wenn du magst: "Trinke aus diesem Kelch, damit nun all dein Leiden aufgelöst ist. Denn jenes Leid ist nun nicht mehr nötig. Ich liebe dich."

Hier entsteht kaum noch Widerstand, diese Sätze in eigenen Worten zu wiederholen.

Wichtig ist, dass der Klient diese Sätze jeweils freiwillig sagt. Nichts darf ihm manipulativ in den Mund gelegt werden, denn das würde den Gesamterfolg der Therapie beeinträchtigen.

Sollte nur ein Opferleben aufgedeckt worden sein, so ist unten bei *** fortzufahren. Liegt noch ein anderes Opferleben vor oder gar noch zwei oder drei, dann ist der Vorgang jeweils zu wiederholen, bis in allen aufgedeckten Leben die Vergebung ausgesprochen und die Aufhebung eigenen Leides und Schmerzes verbal vollzogen worden ist. Nach jedem mit dem Kelch aufgesuchten Leben kehrt der Klient zum Berg der Erkenntnis zurück. Der Kelch wird, falls sich reichlich aus ihm bedient wurde, dabei vom Höheren Selbst jeweils nachgefüllt. Wenn nun alles Leid aufgehoben und Vergebung ausgesprochen worden ist, fahre man folgendermaßen fort:

*** Und du stehst wieder auf dem Berg der Erkenntnis. Dein Höheres Selbst füllt nochmals den Kelch mit der goldenen Flüssigkeit der Liebe, der Vergebung, der Leid- und Schuldauflösung und sagt: "Trinke nochmals einen kräftigen Schluck aus diesem Kelch. Und jetzt gehe in dein heutiges Leben. Wem möchtest du dort den Kelch der Liebe, der Vergebung, der Leid- und Schuldauflösung reichen?"

Der Klient wird sogleich eine jener Personen mit heutigem Namen nennen, deren Seele schon in einem der früheren Leben in einem anderen Körper (und unter anderem Namen) aufgetaucht ist. Meist handelt es sich zuerst um eine Person, die ihm im Opferleben Leid oder Schmerz zugefügt hatte.

Was möchtest du jetzt dieser Person, der du aus dem Kelch der Liebe und Vergebung zu trinken gibst, sagen?

Der Klient wird meist richtig formulieren: "Ich vergebe dir."

Kannst du auch sagen "Ich vergebe dir von ganzem Herzen. Ich liebe dich!"?

Sollte der letzte Satz nicht über die Lippen gebracht werden, fahre man dennoch weiter im Text fort.

Und nun, zu welchen anderen Personen möchtest du jetzt gehen?

Hier wird der gleiche Prozess wiederholt. Dieser wird so lange durchgeführt, bis allen aufgedeckten Personen der Kelch gebracht worden ist. Sollte der Klient sich nicht mehr an die einzelnen Individuen oder deren Namen erinnern können, so ist ihm der Therapeut dabei behilflich. Sollte es sich dabei um Menschen handeln, denen der Klient in einem früheren Leben (meist Täterleben) Leid und/oder Schmerz zugefügt hat, dann sage man: *Und nun gehe zu* (heutiger Name), *reiche ihr/ihm den Kelch und sage: "Bitte verzeihe mir von ganzem Herzen für alles, was ich dir im/in früheren Leben* (und wenn angebracht: *und auch was ich dir im heutigen Leben*) *angetan habe."* Wenn ein Grund vorliegt, so möge der Klient auch sagen: *"Und ich verzeihe dir ebenfalls für alles, was du mir in diesem und/oder in/im früheren Leben zugefügt hast."*

Kannst du zu (Name) jetzt auch mit deiner ganzen Liebe sagen "Ich liebe dich!"?

Nachdem allen vergeben und vor allem um Vergebung gebeten worden ist:

Und nun stehe vor dir selbst. Reiche dir den goldenen Kelch der Liebe, der Vergebung, der Leid- und Schuldauflösung. Was möchtest du zu dir sagen?

Meistens formuliert der Klient bei der Selbstvergebung schon von alleine richtig. Ansonsten kann der Therapeut hinzufügen:

Kannst du zu dir, der nun vor dir steht, sagen "Ich vergebe dir für alles, was du anderen wissentlich oder unwissentlich an Leid und Schmerzen zugefügt hast!"?

Möchtest du jetzt zu dir sagen "Ich spreche dich nun von aller Schuld frei!"?

Möchtest du jetzt zu dir sagen "Ich liebe dich. Ich liebe mich!"?

Bekanntlich fällt es vielen Klienten schwer, sich selbst zu lieben, was mit zu ihrer allgemeinen Kernproblematik gehört, da sie sich bewusst oder unbewusst schuldig oder minderwertig fühlen und oft unbewusst einem Selbstbestrafungsmechanismus frönen, der eine Liebe zu sich selbst verbietet. Im Zuge der nun geschehenen gegenseitigen Vergebung sprechen jedoch viele Klienten zum ersten Mal in ihrem Leben den Satz aus: "Ich liebe mich." Für viele ist allein schon das Aussprechen dieses Satzes ein Meilenstein in ihrer Therapie.

Du kehrst mit dem Kelch auf den Berg der Erkenntnis zu deinem Höheren Selbst zurück. Und das Höhere Selbst sagt: "Nun trinke den Rest aus dem Kelch der Liebe, der Vergebung und der Leid- und Schuldauflösung, damit dir nun alles vergeben ist."

Und du trinkst nun den ganzen Rest der goldenen Flüssigkeit und reichst den leeren Kelch deinem Höheren Selbst zurück.

9. Die De- und Reprogrammierung

Das Höhere Selbst reicht dir jetzt einen großen, geöffneten KIEFERNZAPFEN und sagt: "Nimm diesen Kiefernzapfen in die eine Hand. Und nun stopfe mit der anderen alles hinein, was bisher aufgedeckt worden ist und was du loswerden möchtest. Hole es wie schwarze Klumpen von Ton aus deinem Inneren heraus und knete es in diesen Zapfen, indem du drei Mal sagst: 'Ich befreie mich von ... .'" Und nun sage, wovon du dich befreist. Ich ...

"Ich befreie mich von ..."

Nachdem der Klient genannt hat, wovon er sich befreit, fragt man nach:

Und von was befreist du dich noch? Stopfe es in den Zapfen. Und sage es drei Mal.

Sollte der Klient etwas Wichtiges vergessen haben, erinnert ihn der Therapeut daran. *Denke an ...*

Und nun sage noch einmal, von was du dich befreist. Ich befreie mich ...

Und sage es noch ein drittes Mal, von was du dich befreist.

Dieses dreimalige Nennen der Affirmation bewirkt eine intensivere Deprogrammierung.

Im Allgemeinen sollte man sich auf das Wesentliche konzentrieren und den Zapfen nicht mit Unwesentlichem befrachten. Wichtig ist, dass der Therapeut darauf achtet, dass die aus dem Täterleben resultierenden Schuldgefühle mit in den Zapfen gesteckt werden.

Jetzt ist der Zapfen ganz voll geworden. Und dein Höheres Selbst entzündet auf einmal vor dir ein LICHTFEUER und sagt: "Dieses Feuer besteht aus reinem Licht. Es hat die Eigenschaft, alles, was dort hineingelegt wird, zurückzuverwandeln in die Urliebe."

Es ist wichtig, dass nichts zur Seite geschoben oder vernichtet wird. Denn dies wäre wiederum ein Verdrängungsmechanismus. Vernichten hat eine negative Qualität. Im Grunde kann in der

Schöpfung nichts vernichtet werden. Es kann jedoch umgewandelt werden.

Nun lege deinen vollen Kiefernzapfen in dieses Lichtfeuer hinein ... Und du siehst auf einmal, wie er sich mehr und mehr auflöst ... Jetzt ist er ganz aufgelöst. Und du spürst eine große Erleichterung in deinem Inneren.

Und nun sage deutlich jeweils separat, von was du jetzt befreit bist. "Ich bin befreit von ..."
Nun benennt der Klient, wovon er befreit ist. Der Therapeut hat einmal darauf zu achten, dass alles Wesentliche genannt wird, und zum anderen auch darauf, dass jener jeweils bei "Ich bin ..." beginnt.
Und wiederhole es noch einmal ...
Und sage es noch ein drittes Mal ...
Diese BEFREIUNGSAFFIRMATION wird nicht nur hier, sondern auch an anderen bezeichneten Stellen jeweils drei Mal ausgesprochen.

Nun breitet der Therapeut einen ROTEN TEPPICH aus, das heißt, er fasst nun alles zusammen, was von nun ab die De- und Reprogrammierung beim Klienten bewirkt, indem er in etwa sagt:
Von nun an ... (zum Beispiel) *hast du keine Angst mehr. Du kannst frei vor Menschen sprechen. Du hast Vertrauen zu dir selbst. Du kannst anderen mit Liebe und Selbstvertrauen gegenübertreten. Oder: Von nun an ist deine Höhenangst aufgelöst. Nun kannst du in der Drahtseilbahn fahren. Es bereitet dir Freude. Du kannst über hohe Brücken gehen, ohne dass du Angst hast. Oder: Von nun an sind alle deine Schuldgefühle aufgehoben. Von nun an fühlst du dich wie ein befreiter Mensch.*
Es werden also positive Perspektiven aufgezeigt, die sich nach dem Befreiungsakt für den Klienten abzeichnen.
Der Therapeut kann auch noch fragen:

Und was kannst du noch?
Somit mag noch etwas genannt werden, das der Therapeut übersehen hatte.

Man kann auch den Klienten auffordern, diesen "roten Teppich" für sich selbst auszubreiten, indem man sagt: *Nachdem du dich nun von deiner Angst befreit hast, was verändert sich für dich von nun an?*

Das Höhere Selbst zieht einen etwa einen Meter langen LICHTSTAB hervor, aus welchem weißes Licht hervorquillt, und sagt:
"Ich hülle dich nun mit diesem Stab in einen Kokon aus weißem Licht ein. Es ist das Licht höchster Liebe. In diesem Kokon schwingt die hohe Schwingung der reinsten Liebe. Diese Liebesschwingung heilt jetzt alles an Körper, Geist und Seele."

Haben die silberne Schale mit der grünen Flüssigkeit und der Inhalt des goldenen Kelches schon Heilkraft und Liebe vermittelt, so werden durch die Lichteinhüllung zusätzlich Heilkräfte suggeriert, welche später im Wolkenbett und an der Heilquelle noch weiter intensiviert werden. Diese fünffache Absicherung dient dazu, ein mögliches Nachschwingen des körperlichen oder seelischen Schmerzes von vornherein zu verhindern, so dass Schmerzen nach dem Erwachen des Klienten nicht nachklingen (wie zum Beispiel Halsschmerzen, die er beim Erwürgtwerden in einem Opferleben verspürt haben könnte). Außerdem forcieren jene suggerierten Heilanwendungen den allgemeinen Heilungsvorgang im Klienten, so dass zum Beispiel eine chronische Neurodermitis schon nach wenigen Tagen ganz abgeklungen sein kann. Solch eine fünffache Heilsuggestion minimalisiert auch die Möglichkeit einer vorübergehenden Erstverschlimmerung.

Der Therapeut möge den Klienten für einige Augenblicke den Aufenthalt in diesem Lichtkokon genießen lassen, bevor er weitergeht. Auch könnte er ihn vor der Rückkehr zum Wolkenbett seinem Höheren Selbst für dessen Begleitung und Beistand Dank sagen lassen, wobei es dem Klienten überlassen bleibt, ob er diesen ausspricht oder in Gedanken formuliert.

10. Die Rückkehr in das heutige Leben

Mit einem Mal befindest du dich wieder im WOLKEN-BETT. Du kannst dich an alles erinnern, was du erlebt hast.

Bei grausamen Erlebnissen kann nach dem Dafürhalten des Therapeuten diese Erinnerungsprogrammierung weggelassen werden.

Die goldenen Strahlen bedecken deinen Körper, und die GÖTTLICHE ENERGIE füllt nun deinen ganzen Körper mit Heilkraft, Liebe, Freude, Selbstvertrauen und Harmonie. Du fühlst dich sehr, sehr wohl.

Und nun sage: "Ich bin befreit von ..."

Und noch einmal ...

Und noch einmal ...

Mit einem Mal befindest du dich wieder unten auf der WIESE (oder am Strand) *bei der HEILQUELLE. Du kannst dich an alles genauestens erinnern. Du trinkst von diesem warmen Heilwasser, denn du weißt: Diese Heilquelle gibt dir Kraft, Heilung und Freude. Und du trinkst von diesem Heilwasser.* (Etwas Zeit lassen.)

Du entdeckst ein paar Schritte hinter dieser Quelle eine in die Erde eingelassene Wanne, vollgefüllt mit diesem warmen Heilwasser. Du zögerst nicht. Du ziehst dich jetzt ganz aus ... und steigst dann in diese Wanne hinein, so dass nur noch der Kopf herausschaut. Die Heilkraft geht nun durch die Poren der Haut, dringt zu jeder der Abermilliarden Zellen vor und bringt überall Heilkraft, Liebe und Freude. Auch tunkst du deinen Kopf einige Male in dieses Heilwasser, damit sich diese Heilkraft auch dort überall verbreitet und alles heilt – im körperlichen, geistigen und seelischen Bereich.

Dem Klienten gebe man genügend Zeit, damit diese Heilkraft wirken kann (ca. 15 bis 20 Sekunden).

Und diese Heilkraft wirkt auch weiterhin in dir.

Du steigst nun wieder aus dieser Wanne und bist mit einem Mal wieder ganz getrocknet. Du gehst zu deinen Kleidungsstücken zurück. Aber dort angekommen, entdeckst du, dass anstelle der alten Kleidungsstücke neue daliegen. Du nimmst diese NEUEN KLEIDUNGSSTÜCKE in die Hand. Sie duften angenehm und sind so sanft wie Seide. Du kleidest dich jetzt mit ihnen an ... Sie passen dir ganz genau.

Und nun gehst du über die WIESE (den Strand) zurück. Du fühlst dich wie ein/e neue/r Frau/Mann. Und du jubelst jeweils drei Mal: "Ich bin frei von ..."

Und noch einmal.

Und noch einmal.

Man achte darauf, dass all die Dinge, die in den Zapfen gesteckt wurden, auch jeweils drei Mal genannt werden.

Danach wird vom Therapeuten zum zweiten Mal der ROTE TEPPICH ausgebreitet, indem er all das zusammenfügt, was sich für den Klienten jetzt im heutigen Leben positiv ändern wird. Der Klient kann aber auch selbst formulieren, was sich für ihn von nun ab zum Positiven hin verändert.

Von nun ab kannst du ...

Du hast ...

Das Leben wird dir nun zur Freude. Deine Angst/deine Ängste sind nun aufgelöst.

Du gelangst zu einem KNIEHOHEN STEIN. Auf diesen setzt du dich. Und du schließt deine Augen.

Die Aufforderung, die Augen zu schließen, hat ihren Grund darin, dass diese ja bisher in der Vorstellung immer offen waren.

Wenn gleich der Befehl gegeben wird "Öffne deine Augen!", dann könnten sie womöglich geschlossen bleiben, weil sie in der Vorstellung des Klienten geöffnet sind – denn auf der Wiese sieht er ja alles.

Der Therapeut könnte jetzt noch eingeben, dass sich der Klient den Satz "Ich bin frei von ..." im Anschluss an die Sitzung aufschreibt und zusätzlich einen Zettel mit gleichem Wortlaut notiert. Diese Affirmation sagt er sich in den nächsten zehn Tagen mehrere Male am Tag laut oder in Gedanken vor.

Hinweis: Wenn man sich im Vorgespräch auf mehrere oder eine ganze Reihe von Regressionen geeinigt hat, kann der Therapeut vor dem Zählen noch eine posthypnotische Anweisung geben:

Beim nächsten Mal, wenn du wieder bei mir auf dieser Couch liegst (in diesem Sessel sitzt), wirst du, wenn ich von 99 bis 90 zähle, in einen ebensolchen tiefen Zustand oder sogar in einen noch tieferen Alphazustand hineingehen.

Und du hörst jetzt eine Stimme, die sagt: "Du kehrst jetzt wieder zurück in die Praxis von (Name), in der ... (Straße) in (Ort). Es ist der (Datum)."
Ich zähle jetzt von 21 bis 25, und dann öffnest du wieder deine Augen und kannst dich an alles erinnern.

Einundzwanzig. Du bewegst deine Zehen.
Zweiundzwanzig. Du bewegst deine Finger.
Dreiundzwanzig. Du bewegst deine Knie.
Vierundzwanzig. Du bewegst deine Ellbogen und streckst dich.
Fünfundzwanzig. Du öffnest deine Augen.

Sollte der Klient – was sehr selten ist – bei diesem Zählen keinerlei Anzeichen des Aufwachens zeigen und keines seiner Glieder rühren, obwohl die Stimme des Therapeuten immer lauter und lauter wird, so wiederhole man den Aufweckvorgang. Sollte das nicht helfen, so sage man: *Ich lege jetzt meinen Zeigefinger auf deine Stirn. Und ich zähle von 21 bis 25. Bei 25 nehme ich den Finger weg, und du öffnest sofort deine Augen.* Der Klient wird nun hundertprozentig die Augen öffnen.

Durchführung einer Angsttherapie am Beispiel sexueller Ängste

Vanessa ist achtunddreißig Jahre alt und Hotelmanagerin. Außer Minderwertigkeitsgefühlen und Disharmonie mit ihrem geliebten, von mir mit Bernhard benannten Freund, mit dem sie beim Sex aber keine Erfüllung erlebt, leidet sie unter der *Angst zu versagen*, der *Angst vor Männerabhängigkeit*, dem Ekel vor ihrer Klitoris und überhaupt vor Masturbation wie auch unter der *Angst vor Vergewaltigung*. Zwischen dem sechsten bis zwölften Lebensjahr wurde sie von einem fünf Jahre älteren Nachbarssohn missbraucht. Sie hatte irgendetwas Verbotenes angestellt, was ihre Eltern auf keinen Fall erfahren durften. Dieser Junge bedrohte sie: "Wenn du nicht machst, was ich will, verrate ich dich." In ihrer Angst ließ sie alles mit sich machen. Im Verkehr mit ihrer ersten Liebe wie auch mit dem jetzigen Freund hat sie aufgrund von Pilzen samt Ausfluss öfter Schmerzen. Oralverkehr kommt für sie überhaupt nicht infrage. Sie hat sich in mehreren spirituellen Ausrichtungen ausbilden lassen und kann sich dennoch nicht des Gefühls erwehren, bei der Arbeit mit Personen zu versagen. Und das Fazit unserer Anamnese lautete: "Ich habe immer Angst." Und deshalb hat sie sich schon verschiedenen Therapien unterzogen.

Schon zu Beginn der Induktion merkte ich, dass sie einen Besetzer in sich hatte. Dieser gab sich auf meine eindringliche Fragen als Karl-Heinz zu erkennen, der sie sich hörig machte und alles tat, um ihren Freund zu vergraulen. Er gab ihr ein, nicht nur zu blöd, sondern überhaupt "der letzte Dreck unter dem Fingernagel" zu sein. All das stürzte sie in Depressionen. Es gelang uns, diesen Besetzer von den Engeln abholen zu lassen, um ihn ins Licht zu geleiten. Und nun beginnen wir mit dem Eintritt in ihr zuerst aufgedecktes früheres Leben. Meine Fragen werden hier in kursiver Schrift wiedergegeben.

TH: Es wird bis drei gezählt, und dann befindest du dich in einem Leben, wo die Ursache für deine Angst vor Sexualität zu finden ist. Aber du bist zuerst einen Tag vor einem wichtigen Erlebnis, das mit deiner Angst vor Sexualität zusammenhängt. Eins, zwei, drei. Jetzt bist du da. Schau zuerst einmal auf deine Füße. Was hast du an?

Vanessa: Graubraune Lappen, zusammengesteckt zu einem Schuh.

Geh mal mit deinen Händen über deinen Brustkorb, dein Haar und dein Gesicht. Was hast du an?

Einen graubraunen Rock mit einer Schürze drüber. Die Haare sind zusammengesteckt und lang. Sie sind dunkelbraun. Und dann habe ich noch eine graubraune Mütze oben drauf.

Warum hast du diese Mütze auf?

Ich bin auf einem Markt. Ich bin Magd.

Wie alt bist du?

Sechzehn.

Wie heißt du denn?

Martha.

Wo bist du denn als Magd beschäftigt?

Auf einem Gutshof. Es ist ein großes Gut. Und ich bin da schon lange, lange.

Mit wie viel Jahren bist du denn dort hingekommen?

Meine Mutter hat mich dahingebracht, weil sie dort auch gearbeitet hat. Und dann ist sie ganz schnell gestorben.

Und irgendwann musstest du mithelfen.

Ja. Ab elf.

Und gibt es da jemanden, in den du dich heimlich verliebt hast?

Da gibt es einen Mann.

Und wer ist das?

Er ist viel älter als ich.

Was meinst du, wie alt er ist?

Vielleicht so dreißig.

Hat er Macht über dich?

Er hat viel Macht. Ich glaub, er ist auch der Gutsherr. Aber ich bin mir nicht sicher.

Magst du ihn? Was kannst du mir über ihn erzählen?

Ich habe Angst vor ihm. Er ist mir unangenehm. Aber ich weiß, ich muss mich mit ihm gut stellen. Vielleicht ist er auch nur der Oberbutler. Auf jeden Fall jemand, der etwas zu sagen hat. Er ist wie so ein Chef. Er ist ungut. Ich mag ihn nicht gerne. Er hat Macht über mich.

Hast du auch Angst vor ihm?

Ja, ich hab das Gefühl, dass er mich bestraft, wenn ich nicht brav bin.

Also musst du dich gut mit ihm stellen.

Auf jeden Fall.

In welchem Land befindest du dich denn, Martha?

Weiß ich nicht.

(Um das Land einzugrenzen frage ich:) Ist das China oder Afrika?

Entweder England, Frankreich oder Amerika oder so.

Du kannst mir nachher noch genauer sagen, wo das ist. Und jetzt zähle ich bis drei, und dann bist du einen Tag weiter bei einem wichtigen Erlebnis. Eins, zwei, drei. Jetzt bist du da. Wo bist du, was passiert?

Ich seh mich in der Küche an einem großen Topf rühren mit einem dunklen großen Löffel. Es steht was Wichtiges an, und ich bin die Köchin gerade.

Du bist noch sechzehn?

Ja.

Und bist du aufgeregt? Gibt es ein besonderes Fest?

Ja, ich muss kochen. Und ich bin alleine. Ich seh da niemanden. Und ich denk an diesen Mann. Es ist dunkel und groß, und ich habe Angst, dass er in die Küche kommt. Er kommt.

Und jetzt weißt du, was passiert.

Er wartet, bis ich fertig bin, und ich hab das Gefühl, er fasst mich an und ich zittere. Er zieht meinen Körper zu sich, an der Hüfte. Aber sehr herrisch. Und so, als ob ich dumm bin und nichts kann. Dass ich nichts gut gemacht habe. Dann werde ich weggeschleudert. Dann holt er mich wieder an sich ran. Dann schüttelt er mich. Meine Haare sind ganz wirr. Dann schimpft er mit mir. Danach reißt er mir die Kleider vom Leib und ich steh da ganz nackt. Und er wirft mich auf den Boden. Dann vergewaltigt er mich.

Schreist du?

Nein, ich darf gar nichts tun. Ich sag gar nichts. Ich bin total im Schock. Ich guck weg, mach die Augen zu. Ich habe nur Angst. Ich hoffe, dass alles bald vorbei ist. Ich stelle mich wie tot.

Und was macht er danach? Steigt er wieder runter von dir? Zieht seine Hosen hoch? Was geschieht auch mit dir?

Ich bin gerade noch ganz erstarrt. Und halte die Luft an, und als er fertig ist, zieht er seine Hose an und tritt mich nochmal in die Seite und auch überall irgendwie, dann geht er angeekelt weg. Und ich versuche, mich anzuziehen und meine Haare zu ordnen. Dann gehe ich wieder zum Herd, damit das Essen fertig wird.

Was geht jetzt in dir vor?

Ich hab das Gefühl, ich hätt das verdient.

(Da ich das Gefühl hatte, dass noch Weiteres in dieser Richtung passiert sein könnte, sage ich:) *Ich zähle jetzt bis drei, und dann bist du bei einem ähnlichen Geschehen. Eins, zwei, drei.*

Jetzt bin ich in irgendeinem Flur ...

Wie alt bist du denn da?

Vielleicht so achtzehn. Dann kommt er so aus dem Dunkeln und hält mich an der Kehle. Vielleicht habe ich auch gerade das Zimmer sauber gemacht. Und er meint, ich habe es nicht ordentlich gemacht. Und dann drückt er mich so gegen die Wand und drückt meine Kehle zusammen. Dann greift er mir unter das Kleid und fasst mich ganz fest an, und mir tut alles weh. Und dann macht er seine Hose auf. Er drückt mich an die Wand und ...

Sag mal. Wie oft ist denn das schon passiert?

Ganz oft. Er ist voller Abscheu und Ekel gegen mich. Er findet mich ganz ekelhaft und schrecklich.

Warum? Siehst du so schlecht aus?

Nein, ich seh nicht schlecht aus. Aber er hasst mich irgendwie.

Aber irgendwie scheint er dich ja zu begehren?

Nein, er begehrt mich nicht. Er will nur Druck abbauen.

Bist du schon mal schwanger geworden?

Ich glaube nicht.

In welchem Jahrhundert befindest du dich?

Vielleicht im sechzehnten.

Jetzt weißt du auch das Land. Wo bist du?

Italien.

Und ich zähle bis drei, dann kommst du zu deinem nächsten wichtigen sexuellen Erlebnis. Eins, zwei, drei.

Da ist ein älterer Mann. Und er trinkt viel Alkohol. Und er schlägt mich. Und ich wohne in einen kleinen, heruntergekommenen Haus.

Wie alt bist du da?

Vielleicht so dreiundzwanzig.

Bist du noch auf dem Gutshof?

Nein, ich ich lebe ja in diesem kleinen Haus.

Wie bist du dahin gekommen?

Ich bin dahin geholt worden.

Und du bist dann einfach mitgegangen?

Ja, ich dachte, es wäre besser, von dort wegzugehen.

Wie alt ist denn dieser Mann?

Ja, bestimmt schon sechzig, glaub ich. Ich hatte Hoffnung, dass es besser werden würde. Aber es wurde nicht besser. Ich wusste ja nicht, was passieren könnte. Alles, was ich gemacht habe, war sowieso nicht richtig. Ganz egal, wie viel Mühe ich mir gegeben hab.

Wie viele Male hat er dich denn sexuell belästigt?

Vielleicht so fünfzehn Mal, maximal.

Wie ist denn euer Verhältnis zueinander?

Ekelhaft. Er riecht. Er ist ungepflegt, und er stinkt. Er hat weiße Haare überall am ganzen Körper. Und er trinkt sehr viel. Dann kommt er aus dem Hinterhalt, aus dem Dunkeln. Aber dafür ist er immer da. Er macht auch, was er will.

Begehrt er dich denn?

Nein, ich kann auch nicht sehen, dass er mich begehrt. Ich glaube eher, dass er mich besitzen will als seine Dienerin.

Bist du den ganzen Tag für ihn da?

Ja. Und mir geht es auf jeden Fall besser als in dem Gutshaus.

Geht er denn liebevoll mit dir um?

Nein. Ich bin zwar nicht so der letzte Dreck wie bei dem anderen. Aber es kommt auch auf seine Stimmung an. Wenn er betrunken ist, dann bin ich der letzte Dreck. Aber es gibt auch Phasen, wo er mir mal kurz über das Gesicht streicht. Er mag mich auch nicht so wirklich. Aber es ist gut, dass ich da bin. Denn ich versorge ihn, dann muss er das nicht selber machen.

Bist du auch mal einem anderen Mann nähergekommen? Hat dich einmal jemand begehrt?

Ja, da war mal ein Mann in dem Gutshaus. Den fand ich ganz toll. Aber wir haben kein Verhältnis gehabt. Nur aus der Ferne haben wir uns angesehen. Da war eine ganz tolle Verbindung. Ich habe ihn gemocht. Aber es wäre auch zu gefährlich gewesen, denn der andere hätte aus dem Dunkeln kommen können.

Ich zähle bis drei, und dann kommst du, Martha, zu deinem nächsten sexuellen Erlebnis. Eins, zwei drei.

Ich hatte keines mehr.

Dann zähle ich bis drei, dann bist du gerade gestorben und kannst deinen Körper unter dir sehen. Eins, zwei, drei. Schau mal, wo liegt dein Körper?

Der liegt auf dem Boden. Ich bin immer noch in dem Haus.

Wie alt bist du denn geworden?

Vielleicht so fünfundzwanzig. Ich seh den alten Mann mit einer Flasche. Ich glaub, ich bin auf den Stein gefallen, und dann war ich tot. Er hat mich eingeengt, aber ich bin nicht durch die Flasche gestorben. Ich bin auf dem Steinboden aufgeknallt. Und dann bin ich gestorben.

Und wenn du jetzt auf dein Leben zurückblickst und du würdest einen Satz sagen, der beginnt mit "Ich will nie wieder ..." Was würdest du dann sagen?

Ich will nie wieder so ein Sch...leben haben wie Martha. So ohne Liebe, ohne Licht und mit Menschen, die mich einfach nur hassen. Ich will nie wieder so wie Dreck behandelt werden. Nie wieder so alleine sein, so verloren. Ohne, dass ich was getan habe.

Es wird wieder bis drei gezählt, dann befindest du dich wieder vor dem Wolkentor bei deinem Höheren Selbst und kannst dich an alles erinnern. Eins, zwei, drei. Du bist wieder vor dem Wolkentor bei deinem Höheren Selbst und kannst dich an alles erinnern. Und dein Höheres Selbst reicht dir ein Schälchen mit einer Heilflüssigkeit und sagt: "Trinke davon, damit du dich wieder wohlfühlst." Und du trinkst von dieser Flüssigkeit ... Und du reichst es dann zurück. Du fühlst dich auf einmal wieder sehr wohl. Und du fragst das Höhere Selbst: "Der Vergewaltiger, lebt er in meinem heutigen Leben?"

Mein Großvater.

Und wer ist denn der andere ältere Mann?

Mein Vater.

Und frage dein Höheres Selbst: Warum hast du mir dieses Leben jetzt gezeigt? Was hat dieses Leben mit meiner sexuellen Blockade, mit meiner Angst vor Sex zu tun?

Dass ich mich Männern gegenüber verschließe.

Dieser Vergewaltiger ist im heutigen Leben dein Großvater. Wie war denn dein Verhältnis zum Großvater?

Nicht gut. Mein Großvater lebt noch. Er hat immer gesagt, dass ich zu dumm und zu hässlich bin. Und er hat immer gemeckert, wenn ich mal ein Glas Wasser habe umfallen lassen. Er hat auch meine Oma gequält und seine Kinder und auch mich kleingemacht. Jetzt kann er nicht mehr laufen. Er wartet auf seinen Tod, aber der kommt nicht.

Und wie war oder ist denn dein Verhältnis zu deinem heutigen Vater?

Ich hab ihn so vergöttert. Ich hätte so gerne gehabt, dass er mich liebt. Ich habe gar nicht gespürt, dass er wirklich da war. Genau wie Bernhard. Bei ihm habe ich das Gefühl, er sei wie mein Vater. Ich habe um die Liebe zu meinem Vater gerungen, aber ich habe das Gefühl, dass er mich doch nicht wollte, doch nicht geliebt hat. Er war oft nicht da. Und wenn ich ihn fragte, wo er denn hingeht, dann schwieg er, denn er ging dann zu seiner Parallelfamilie. Auf der anderen Seite war er auch gütig und hat mir viel beigebracht. Er war überhaupt der Einzige, der überhaupt nett war. Manchmal, wenn ich Schmerzen in den Beinen hatte, dann hat er mich gestreichelt. Und ich bin gerne mit ihm Boot gefahren. Ich habe versucht, die beste Frau für ihn zu sein, sein Kumpel zu sein, so dass er nicht weggehen musste. Und dass es auch nicht so schlimm war mit meiner Mutter, denn die haben sich immer gestritten. Ich habe immer versucht, ganz viel Liebe reinzubringen, damit er doch bleibt. Im Grunde genommen genau wie bei Bernhard. Auch er kommt abends spät nach Hause. Und dann liege ich zitternd im Bett. Einerseits will ich, dass er nach Hause kommt, auf der anderen Seite will ich es nicht. Genauso wie bei meinem Vater. Es war nie eine Sicherheit da, dass er bleibt. Und dann wurde gestritten. Er war ja auch lieb und hat für mich gesorgt. Genauso wie Bernhard.

Frage dein Höheres Selbst, ob es noch ein weiteres früheres Leben gibt, wo ebenfalls Ursachen für deine Angst vor Sexualität zu finden ist.

Ja, ganz viele, glaub ich.

Und das Höhere Selbst nimmt dich an die Hand, und ihr schwebt an der Wolkenwand entlang und bleibt vor einem anderen Tor stehen. Du kannst es mit deinen Händen berühren. Und du weißt, wie sich dieses Tor anfühlt. *Und das Höhere Selbst reicht dir ein Fläschchen und sagt: "Nimm noch mal einen ordentlichen Schluck daraus, damit du gleich alles ganz genau fühlen und wissen kannst." Und du nimmst dieses Fläschchen und trinkst nun davon.*

Das ist jetzt wie so eine Moostür. Ganz weich.

Und du reichst nun das Fläschchen zurück. Das Höhere Selbst gibt dir zu verstehen: "Es wird jetzt gleich bis drei gezählt, und dann befindest du dich hinter diesem grünen Tor in einem weiteren Leben, wo deine Angst vor Sexualität und deine Hemmung vor Sex herkommt. Aber du bist zuerst einen Tag vor diesem wichtigen Erlebnis." Eins, zwei, drei. Jetzt bist du da. Schau zuerst einmal auf deine Füße hinunter. Was hast du an?

So Sandalen.

Was hast du noch am Körper?

So ein weißes, schönes Kleid mit so einem goldenen Gürtel. Ich hab ganz lange lockige Haare.

Geh mal mit deinen Händen über deinen Brustkorb. Wie alt bist du denn?

Ich bin jung. So achtzehn oder neunzehn. Ich hab einen schönen schlanken Körper.

Wo bist du gerade?

Ich steh auf so einer Terrasse und guck raus auf ein schönes Land, und es ist warm, wie bei Rom oder so.

Wie heißt du denn?

Ich bekomme keinen Namen.

Ich zähle bis drei, und dann kommt ganz spontan der erste Buchstabe.

Ein R.

Und jetzt kommt der zweite. Eins, zwei, drei.

Romina.

Wohnst du da, wo du jetzt bist?

Ich glaub, ich wohn da. Es ist ein herrschaftliches Haus. Und es ist ein herrliches Land, auf das ich blicke. Die Sonne scheint, und weiße Fliegen seh ich im Sonnenlicht.

Bei wem wohnst du denn da?

Ich wohn bei meinen Eltern.

Und ich zähl jetzt bis drei, und dann nimmst du an diesem Tag deine Hauptmahlzeit ein. Eins, zwei, drei. Was isst du denn gerade? Wie schmeckt das?

Ich esse Huhn oder so. Es ist auf jeden Fall lecker. Ich esse alles mit der Hand. Und es ist reichhaltig gedeckt. Es ist viel Essen da. Viel Obst und so.

Wer außer deinen Eltern nimmt noch an diesem Mahl teil?

Da sind viele Leute. Eine lange Tafel.

Du bist neunzehn. Bist du verliebt, verlobt?

Ich bin verliebt in einen großen Mann mit dunklen, fast schwarzen Haaren.

Ist er älter als du?

Auf keinen Fall älter, vielleicht sogar jünger. Siebzehn oder so.

Ist er ein Familienmitglied?

Er gehört nicht zur Familie, glaub ich. Seine Familie ist befreundet mit unserer Familie.

Und wie heißt dieser junge Mann. Bei drei kommt der Name. Eins, zwei drei.

Ich weiß es wieder nicht.

Bei drei kommt der erste Buchstabe. Eins, zwei ...

Tor oder so.

Aber das ist ja gar kein italienischer Name.

Es kann auch ein anderes Land sein.

Habt ihr euch schon körperlich irgendwie berührt oder geküsst?

Nein.

Liebt er dich denn auch?

Ich hoffe es.

Und nun wird bis drei gezählt, und dann befindest du dich bei einem wichtigen Erlebnis. Eins, zwei, drei. Wo bist du da?

Da bin ich wieder an der Tafel und esse.

Und?

314

Ich fühl mich ziemlich alleine. Obwohl so viele Leute da sind, habe ich das Gefühl, dass ich zu niemandem Kontakt habe. Auch den jungen Mann, den ich so toll finde, sehe ich nicht. Ich esse so vor mich hin. Ich fühle mich so alleine und traurig eigentlich.

Geh mal ein Stück weiter und schau, ob noch etwas ganz Entscheidendes passiert. Bei drei weißt du das. Eins, zwei, drei.

Ich kann nichts sehen.

Ich zähle jetzt bist drei, Romina, dann bist du bei einem wichtigen Erlebnis, das mit deiner Sexualität zu tun hat. Eins, zwei, drei. Jetzt bist du da. Wie alt bist du denn da?

Ich kann nichts sehen.

Dann schließe einmal die Augen und komm bei drei zu einem Erlebnis. Vielleicht bist du zum ersten Mal mit einem Mann zusammen. Eins, zwei, drei.

Jetzt habe ich wieder ein Bild. Ich seh mich wieder als Frau, also diese Romina, und bin mit diesem Schwarzhaarigen zusammen. Ich lieb den über alles. Wir sind in einem Haus, da ist ein Bett, da sind Vorhänge.

Wie alt bist du denn da?

Vielleicht zwanzig. Und ich fühle, dass ich ihn mehr liebe als er mich. Und ich sehe, dass er in unserem Bett mit einer anderen Frau schläft.

Hattest du auch schon mit ihm geschlafen?

Ich glaub am Anfang schon. Es war ganz schön, aber irgendwie auch nicht. Aber ich war froh, dass er bei mir war.

Was geht nun in dir vor?

Ganz schrecklich. Es hat keinen Sinn mehr, mich für ihn zu öffnen. Ich werd nur verletzt. Ich hab alles getan, damit er mich liebt. Und dann nimmt er die andere. Er hat auch mit ihr noch mehr Spaß als bei mir. Und dann auch noch bei uns zu Hause. Ich geh jetzt weg. Ich schließ die Tür. Ich will einfach ganz weit weg. Ich will nie wieder zurückkommen.

Und ich zähl bis drei und dann weißt du, wo du dich dann aufhältst. Eins, zwei, drei. Jetzt bist du da.

Ich bin in einer anderen Stadt. Ganz allein. Und ich fühl mich wieder ganz furchtbar dabei.

Was machst du denn da, um dich zu ernähren?

Ich bin auf einem Markt, und da kauf ich ein.

Wo wohnst du denn?

In so einer ganz kleinen Wohnung. Alleine.

Wie alt bist du jetzt?

Jetzt bin ich fünfundzwanzig.

Beschäftigst du dich mit irgendwas?

Ja. Mit den Sachen, die ich auf dem Markt gekriegt habe, da mache ich etwas daraus, da bastele ich etwas. Und das verkauf ich dann wieder weiter. Ich mache was aus Kastanien und dann auch aus Stoff, so Figuren.

Wenn es zu einer weiteren Begegnung mit einem Mann kommt, dann weißt du es bei drei. Eins, zwei, drei.

Ja, da ist ein Mann, vor dem ich immer wieder flüchte. Aber da passiert auch nichts. Ich will gar nichts mit ihm zu tun haben. Das ist mir zu gefährlich.

Wenn du über Männer urteilen würdest, was würdest du denn sagen?

Alle Männer sind hinterhältig. Alle Männer lügen mich an. Alle Männer wertschätzen mich nicht. Alle Männer wollen mich nicht, sondern andere Frauen.

Ich zähle wieder bis drei und du bist gerade gestorben und weißt, wie alt du geworden bist. Eins, zwei, drei. Du bist gerade gestorben.

Ich bin einunddreißig geworden und ganz allein und einsam gestorben.

Woran bist du denn gestorben?

An gebrochenem Herzen.

Wo liegt denn dein Körper?

Auf dem Boden in der Wohnung.

Und wenn du jetzt auf dein Leben zurückblickst, was würdest du sagen, wenn der Satz beginnt mit "Nie wieder ..."?

Ich will nie wieder so verletzt werden, nie wieder.

Ich zähle jetzt bis drei, dann befindest du dich wieder vor dem Wolkentor bei deinem Höheren Selbst und kannst dich an alles erinnern. Eins, zwei, drei. Du bist wieder vor dem Wolkentor bei deinem Höheren Selbst und kannst dich an alles erinnern. Und das Höhere selbst reicht dir ein Schälchen mit einer Heilflüssigkeit und sagt: "Trinke davon, damit du dich wieder sehr wohlfühlst." Und du trinkst davon ... und gibst dann das Schälchen zurück. Und du fühlst dich wieder sehr wohl. Und du fragst dein Höheres Selbst: "Wer ist jener Tor im heutigen Leben, der mich damals mit einer anderen Frau betrogen hat?"

Bernhard.

Und frage nun dein Höheres Selbst, ob es noch ein anderes Leben gibt, das mit deiner heutigen Hemmung vor Sexualität zu tun hat. (Vanessa nickt.) *Und dein Höheres Selbst nimmt dich an die Hand, und ihr schwebt an der Wolkenwand entlang zu einem anderen Tor. Jetzt steht ihr vor einem anderen Wolkentor. Du kannst es befühlen und weißt, wie es sich anfühlt. Das Höhere Selbst reicht dir nochmals das Fläschchen und sagt: "Trinke nochmals einen ordentlichen Schluck daraus, damit du gleich alles wahrnehmen, fühlen und wissen kannst." Und du trinkst nochmals einen großen Schluck davon und gibst dann das Fläschchen zurück. Und du weißt, wenn jetzt gleich bis drei gezählt worden ist, dann ist dieses Tor auf und du befindest dich dahinter in einem weiteren Leben, wo eine Ursache für deine Angst und Hemmung vor Sexualität zu finden ist. Aber du bist zuerst wieder einen Tag vor jenem wichtigen Ereignis dort. Eins, zwei, drei. Jetzt bist du da. Schau zuerst einmal auf deine Füße hinunter. Was kannst du erkennen?*

Gar nichts. Ich habe so eine Manschette an mit Federn. Meine Füße sind dunkel. Es ist nur eine Zierde.

Was für Kleidungsstücke hast du an?

Es ist wie so ein Indianerrock, so aus Lederfetzen.

Und dann geh mal mit deinen Händen über den Brustkorb, dein Haar und das Gesicht.

Mein Haar ist schwarz und lang und hinten so ein Pferdeschwanz. Ich habe eine ziemlich schlanke Figur und bin klein. Ich bin eine Frau.

Wie alt bist du denn?

Zehn.

Wo bist du denn gerade? Drinnen oder draußen?

Draußen. Da ist auch sehr viel Sand, wo ich bin. Es ist sehr heiß. Es ist so was wie Afrika. Obwohl ich kein schwarzes Gesicht habe. Ja, es muss in der Wüste irgendwo sein.

Bist du da allein oder ist noch jemand bei dir?

Da ist auf jeden Fall noch so ein Stamm, zu dem ich gehöre, obwohl ich da alleine stehe. Wieder so typisch.

Wie heißt du denn?

Sina.

Hast du Familie?

Ja, ich habe Papa, Mama, Geschwister.

Was macht denn dein Vater?

Ich glaub, er ist Stammeshäuptling oder so. Aber er ist dauernd unterwegs. Ich kenne ihn eigentlich gar nicht richtig.

Ich zähle bis drei, und dann bist du einen Tag weiter bei einem wichtigen Erlebnis. Eins, zwei, drei.

Da habe ich Angst vor dem nächsten Tag, denn es findet eine Feier statt. Und diese Feier hat was mit mir zu tun. Und ich weiß, sie werden mir meine gesamte Klitoris abschneiden. Aber meine Mutter findet es ganz wichtig, denn dann werde ich zu einer Frau. Und sie freut sich darauf. Aber ich habe Angst. Ich will das nicht. Denn es tut sehr weh. Und ich seh überhaupt keinen Sinn darin. Und den Sinn kann ich mir nicht erklären. Einfach, dass ich dann eine gute Frau bin.

Und hast du von anderen Mädchen erfahren, wie das so ist?

Ich hab es mal gehört. Ich habe gehört, wie sie geschrien haben, als ich noch kleiner war.

Ich zähle bis drei, dann siehst du dich einen Tag nach deiner Beschneidung. Eins, zwei, drei.

Gott, ich liege in einer riesigen Blutlache. Ich hab überhaupt keine Kraft mehr.

War das sehr schmerzhaft?

Es war sehr schmerzhaft. Ich kann mich an keine Betäubung erinnern. Sie haben einfach alles abgeschnitten. Das hat eine alte Frau gemacht. Aber meine Mutter hat mich da festgehalten. Männer standen etwas entfernt, haben zugeschaut und einfach gelacht. Aber es war schlimm, dass sie zugeguckt und gelacht haben.

Ich zähle jetzt bis drei, dann kommst du, Sina, zu einem nächsten wichtigen Erlebnis, das mit deiner Sexualität zu tun hat. Eins, zwei, drei. Jetzt bist du da.

Ich glaube, ich sterbe an diesem Erlebnis.

Ich zähle nun bis drei, dann bist du gerade gestorben und kannst deinen Körper unter dir liegen sehen. Eins, zwei, drei. Wo liegt denn dein Körper?

Im Zelt. Und da lieg ich im Blut. Die Männer stehen noch draußen, lachen zwar nicht mehr. Aber in mir ist dieser Gedanke: Sie haben gelacht, sie haben gelacht, sie haben gelacht. Aber ich bin erlöst. Ich bin aus dem Schmerz raus. Es ist gut.

Wenn du auf dein Leben zurückschaust, würdest du sagen ...

Ich will damit nichts zu tun haben. Ich bin endlich tot.

Erzähl mal, was erlebst du jetzt nach deinem Tod?

Ich seh noch auf meinen Körper und denke, es ist alles nicht schlimm. Ich bin im Licht. Ich komme einfach wieder nach Hause. Und alles ist gut. Der Schmerz ist weg. Und das ist das Schönste.

Jetzt geh mal nach deinem Tod dorthin, wo du ein sehr schönes Erlebnis hast. Eins, zwei, drei. Jetzt bist du da. Wo bist du? Was erlebst du?

Ich komme wieder auf meinen Planeten. Alle bemühen sich um mich, sie sind ganz liebevoll. Es ist dort alles so hell und angenehm warm. Ich bin ganz leicht, weil ich fliege. Da gibt es auch nichts, womit man einem oder auch mir wehtun kann. Ich bin einfach nur ich ohne diesen ganzen Körperkrams da. Der Körper ist einfach hinderlich, da man in ihm dauernd verletzt werden kann. Das will ich einfach nicht. Ich bin jetzt mitten unter diesen Seelen zu Hause. Ich muss jetzt auf die Toilette.

Du kannst jetzt die Decke zurückziehen und gehst dann auf die Toilette und kehrst dann zurück.

(Nachdem sie zurückgekehrt und sich wieder niedergelegt und zugedeckt hatte, führte ich sie wieder in einen tiefen Alphazustand und ließ sie zurückkehren vor das Wolkentor zu ihrem Höheren Selbst.)

Du bist gerade aus dem Leben als Sina herausgekommen, wo du verblutet bist. Frage mal dein Höheres Selbst: Was hat jenes Leben mit deinem heutigen zu tun.

Ich will einfach gar keine Sexualität haben, dann habe ich auch keine Schmerzen. Ich will überhaupt nichts mit Sex zu tun haben, es ist mir unangenehm. Und ich kann mich auch da gar nicht anfassen. Es fühlt sich alles so blutig an, als ob noch alles so blutig und weg ist. Das ist aber gar nicht wahr.

Frag mal dein Höheres Selbst: Warum musste ich so schlimme Leben haben, wo man mich wie Dreck behandelte oder wo ich vergewaltigt und geschlagen wurde und wo mir dann die Klitoris herausgeschnitten wurde. Warum musste ich das alles erleben? Gab es frühere Leben, in denen ich selbst solche furchtbaren Dinge verübt hatte? Was sagt dein Höheres Selbst?

Ich bekomme vermittelt, dass ich einmal ein schlimmer Vergewaltiger war.

Und das Höhere Selbst nimmt dich an die Hand und ihr schwebt an der Wolkenwand entlang und bleibt vor einem anderen Wolkentor stehen. Du kannst es mit den Händen berühren und weißt, wie es sich anfühlt. Hier, nimm nochmals einen Schluck aus diesem Fläschchen, damit du gleich alles fühlen, wahrnehmen und wissen kannst. Und du nimmst dieses Fläschchen und trinkst einen kräftigen Schluck daraus. Denn gleich wird bis drei gezählt, und dann befindest du dich dahinter in einem früheren Leben, wo die Ursache zu finden ist, warum du in späteren Leben so schlimme sexuelle Erfahrungen machen musstest. Du bist direkt fünf Minuten vor einem wichtigen Ereignis. Und du reichst dieses Fläschchen zurück. Eins, zwei, drei, das Tor ist auf. Schau zuerst einmal auf deine Füße. Was hast du an?

Schwarze Schuhe, und ich bin sehr groß und mächtig und stark. Und ich habe so einen schwarzen Mantel um und habe vor, gleich eine Frau zu vergewaltigen, die gerade so die Straße entlangläuft. Die zerre ich in eine dunkle Ecke. Und dann mach ich das einfach.

Kennst du diese Frau?

Nein.

Schreit sie? Oder wie ist das?

Ich halt ihr einfach den Mund zu. Dann kann sie nicht schreien. Ich hab so viel Kraft. Da hat sie keine Chance.

Und wie machst du das? Reißt du ihr die Kleider vom Leib?

Ich mach den Rock hoch. Und reiß auch teilweise die Kleider runter.

Und wie reagiert sie?

Sie ist total geschockt. Das find ich toll.

Wer bist du denn? Welche Position nimmst du innerhalb der Gesellschaft ein?

Ich bin sehr mächtig. Ich bin so etwas wie ein Apotheker. Ich verdiene viel Geld.

In welchem Land bist du denn als Apotheker?

Irgendwo in Europa.

Und in welchem Jahrhundert befindest du dich?

Vierzehntes.

Sag mal, wie heißt du denn? Da kommt dein Name auf einmal.

Ich bekomme den Namen Hartmut. Der Name passt auch gut zu mir. Ich bin hart und habe Mut.

Was machst du denn als Apotheker genau?

Ich mache geheime Elixiere. Ich handel damit. Ich bin zugleich Kaufmann. Die machen eigentlich gesund.

Und du kannst gut davon leben?

Auf jeden Fall. Ich habe alles, was ich brauche. Ich bin schon wohlhabend.

Wie alt bist du denn, Hartmut?

Fünfunddreißig.

Hast du Familie?

Ja, aber die finde ich total langweilig. Und ich hab auch Kinder. Und alle wissen von meinem Geheimleben gar nichts. Und das finde ich richtig toll.

Aber ist es nicht gefährlich für dich, eine Frau im Dunkeln so einfach zu vergewaltigen? Sie könnte es ja melden. Und dann könnte dir auch am Zeug geflickt werden. Hast du keine Angst davor? Oder bist du dir so sicher?

Ja, ich bin so selbstsicher. Sie haben so viel Angst vor mir. Sie trauen sich gar nichts zu sagen, denn sie wissen, wenn sie was sagen, dann würd ich sie töten. Also halten sie schön den Mund. Außerdem haben sie es sowieso verdient. Die können froh sein, dass ich mich mit ihnen beschäftige.

Aber wenn diese Frauen ein Kind von dir bekommen, was sagst du dazu?

Ist doch mir egal. Damit hab ich gar nichts am Hut. Geht mich doch nichts an.

Und hast du so etwas schon öfter gemacht?

Wenn mich die Lust überkommt und meine Frau mich zu Hause nervt, dann mach ich das einfach. Find ich auch in Ordnung.

Und dann bist du wieder mit deiner Frau im Klaren?

Ach, die musste ich einfach heiraten, damit ich meine Firma weiterhin aufrechterhalten konnte. Da hab ich sie einfach geheiratet. Mein Gott, sie ist mir einfach egal. Mir ist egal, was sie macht. Sie hat auch keine Macht über mich. Und wenn sie was ahnt, dann hält sie schön den Mund.

Und jetzt zähle ich bis drei, dann kommst du zum nächsten wichtigen Erlebnis. Eins, zwei, drei. Jetzt bist du da. Und du weißt, wie alt du da bist. Eins, zwei ...

Ich bin acht Jahre alt. Und mein Papa, der schaut mich ziemlich böse an, und er missbraucht mich. Er vergewaltigt mich eigentlich, ehrlich gesagt. Und ich muss meinen Mund halten und darf gar nichts dazu sagen. Er drang in meinen Popo ein.

Und tut das weh, oder ...?

Sehr weh. Und er hält mir meinen Mund zu. Ich darf nichts sagen. Und er schlägt mich, wenn ich was sagen würde. Meine Mutter weiß nichts davon. Niemand weiß etwas darüber.

Wo geschah denn das?

Zu Hause in meinem Zimmer.

Geschah so etwas öfter?

Ab und an schon, ja.

Ich zähle bis drei, dann kommst du zu deinem nächsten sexuellen Erlebnis. Eins, zwei, drei. Jetzt bist du da.

Das ist mit einem Mädchen. Ich bin elf Jahre alt. Ich mag sie sehr gerne. Aber sie mag mich nicht. Sie findet mich ganz schrecklich. Und ich will ihr die Schleife aus dem Haar ziehen. Und dann fängt sie furchtbar an zu schreien und rennt zu ihrer Mama. Und dann krieg ich Riesenärger mit meiner Mutter und mit meinem Vater. Und dann schwöre ich, dass ich Rache übe.

Sie verpetzt dich. Und dann schwörst du Rache.

Genau. Und jetzt komme ich aus dem Hinterhalt und nehme mir einfach, was ich will. Und ohne, dass ich sie frage oder hoffe, dass sie mich auch mögen. Ich mach einfach, was ich will, und frag einfach gar nicht danach.

Wie alt war denn damals das Mädchen?

Sie war zehn Jahre alt.

Und machst du auch mit diesem Mädchen noch weiter etwas aus dem Hinterhalt?

Nein, das geht ja nicht. Sie ist ja gleich schreiend weggerannt.

Ich zähl bis drei, und dann bist du da, wo du das erste Mal aus dem Hinterhalt ...

Sechzehn bin ich da. Da bin ich bei Dunkelheit unterwegs und komme aus dem Hinterhalt, schnapp mir ein Mädel und vergewaltige sie halt. Doch sie ist ganz schön widerwillig. Sie schreit, sie bewegt sich dauernd. Und ich weiß auch noch nicht so genau, wie alles geht. Aber ich krieg es auf jeden Fall schon mal ansatzweise hin.

Ist es das erste Mal gewesen, dass du so etwas gemacht hast?

Ja.

Hast du denn ein Vorbild, dem du es gleichmachen möchtest?

Ja, ich glaub schon. Mein Vater. Der hat es ja mit mir gemacht.

Wie fühltest du dich denn danach, nachdem du dieses erste Mädchen vergewaltigt hast?

Da fühl ich mich mächtig, aber eigentlich auch traurig, denn ich hatte ja gar keinen Kontakt mit ihr. Ich hätte eigentlich lieber ein Mädchen, das mich wirklich mag. Aber da es nicht geht, mach ich es halt so.

Wie siehst du denn so aus?

Ich bin schon ziemlich groß, breitschultrig und stark. Ich habe dunkelbraune Haare, und ich bin hübsch.

Wie kommst du denn dazu, Apotheker zu werden?

Ich hab es von meinem Vater gelernt. Der ist dann gestorben, und ich habe alles übernommen.

Ich zähle nun bis drei, dann kommst du, Hartmut, zu einem anderen sexuellen Erlebnis. Eins, zwei, drei, jetzt bist du da.

Da sehe ich meine Mutter im Schlafzimmer. Ich bin neun oder zehn. Sie hat so ein weißes Nachthemd an und macht sich die Haare schön. Sie ist aber gar nicht so glücklich, eher traurig. Ich würde alles tun, damit sie nicht so traurig ist. Und ich verehre sie. Sie ist jetzt wie so eine Fee.

Ich zähle jetzt bis drei, dann kommst du als Erwachsener zu einem wichtigen sexuellen Erlebnis. Eins, zwei, drei. Wo bist du?

Ich bin wieder da, wo ich das erste Mal das Mädchen vergewaltigt hatte.

Und nun zähle ich wieder bis drei, und dann bist du das erste Mal mit einer Frau im Bett. Eins, zwei, drei. Wie alt bist du?

Zwanzig. Es ist meine Frau. Ich find sie null und uninteressant. Ich hab halt mit ihr geschlafen. Wir müssen ja Kinder kriegen.

Und gedacht habe ich dabei an andere Frauen. Das war überhaupt nicht befriedigend oder schön.

Wie reagiert denn deine Frau, wo sie doch feststellen muss, dass sie nicht den idealen Mann geheiratet hat?

Ach, die lässt sich doch alles gefallen. Sie ist einfach so eine kleine Pute. Sie macht das alles einfach mit.

Wie ist denn euer Eheleben?

Langweilig.

Bist du denn oft zu Hause?

Nein, ich bin sehr oft weg. Ich bin oft auf Reisen und vertreib meine Medikamente in anderen Städten und komm dadurch viel rum. Und das ist auch gut für meine Vergewaltigungen, dann kann ich mal hier und da eine vergewaltigen. Und dann bin ich wieder weg. So kommt mir auch keiner auf die Schliche. Ich kann mit meinen Mitteln die Frauen sogar betäuben, so dass sie gar nicht schreien können. Und ich werde immer routinierter und mach das immer besser. Und meine Frau, ach ... Ich guck auf sie herab und finde sie dumm, aber ich tu ihr nichts. Sie lebt so neben mir her. Und für das Außen ist sie eben wichtig, damit ich eben eine gute Tarnung hab als Familienvater mit Kindern. Da kommt ja niemand drauf. Ich bin ein angesehener Geschäftsmann, der Gesundheitsmittel in die Welt bringt, das ist ja nicht schlecht.

Jetzt zähle ich bis drei, und dann bist du einen Monat vor deinem Tod, und du weißt dann, wie alt du bist. Eins, zwei, drei. Du bist jetzt einen Monat vor deinem Tod. Wie alt bist du?

Dreiundsechzig.

Wie geht es dir?

Ganz schlecht. Um Gottes willen. Ich bin total schwach. Das alles, was ich gemacht habe, das martet mich. Von all der Schwere meiner Taten, die ich begangen hab, fühl ich mich total schuldig und schlecht.

Leidest du an einer Krankheit?

Ich bin krank und schwach.

Lebt deine Frau noch?

325

Ja.

Und sorgt sie sich um dich?

Sie ist innerlich ganz weit weg, sie ist zwar da. Aber sie freut sich darauf, dass ich bald endlich tot bin. Sie bringt mir das Essen, denn ich kann überhaupt nicht aufstehen und gar nichts mehr machen. Ich kann nicht einmal mehr reden.

Wie stehst du zu dem Gedanken an ein Leben nach dem Tod.

Nun, dann bin ich tot.

Aber könntest du dir vorstellen, dass du noch für deine Taten bestraft werden wirst?

Oh Gott. Dann komm ich bestimmt in die Hölle. Da werd ich schmoren. Ich hab ziemliche Angst vor der Hölle.

Ich zähle bis drei, dann bist du gerade gestorben und kannst deinen Körper unter dir liegen sehen. Eins, zwei, drei. Du bist gerade gestorben. Kannst du deinen Körper sehen? Wo liegt er denn?

Auf dem Bett.

Wenn du jetzt sagen solltest "Ich will nie wieder ..." – was würdest du denn sagen?

Ich will nie wieder vergewaltigen und morden.

Wie viele Frauen hast du denn ermordet?

Drei Frauen hab ich erwürgt, während ich sie vergewaltigt hab.

Warum hast du sie erwürgt?

Sie waren einfach so widerspenstig. Und sie haben mich auch an dieses Mädchen mit der Schleife erinnert, die auch so widerspenstig war.

Und sag einmal, bist du niemals geschnappt worden?

Nein. Nie erwischt worden. Das finde ich gut.

Ich zähle bis drei, dann weißt du, was nach deinem Tod mit dir geschieht, ob da vielleicht jemand auf dich zugeschwebt kommt, der dich abholt. Oder was passiert dann? Eins, zwei, drei.

Erst mal nichts. Ich wundere mich, dass niemand mich abholt.

Nun, ich zähle bis drei, dann weißt du, was als Nächstes geschieht? Eins, zwei, drei.

Ich such mir aus, wo ich wohnen kann. Mein Gedanke war, ich geh zu jemandem hinein.

Ist es ein Mann oder eine Frau?

Es ist ein Mann.

Warum gehst du zu ihm hinein?

Ich will ihm mehr Stärke geben. Er braucht Stärke, und ich hab Stärke.

Und kannst du ihn auch beeinflussen?

Ja, er macht es in meinem Sinne weiter.

Und das erfreut dich?

Eigentlich nicht, denn ich wollte das ja nicht mehr machen.

Und er vergewaltigt auch?

Ja.

Bist du denn damit zufrieden?

Nein, ich bin überhaupt nicht zufrieden. Aber ich komm da irgendwie nicht raus. Ich find es eigentlich ganz schlimm, weil ich mir vorgenommen hatte, das nicht mehr zu machen. Ich bin so gefangen. Ich will weg, aber ich weiß nicht, wohin. Ich kämpf mit mir selber und auch mit ihm. Es ist ganz schrecklich.

Und schau einmal, wie das zu Ende geht?

Er bringt sich selbst um. Er hat sich gegen mich zur Wehr gesetzt.

Bist du dann wieder frei?

Ja.

Und was machst du?

Ich schwebe dann so weiter rum.

Wohin denn? Kannst du etwas anstellen? Oder triffst du jemanden?

Da fällt mir nichts ein.

Ich zähl bis drei, dann befindest du dich wieder vor dem Wolkentor und kannst dich an alles erinnern. Eins, zwei, drei. Du bist wieder vor dem Wolkentor bei deinem Höheren Selbst und kannst dich an alles erinnern. Und das Höhere Selbst reicht dir ein Schälchen und sagt: "Nimm dieses Schälchen, darin befindet sich eine

Heilflüssigkeit. Trinke davon, damit du dich wieder sehr wohlfühlst." Und du nimmst dieses Schälchen und trinkst den Inhalt ... *Dann reichst du es zurück. Und du fühlst dich auf einmal wieder sehr wohl. Und frage einmal dein Höheres Selbst: "Von den Frauen, die ich umgebracht habe, lebt von denen jemand in meinem heutigen Leben? Treffe ich jemanden wieder?"*

Meine Freundin Ines.

Und von den vielen Frauen, die ich vergewaltigt habe, begegne ich davon noch jemandem in meinem heutigen Leben?

Meine Mutter vielleicht.

Lebt deine frühere Frau in deinem heutigen Leben?

Das ist meine Oma.

Du hast auch Kinder gehabt. Lebt von ihnen jemand in deinem heutigen Leben?

Bernhard.

Frag mal dein Höheres Selbst, ob dieses Leben als Hartmut in der Folge die Opferleben als Martha, Romina und Sina bedingte?

Also in den vergangenen Leben definitiv.

(Der Berg der Erkenntnis)

Und das Höhere Selbst führt dich auf einen Berg. Es ist der Berg der Erkenntnis. Und von hier blickst du unter dir auf jene Leben, die vor dir ausgebreitet sind. Ganz rechts ist dein Leben als Hartmut. Er ist wohlhabend. Und seine Begierde ist der Sex. Er überfällt auf seinen Reisen in der Dunkelheit Frauen und vergewaltigt sie. Er ist deshalb nie belangt worden. Auch hat er drei Frauen erwürgt. Und am Ende seines Lebens hatte er Angst vor Bestrafung und Hölle. Und da ist dein Leben als Sina. Und du befandest dich als Zehnjährige in einem Wüstenland und dir wurde ohne Betäubung die Klitoris herausgeschnitten. Du bist daran verblutet. Und daneben befindet sich dein Leben als Romina. Und du bist verliebt in Tor und ihr habt ein inniges, intimes Verhältnis. Und dann entdeckst du, dass er auch mit einer anderen Frau schläft. Du fühlst dich sehr verletzt und gehst weg in eine andere Stadt. Dort lebst du ganz zurückgezogen, fürchtest dich vor Männern. Sie sind für dich hinterhältig. Du stirbst an gebrochenem Herzen, und Tor ist im heutigen Leben Bernhard. Und vor dir entdeckst du dein Leben als Martha. Du bist in jungen Jahren auf einen Gutshof gekommen, musst als Magd helfen. Der Verwalter, den du abscheulich findest, vergewaltigt dich immer wieder. Er redet verächtlich über dich, hasst dich sogar, und du musst ihm einfach ohne Widerrede zur Verfügung stehen. Doch du hast das Gefühl, dass du das verdient hast. Schließlich mit zweiundzwanzig folgst du einem um vierzig Jahre älteren Mann als Hausgehilfin in der Hoffnung, dass du bei ihm ein besseres Leben haben wirst. Aber er ist Alkoholiker, der dich ebenfalls zum Sex zwingt. Und als er betrunken auf dich einschlägt, fällst du mit dem Kopf auf den Steinboden und stirbst. Und jetzt schau mal: Was haben deine früheren Leben mit deiner Angst vor Sexualität zu tun? Was erkennst du?

Einmal von dem Beschnittenwerden. Und auch daher, dass ich sexuellen Missbrauch machen kann, dass ich andere Frauen schlecht behandelte, samt dieser Macht, die sie mir gibt. Und auch dann das Gefühl, in die Ohnmacht zu kommen und missbraucht zu werden, dieses Ausgeliefertsein und Verletztwerden, weil ich dann auch verlassen werde, das sind alles diese Hauptpunkte.

Und schau mal, welche anderen Ängste sind denn mit dieser Angst vor Sexualität noch verknüpft?

Verlassen werden, ohnmächtig sein, böse zu jemandem zu sein und zu verletzen.

Was meinst du mit "jemanden verletzen"?

Ja, ich kann auch noch ganz böse zu anderen sein.

Und wird dir nun klar, warum du deine Klitoris nicht berühren magst?

Ja, ich denke, dass ich das damals Schmerzliche und Blutige damit verbinde samt dem Ekel davor.

Und was erkennst du denn noch, wenn du auf dein Leben als Hartmut blickst?

Ja, ich habe sexuelle Kontakte mit Männern bis auf einen vermieden, aber dieser war sowohl beängstigend als auch schön. Andere Männer empfand ich als abstoßend.

Schau einmal auf dein Leben als Romina, wo du mit fünfundzwanzig durch eine Kopfverletzung zu Tode gekommen bist. Was erkennst du da im Vergleich zu deinem heutigen Leben?

Italien bedeutet für mich Lebensfreude und Sonne, blauer Himmel, Freiheit und Wohlhabenheit. Da hatten wir Geld. Und da ist es schön.

Und wenn du Berichte über Somalia und ähnliche Länder liest. Was macht das mit dir?

Da ist es so arm. Ohne Geld. Und ohne Hoffnung, da herauszukommen. Ausgeliefert sein.

Und dass die Männer das alles angeordnet haben.

Ja.

Und warum haben die Männer es wohl so gemacht?

Um zu dominieren.

Und sie haben die Beschneidung durchgesetzt, damit die Frau keine Gelüste bekommt, besonders nicht auf andere Männer, und unten immun ist.

Ja, genau.

Und nun blicke mal auf dein Leben als Hartmut. Ist deine Ablehnung vor Männern nicht auch eine Ablehnung gegen dich selbst, der du früher solch ein rücksichtsloser Macho warst?

Ja. Die Frauen müssen als Objekte der Lustbefriedigung herhalten. Mit ihnen kann man ohne Liebe machen, was man will.

Wie stehst du heute zu den Männern? Ist deine Verachtung für diesen Hartmut noch eine Ursache dafür?

Ja. Denn Bernhard hat Macht über mich. Ich bin ja total in Ohnmacht. Bei den anderen Beziehungen war es genauso. Es war keine Liebe.

Aber an dir ist alles dran, was sich ein Mann bei einer attraktiven Frau nur wünschen könnte. Warum kannst du dich ihnen nicht total hingeben? Ist da noch ein Schuldgefühl aus früheren

Leben? Vielleicht sitzt du noch einer Selbstbestrafung auf. Kann das sein?

Das möchte ich gerne herausfinden. Ich habe einfach Angst, Männer an mich heranzulassen. Ja, ich habe Angst, dass mir das Gleiche passiert, was der Hartmut den Frauen angetan hat.

Hast du Angst, dass ein Mann wie der bösartige Hartmut dich im Dunkeln überfallen und dich vergewaltigen oder gar töten könnte?

Auf jeden Fall, ja. Davor habe ich Angst, genau.

Und wie würdest du diese Angst benennen wollen?

Vor Vergewaltigung.

Und kannst du dir denken, dass das, was dir im Leben als Martha mit dem dich vergewaltigenden Verwalter, deinem heutigen Großvater, passiert ist, gerecht war als Ausgleich für das, was du als Hartmut begangen hast?

Auf jeden Fall.

Und kannst du dir denken, dass die Folgen deines Lebens als Martha noch im heutigen Leben nachwirken? Auch die Ängste, hörig sein zu müssen?

Ja. Auf jeden Fall.

Und der Geliebte von Romina nimmt einfach eine andere. Kannst du dir denken, dass diese Enttäuschung in deinem heutigen Leben noch nachwirkt als Distanz zu Männern? (Sie nickt.) *Und du ziehst einfach weg. Hast du im heutigen Leben auch manches Mal das Gefühl, wegziehen zu wollen?*

(Laut.) Au ja. Auf jeden Fall. Einfach das Gefühl, einfach abzuhauen.

Ist es auch das Gefühl, irgendwo ein neues Leben zu beginnen und neu anzufangen?

Neu irgendwo anzufangen, davor habe ich Angst. Einfach die Tür zuzumachen und Bernhard zu verlassen, ja. Und ich würde mir wünschen, dass er darunter leidet. Aber wirklich abzuhauen, würde gar nichts bringen. Vielleicht würde woanders wieder etwas Ähnliches passieren.

Willst du dich mit derlei Erlebnissen und Verhaltensweisen nicht noch selbst bestrafen?

Das könnte gut sein.

Wenn der Hartmut damals für seine bösen Taten gehängt worden wäre, dann wäre doch schon ein großer Teil der Bestrafung abgegolten gewesen? Und in den drei Opferleben, da haben sich ja Selbstbestrafungsmechanismen ereignet. Glaubst du, dass sich in deinem heutigen Leben immer noch ein Rest dieser Selbstbestrafung manifestiert? (Sie nickt.) Willst du dich auch von dieser Selbstbestrafung befreien?

Auf jeden Fall! Wie mach ich das denn?

(Das Vergebungsritual)

Und das Höhere Selbst reicht dir einen goldenen Kelch mit einer goldenen Flüssigkeit und sagt: "Hier nimm diesen Kelch, denn darin befindet sich die Flüssigkeit der Liebe, der Vergebung und der Leid- und Schuldauflösung." Vanessa, trink erst einmal selbst einen kräftigen Schluck davon, damit ganz viel Liebe in dich kommt ... Und nun begib dich mit diesem Kelch zuerst in dein Leben als Hartmut. Wem möchtest du dort den Kelch der Liebe, der Vergebung, der Leid- und Schuldauflösung bringen?

Zuerst mal meiner Frau.

Dann reiche ihr diesen Kelch. Was möchtest du ihr sagen?

Dass es mir leid tut ...

Sprich sie direkt an.

Liebe Frau, bitte vergib mir, dass ich dich nie gesehen habe, dass ich dich so gedemütigt habe und dich nicht an mich herangelassen habe. Und dass du immer nur meine Dienstmagd sein musstest, ohne dass du irgendetwas von mir hattest. Es tut mir leid. Und vielleicht hast du auch gespürt, dass ich solch böse Dinge machte, aber du hast dichtgehalten und zu mir gestanden, obwohl du nichts von mir bekommen hast.

Und vergib mir, dass ich so ein gemeiner Schuft und Betrüger war.

Ja. Vergib mir, dass ich so ein gemeiner Kerl war.

Und nachdem sie aus diesem Kelch getrunken hat, schau mal in ihr Gesicht. Verändert sich da etwas?

Ja, ihre Wangen sind ganz rot. Sie nickt mir freundlich zu.

Und wenn du eure Kinder ebenfalls streng oder abfällig behandelt hast, dann reiche auch ihnen den Kelch. Was möchtest du zu ihnen sagen?

Liebe Kinder, es tut mir sehr leid, dass ich euch keine Liebe gegeben habe, sondern nur Härte und Schläge und auch Missachtung. Es tut mir sehr leid, was ich euch angetan habe. Ich habe mich zu viel mit mir selbst beschäftigt, mit meinem Wahn, Frauen zu vergewaltigen.

Lass sie nun daraus trinken.

Trinkt nun davon und vergebt mir. Denn ich liebe euch nun von ganzem Herzen.

Und nun geh einmal zu den drei Frauen, die du erwürgt hast. Was sagst du diesen drei Frauen?

Ihr lieben drei Frauen, es tut mir sehr leid, dass ich euch getötet hab. Es lag auch daran, dass ihr mir besonders gefallen habt, da ihr euch gewehrt habt. Denn ihr habt mich an jenes Mädchen erinnert, die sich gewehrt hatte. Ich hab mich deswegen an euch gerächt, obwohl ihr mir gar nichts getan hattet. Es tut mir sehr, sehr leid. Bitte, trinkt aus diesem Kelch. Bitte vergebt mir.

Und schau einmal in das Gesicht dieser drei, nachdem sie daraus getrunken haben.

Ja, sie schauen ganz entspannt und lächeln mich an.

Und der Kelch wird nochmals gefüllt. Und nun geh mal zu all den Frauen, die du vergewaltigt hattest. Reiche ihnen diesen Kelch, denn dieser kann sich vervielfachen. Was willst du ihnen sagen?

Liebe Frauen, es tut mir leid, dass ich euch so gequält und vergewaltigt hab, euch aus dem Hinterhalt einfach genommen habe. Es tut mir leid, dass ich mich so dominant und bösartig euch gegenüber verhalten habe, obwohl ich überhaupt kein Recht hatte, dies zu tun.

Und dass ich manchen von euch einen Trunk gegeben habe ...
Richtig, ja. Es tut mir leid, dass ich euch diesen Trunk gegeben
habe, dass ich mein Wissen missbraucht habe, dass ich euch so
betäubt habe, dass ihr euch gar nicht mehr wehren konntet. Und ihr
habt trotzdem alles mitbekommen. Bitte trinkt von diesem Kelch ...
... damit euer Leid von euch genommen werde.
Damit euer Leid von euch genommen werde.
Ich liebe euch.
Ja, ich liebe euch.
*Dann gehe auch mal zu den durch deine Vergewaltigungen ent-
standenen unehelichen Kindern. Diese werden als Bastarde sicherlich ein schweres Leben gehabt haben, denn solche wollte man
nicht anstellen, vielmehr ging man ihnen als Produkte des Teufels
aus dem Weg. Sie taufte man nicht, und sie durften auch auf dem
Friedhof nicht begraben werden, sondern wurden auf dem Schind-
anger verscharrt. Reiche ihnen ebenfalls den Kelch. Dieser kann
sich multiplizieren, so dass ein jeder daraus trinken kann. Was sagst
du ihnen? Kannst du ihnen sagen: Ihr unehelichen Kinder, die ihr
durch mich entstanden seid, bitte vergebt mir?*
Liebe Kinder, die ihr auf die Welt gekommen seid durch mein
Verschulden, bitte vergebt mir. Es tut mir sehr leid, dass ich das
getan habe. Nehmt diesen Kelch, damit ihr wisst, dass ich euch
im Grunde auch liebe. Ich habe über das Unheil, dass euch durch
mich entstanden ist, gar nicht nachgedacht.
Schau einmal. Wie viele sind es denn?
Zwanzig.
*Dann gehe auch mal zu den Ehemännern dieser durch dich
schwanger gewordenen Ehefrauen. Vielleicht wussten sie, dass sie
nicht der Vater sein konnten. Was möchtest du denen sagen? Sie
haben vielleicht dann ihre Frauen verstoßen. Reiche diesen Ehemännern oder den Geliebten dieser vergewaltigten Frauen den
Kelch. Kannst du sagen: Bitte vergebt mir, liebe Ehemänner,
Verlobte und Geliebte, dass ich eure Frauen oder Geliebten geschändet habe?*

Es tut mir sehr leid, dass ich eure Frauen und Geliebten geschändet habe, die ihr dann vielleicht verstoßen habt, da ihr verletzt wart. Ich reiche euch den Kelch, damit es euch wieder besser geht und ihr geheilt werdet.

Kannst du auch ihnen sagen: Ich liebe euch?

Ich liebe euch.

Und schau einmal, ob sich in ihren Gesichtern etwas verändert hat, nachdem sie daraus getrunken haben.

Ach, sie wissen oft nicht, was damals mit ihren Frauen passiert ist. Sie sind nun ganz erleichtert.

Und nun nimm mal diesen Kelch und stehe vor dem Hartmut, der du damals warst. Was möchtest du ihm nun mit deiner ganzen Liebe sagen?

Ja, lieber Hartmut. Das war ziemlich heftig, was du damals getan hast.

Aber durch deine vielen folgenden Leben hast du einen Ausgleich deiner bösen Taten erlebt und bist in deiner Liebe gewachsen. Mit dieser Liebe komme ich nun zu dir. Ich weiß, hätte ich diese bösen Taten damals nicht begangen, hätte ich mich wahrscheinlich gar nicht in der Liebe entwickeln können, sondern wäre vielleicht so geblieben, wie du damals warst. Aber ich habe dadurch viele Opferleben erlebt und habe dadurch alles wieder ausgleichen können. Und ich kann dir jetzt den Kelch geben und sagen: Lieber Hartmut, ich befreie dich jetzt von deiner Schuld. Ich liebe dich.

Lieber Hartmut, ich befreie dich jetzt von deiner Schuld. Ich liebe dich. Und nimm diesen Kelch, trinke davon, damit du weißt, dass du von deiner Schuld befreit bist.

Denn du, Hartmut, bist damals auch sehr einsam gewesen.

Ja, auf jeden Fall.

Trink nochmals einen Schluck, damit sich auch dein Einsamkeitsgefühl aufhebt samt deinem übermächtigen sexuellen Trieb ... Und schau mal in sein Gesicht, ob sich da etwas verändert?

Es entspannt sich.

Und du kommst auf den Berg zurück. Das Höhere Selbst füllt den Kelch nochmals voll ... und sagt: "Und nun gehe mit diesem gefüllten Kelch in dein Leben als Sina." Wem möchtest du dort den Kelch der Liebe, der Vergebung und der Leid- und Schuldauflösung reichen?

Ich reiche diesen Kelch meiner Mutter, weil sie es zugelassen hat, als sie mich festhielt. Ich möchte ihr sagen, dass ...

Sprich sie an mit "liebe Mutter".

Liebe Mutter, ich verstehe, dass du das tun musstest ...

Denn alle Mädchen mussten das erleben, sonst hätten sie keinen Mann heiraten können.

Liebe Mutter, ich weiß, dass du ebenfalls diesen Schmerz erleben musstest. Du wusstest ja nicht, dass ich an der Wunde verbluten würde. Im Grunde warst du ja gegen diese von den Männern angeordnete Verstümmelung. Deshalb vergebe ich dir. Ich reiche dir diesen Kelch, damit du nun frei bist von aller Schuld mir gegenüber.

Kannst du sie auch umarmen und ihr sagen "Ich liebe dich"?

Ja, ich liebe dich.

Und dann gehe auch einmal zu der Beschneiderin. Was willst du ihr sagen?

Ja, sie war so herzlos und hat meine Klitoris wie so ein Stück Fleisch herausgeschnitten, ohne dass sie darüber nachdachte, dass es so grausam ist.

Sie durfte ja keine Gefühle haben, sonst hätte sie ja das gar nicht machen können. Ihr ist doch ein Gleiches als Mädchen geschehen.

Sie hat es vielleicht auch deswegen gemacht, damit die anderen Mädchen auch wie sie selbst keine Lust empfinden können.

Sie ist bestimmt auch gut dafür bezahlt worden. Reiche ihr den Kelch. Kannst du ihr sagen: Ich vergebe dir?

Ich weiß, es war dein Job. Hättest du es nicht gemacht, dann hätte eine andere das getan. Ich vergebe dir.

Schau mal in ihr Gesicht, nachdem sie daraus getrunken hat.

Unglaublich erleichtert.

Und nun geh mal zu den Männern, die da standen und gelacht haben.

Ach Gott. Die so machtvoll sind.

Aber, du weißt ja, du warst ja auch mal so ein Mann.

Ja!

Wenn du als Hartmut jetzt einer dieser Männer gewesen wärest, dann hättest du dich ...

... auch gefreut.

Und diese Zeremonie ist Tradition geworden, denn schon die Väter und Großväter haben das geduldet. Und eine nicht Beschnittene würde von keinem Mann zur Frau genommen werden. Trink erst nochmals selbst einen Schluck aus diesem Kelch, damit ganz viel Liebe in dir ist ... Und nun reiche diesen Männern den Kelch. Was möchtest du ihnen sagen?

Ich vergebe euch, dass ihr so auf die Frauen herunterblickt. Aber ihr werdet auch einmal ein Gleiches erleben, damit ihr wisst, wie es ist, Mädchen und Frauen so herabwürdigend zu behandeln. Ich reiche euch nun den Kelch, und ich vergebe euch. Denn ich war ja auch einmal wie ihr ein Mann.

Und lass sie alle aus dem Kelch, der sich multiplizieren kann, trinken ... Und dann schau mal in die Gesichter dieser Männer. Wie reagieren sie?

Also die Anspannung im Gesicht lässt nach, sie werden weicher. Und sie verstehen, was ich meine.

Weißt du, dass sie in einem ihrer nächsten Leben ebenfalls einmal als Mädchen inkarnieren und als karmischen Ausgleich beschnitten werden müssen, weil sie darüber gelacht haben?

Ja, ich glaube, das dämmert ihnen gerade.

Das ist das Gesetz: Was du anderen in Gedanken, Worten oder besonders in Taten antust, das kommt auf dich selbst zurück. Und nun gehe zu der kleinen Sina und reiche ihr den Kelch. Was möchtest du ihr sagen?

Liebe Sina, du warst sehr tapfer. Du hast dich nicht beschwert und hast einfach gewartet, bis du verblutet warst. Sie hat wirklich eine große Tat vollbracht, obwohl sie ja noch so jung war.

Trinke davon, damit dein ganzes Leid nun aufgehoben ist samt der erfahrenen Demütigung durch die zuschauenden und lachenden Männer. Und trinke davon, damit deine Abscheu und Angst vor Männern nun aufgehoben ist.

Ja. Trinke davon, damit deine Abscheu und Angst vor Männern nun aufgehoben ist. Damit auch dein Schmerz und die Demütigung nun aufgehoben sind.

Ich liebe dich.

Ich liebe dich.

Du kannst sie nun umarmen und ihr, wenn du willst, ein Küsschen geben.

Ja. Mach ich gerade.

Und du kommst nun auf den Berg der Erkenntnis zurück. Und dein Höheres Selbst füllt den Kelch nochmals voll ... und sagt: Nun gehe in dein Leben als Romina. Sie liebt Tor, ihren Freund. Und auf einmal überrascht sie ihn, wie er mit einer anderen Frau im Bett ist. Und Romina geht in eine Stadt und stirbt mit fünfunddreißig an gebrochenem Herzen. Was willst du diesem Tor jetzt sagen?

Es ist die gleiche Situation wie im heutigen Leben mit Bernhard. Aber ich bin nicht liebevoll ihm gegenüber. Doch schon. Aber ich bin traurig und bin auch wütend darauf. Ich find es schade, dass er mich nicht sieht und mitbekommt, was mir wehtut. Aber er weiß es nicht besser. Er kann es nicht besser. Er hat diese Geilheit, wie Bernhard sie hat.

Vielleicht war ja das seine Aufgabe, und er hat sich zur Verfügung gestellt, dich so zu verletzen, wie du als Hartmut deine Frau verletzt hattest.

Und ich versteh auch, dass ich ohne dieses Hin und Her mit Bernhard jetzt nicht zu dieser Rückführung gekommen wäre. Denn ohne Bernhard wäre ich nicht wegen meiner Angst vor Sexualität hierhergekommen.

338

Siehst du, alles hat einen höheren Sinn. Und wir werden von unserem Geistführer genau dorthin geleitet, wo wir genau das erleben, was wir vor unserem Eintritt in das heutige Leben geplant hatten. Und alles vollzieht sich nach diesem Plan, auch das, was du und Bernhard miteinander erlebt habt. Und nun reiche Tor den Kelch und sage ihm, wenn du willst: Ich weiß, dass du mir das alles antun musstest, weil ich als Hartmut ein Gleiches getan habe.

Also, mein geliebter Tor. Ich gebe dir diesen Kelch und lass dich daraus trinken, so viel du möchtest, weil ich dich eigentlich wirklich liebe. Und ich weiß, dass du dieses für mich tun musstest, weil ich als Hartmut vormals so böse gewesen bin. (Sie weint.)

Lass ihn nun daraus trinken ... Und dann schau mal in sein Gesicht. Kannst du ihm auch sagen: Ich liebe dich.

Ich liebe dich.

Und nun gehe mal mit dem Kelch zu Romina. Reiche ihr den Kelch. Was willst du ihr sagen?

Liebe Romina, ich weiß genau, wie du dich fühlst, ganz schrecklich und verwirrt. Und mir geht es ja auch gerade so.

Trinke davon, damit dein ganzes Herzeleid und deine Einsamkeit nun ein Ende finden. Ich liebe dich.

Trinke davon, damit dein Herzeleid und deine Trauer aufgelöst werden.

Und nun schau mal in ihr Gesicht. Verändert sich da etwas?

Auch erleichtert und erfreut.

Dann kannst du sie auch umarmen und ihr sagen: Ich liebe dich.

Ja, das mach ich.

Und du kommst nun auf den Berg der Erkenntnis zurück, und das Höhere Selbst gießt den Kelch nochmals voll. Nun gehe mit diesem Kelch in dein Leben als Martha, wo du schon mit sechzehn von diesem Verwalter vergewaltigt worden bist. Etwa zwanzigmal hat er das mit dir gemacht. Was willst du diesem Mann sagen?

Ja, ich kann ja verstehen, warum er das getan hat, denn als Hartmut habe ich das ja ebenfalls gemacht.

339

Und du könntest ihm dankbar sein, dass er dir auf diese Weise den karmischen Ausgleich verschafft hat. Vielleicht war das von dir mit ihm vorher abgemacht, dass er dich vergewaltigen sollte.

Ja. Dadurch, dass er das gemacht hat, ist es ja endlich abgegolten. Dass das nun endlich mal vorbei ist. Ich reiche dir den Kelch. Ich dank dir dafür, dass du das gemacht hast. Damit habe ich endlich meinen karmischen Ausgleich erhalten. Und ich hoffe, dass ich von nun an in ein schöneres Leben kommen kann.

Kannst du ihm sagen "Ich vergebe dir. Ich liebe dich!"?

Ich vergebe dir, was du mir als Martha damals gemacht hast. Ich reiche dir den Kelch.

Auch in ihm ist der göttliche Funken. Selbst wenn er jetzt noch sehr klein ist, wird er wachsen. Kannst du diesen Funken in ihm ansprechen und ihm sagen "Ich liebe dich!"?

Ich liebe den göttlichen Funken in dir.

Schau mal in sein Gesicht. Wie blickt er dich an?

Ein bisschen schüchtern noch. Aber erleichtert, dass ich ihn sehen kann, und auch froh darüber, dass ich erkannt habe, warum er das getan hat.

Und nun geh mal mit dem Kelch der Liebe, der Vergebung, der Leid- und Schuldauflösung zu dem älteren Mann, den du versorgt hast, der sich dir gegenüber mal freundlich, dann wieder unberechenbar verhalten hat. Was willst du diesem Mann mit deiner ganzen Liebe sagen?

Danke, dass du versucht hast, mich zu retten. Du konntest nicht mehr Liebe zeigen. Und von daher vergeb ich dir. Und du bist nicht direkt an meinem Tod schuldig. Du hast die Flasche erhoben, und ich bin zurückweichend gestolpert und bin dadurch mit dem Kopf auf die Steine geknallt und gestorben. Du warst selber überrascht. Es tut mir leid. Und ich gebe dir den Kelch, damit du weißt, dass alles gut ist und alles seinen Sinn hatte.

Kannst du ihm auch sagen: "Ich vergebe dir. Ich liebe dich!"?

Ich vergebe dir, und ich liebe dich.

Und nun gehe mal mit dem Kelch zu Martha. Vielleicht zuerst zu der Sechzehnjährigen, die gerade vergewaltigt worden ist. Und sie steht danach noch unter Schock. Was willst du ihr sagen?

Ich kenn den Schock sehr gut, zum Beispiel als ich damals nach der Beschneidung in der Blutlache lag. Ich kenne den Schock sehr gut. Und trotzdem war ich einmal als Hartmut jemand, der selber den Frauen so etwas angetan hat. Deshalb musste das so passieren, damit ich den Ausgleich bekomme und jetzt wieder in ein gutes Leben gucken kann. Und dafür danke ich dir, Martha, dass du das für mich ertragen hast. Ich liebe dich. Ich hoffe, dass du mir als Hartmut ebenfalls vergeben kannst.

Kannst du ihr auch sagen: Liebe Martha, trinke davon, damit dein ganzes Leid und deine Einsamkeitsgefühle nun aufgelöst sind?

Liebe Martha, trink ganz viel von diesem Kelch, damit deine ganzen Einsamkeitsgefühle und dein ganzes Leid nun aufgelöst werden.

Ich liebe ...

Ich liebe dich.

Du kannst sie jetzt auch umarmen.

Ja.

Vielleicht fühlt sie jetzt zum ersten Mal, dass jemand sie von Herzen umarmt.

Ja, das ist ganz toll.

Und du kommst auf den Berg zurück. Und das Höhere Selbst füllt nochmals den Kelch und sagt: Vanessa, trinke erst einmal selber noch einen Schluck aus diesem Kelch, damit du den Mut hast, mit diesem Kelch in dein heutiges Leben zu gehen ... Und nun gehe in dein heutiges Leben. Wem möchtest du diesen Kelch reichen?

Meiner Mutter.

Was sagst du ihr?

Liebe Mama, ich vergebe dir, dass du mir, als ich klein war und du Jugendliche so gehasst hast, keine Liebe geben konntest und mich immer geschlagen hast. Das alles verzeih ich dir, denn ich war auch schon als Hartmut so bös mit meinen Kindern, hab die auch nicht gesehen und hab sie auch geschlagen und ihnen nur Härte zukommen lassen. Und ich weiß auch, dass ich das damals nicht besser konnte und dass du es auch nicht besser konntest. Und ich vergebe dir und ich liebe dich. Und ich möchte, dass du von diesem Kelch trinkst, damit du weißt, dass alles, so wie es war, okay gewesen ist.

Hat sie dadurch auch beigetragen, deinen Bestrafungsmechanismus abzugelten?

Ja.

Und du weißt, dass deine Mutter wusste, dass dein Vater eine Parallelfamilie hatte. Und ihren Frust auf ihn ließ sie nun an dir aus. Und gleichzeitig hat sie dir dadurch den karmischen Ausgleich verschafft.

Ja. Dadurch hast du mir karmischen Ausgleich gegeben, dafür danke ich dir.

Und wenn ich dir je einen Grund zu Ärger gegeben habe, dann vergib du mir bitte auch.

Und wenn ich dir einen Grund zu Ärger gegeben habe, dann vergib du mir bitte auch.

Und nun, nachdem sie aus dem Kelch getrunken hat, schau mal in ihr Gesicht.

Ja, nun freut sie sich.

Kannst du sie auch umarmen?

Ja.

Kannst du ihr auch sagen: Ich liebe dich.

Mama, ich liebe dich.

Und dann. Zu wem möchtest du als Nächstes gehen?

Zu meinem Vater, der auch nie für mich da war.

Und reiche ihm den Kelch. Was sagst du?

Lieber Papa, ich hätte so gern mehr von dir gehabt. Und ich weiß, du hättest mir helfen können. Du warst immer weg. Und ich verstehe jetzt, dass ich ja als Hartmut auch immer auf Reisen war, der immer mehr und mehr Frauen haben wollte, der sich auch nicht um seine Kinder gekümmert hat. Und daher war es für mich wichtig, dass ich in dieser Hinsicht den karmischen Ausgleich durch dich erlebt habe. Ich verstehe jetzt auch, wie du bist. Und ich möchte auch, dass du von diesem Kelch trinkst, damit du heil wirst, damit du dich wieder gut fühlst. Ich liebe dich.

Schau einmal in sein Gesicht, nachdem er daraus getrunken hat.

Er wirkt ruhiger und jünger.

Und nun gehe mal zu Bernhard. Was willst du ihm sagen?

(Lacht.) Gar nichts.

Vielleicht kannst du ihm Folgendes sagen: Ich verstehe jetzt, dass wir aus den verschiedensten Gründen zusammenkommen mussten. Und für alles Schöne, das wir erlebt haben, dafür danke ich dir. Und all das Schreckliche, was ich durch dich erfahren habe, das vergebe ich dir.

Vieles, was wir miteinander erlebt haben, hat mich schließlich dahin gebracht, wo ich jetzt bin. Auch wenn wir weiterhin nicht mehr zusammen sein können, worüber ich sehr traurig bin. Doch ich toleriere deine Entscheidung, dass es eben nicht geht, dass du deinen Segen woanders suchst.

Und ich wünsche dir viel Glück für dein weiteres Leben ...

Ich wünsche dir von Herzen, dass du dein Lebensziel erreichst.

Und kannst du ihm auch sagen ...

Ja. Ich liebe dich von ganzem Herzen.

Lass ihn mal aus dem Kelch trinken ... Und nun schau einmal in sein Gesicht.

Er ist sowieso in der Leichtigkeit. Da seh ich keine Veränderung.

Und gibt es noch jemanden, der für dich wichtig ist und dem oder der du den Kelch bringen möchtest?

Ja, meiner Schwester.

Dann geh mal zu ihr. Was möchtest du ihr, die dir immer beigestanden ist, sagen?

(Weint.) Vielen Dank, dass du als Einzige für mich da bist. Und ich werde dir auch immer beistehen. Trink aus diesem Kelch. Ich liebe dich von ganzem Herzen.

Und nun geh mal zu Vanessa. Steh mal vor ihr und sprich sie an. Und sage: Liebe Vanessa, trinke nun aus diesem Kelch der Liebe, der Vergebung, der Leid- und Schuldauflösung, damit du ganz befreit bist von allen Ängsten und allem Liebesschmerz. Oder was möchtest du ihr sagen?

Liebe Vanessa, von nun an sind alle deine bösen Taten abgegolten durch die Schmerzen in jenen früheren und im heutigen Leben. Von nun an wird alles besser werden. Und ich freue mich, wenn du von nun an von allen Ängsten und Nöten und Einsamkeitsgefühlen durch den Trunk aus diesem Kelch geheilt bist, damit du endlich in ein schönes Leben gehen kannst, das dir ja zusteht, das du dir ja auch wirklich hart erarbeitet hast und das jetzt auch kommt.

Und stehe zu dir, eine schöne Frau zu sein.

Und steh zu dir, eine schöne, erfolgreiche und begehrenswerte Frau zu sein.

Ich liebe ...

Ich liebe dich.

Und du siehst, wie sie strahlt in ihrer Schönheit. Und du umarmst sie auch.

(Lachend.) Ja.

Und du kehrst mit diesem Kelch auf den Berg der Erkenntnis zu deinem Höheren Selbst zurück. Noch ist etwas Flüssigkeit darin. Und das Höhere Selbst sagt: "Nun leere den ganzen Kelch aus." Das tust du ... Und du gibst dann den leeren Kelch zurück.

(Die Deprogrammierung)
Das Höhere Selbst reicht dir nun einen großen geöffneten Kiefernzapfen und sagt: "So, liebe Vanessa, hole alles aus dir heraus, was du loswerden willst. Hole alles aus dir heraus wie schwarzen

Ton und knete ihn hinein in diesen Zapfen. Und während du das tust, benenne, von was du dich befreist." Ich befreie mich von ...

Ich befreie mich jetzt von allen Ängsten, von allem Selbstzweifel, von aller Selbstzerstörung.

Sage alles drei Mal.

Ich befreie mich jetzt von allem Selbstzweifel. Ich befreie mich von allem Selbstzweifel. Ich befreie mich von allem Selbstzweifel. Ich befreie mich von allen meinen Ängsten.

Benenne sie.

Ich befreie mich von meiner Angst vor Sexualität. Ich befreie mich von meiner Angst vor Sexualität. Ich befreie mich von meiner Angst vor Sexualität. Ich befreie mich von meiner Angst, mich fallen zu lassen. Ich befreie mich von meiner Angst, mich fallen zu lassen. Ich befreie mich von meiner Angst, mich fallen zu lassen. Ich befreie mich von meiner Angst, mich als Frau zu fühlen. Ich befreie mich von meiner Angst, mich als Frau zu fühlen. Ich befreie mich von meiner Angst, mich als Frau zu fühlen. Ich befreie mich von meiner Angst vor Männern und mit ihnen tollen Sex zu haben. Ich befreie mich von meiner Angst vor Männern und mit ihnen tollen Sex zu haben. Ich befreie mich von meiner Angst vor Männern und mit ihnen tollen Sex zu haben. Ich befreie mich von der Angst, verlassen zu werden. Ich befreie mich von der Angst, verlassen zu werden. Ich befreie mich von der Angst, verlassen zu werden.

Einsamkeitsgefühle?

Ich befreie mich von allen meinen Einsamkeitsgefühlen. Ich befreie mich von allen meinen Einsamkeitsgefühlen. Ich befreie mich von allen meinen Einsamkeitsgefühlen. Ich befreie mich von allen Trauergefühlen. Ich befreie mich von allen Trauergefühlen. Ich befreie mich von allen Trauergefühlen.

Was ist mit deiner Angst vor Vergewaltigung?

Ich befreie mich von meiner Angst vor Vergewaltigung. Ich befreie mich von meiner Angst vor Vergewaltigung. Ich befreie mich von meiner Angst vor Vergewaltigung und stopfe sie in diesen Kiefernzapfen hinein.

Ich befreie mich von aller Selbstbestrafung.

Ich befreie mich von aller Selbstbestrafung. Ich befreie mich von aller Selbstbestrafung. Ich befreie mich von aller Selbstbestrafung.

Ich befreie mich von allen Minderwertigkeitskomplexen.

Oh ja. Ich befreie mich von allen Minderwertigkeitskomplexen. Ich befreie mich von allen Minderwertigkeitskomplexen. Ich befreie mich von allen Minderwertigkeitskomplexen.

Hast du noch irgendwelche Wut-, Hass- oder Rachegefühle?

Ja. Ich befreie mich von allen Wut-, Hass- und Rachegefühlen. Ich befreie mich von allen Wut-, Hass- und Rachegefühlen. Ich befreie mich von allen Wut-, Hass- und Rachegefühlen.

Ich befreie mich jetzt von meiner Hemmung, meine Klitoris zu streicheln.

Ich befreie mich jetzt von meiner Hemmung, meine Klitoris zu streicheln. Ich befreie mich jetzt von meiner Hemmung, meine Klitoris zu streicheln. Ich befreie mich jetzt von meiner Hemmung, meine Klitoris zu streicheln.

Ich befreie mich von meiner Angst, verlassen zu werden.

Ich befreie mich von meiner Angst, verlassen zu werden. Ich befreie mich von meiner Angst, verlassen zu werden. Ich befreie mich von meiner Angst, verlassen zu werden.

Und ich befreie mich von allen Ohnmachtsgefühlen.

Und ich befreie mich von allen Ohnmachtsgefühlen. Und ich befreie mich von allen Ohnmachtsgefühlen. Und ich befreie mich von allen Ohnmachtsgefühlen.

Ich befreie mich von dem Wunsch abzuhauen.

Oh ja. Ich befreie mich von dem Wunsch abzuhauen. Ich befreie mich von dem Wunsch abzuhauen. Ich befreie mich von dem Wunsch abzuhauen.

Ich befreie mich von allen meinen Hörigkeitsgefühlen.

Ich befreie mich von allen meinen Hörigkeitsgefühlen. Ich befreie mich von allen meinen Hörigkeitsgefühlen. Ich befreie mich von allen meinen Hörigkeitsgefühlen.

Und ich befreie mich von aller Disharmonie mit Vater und Mutter.

Und ich befreie mich von allen Gefühlen der Disharmonie mit Vater und Mutter. Und ich befreie mich von allen Gefühlen der Disharmonie mit Vater und Mutter. Und ich befreie mich von allen Gefühlen der Disharmonie mit Vater und Mutter.

Ich befreie mich von aller Disharmonie mit Bernhard und gebe ihn nun frei.

Ich befreie mich von aller Disharmonie mit Bernhard und gebe ihn nun frei. Ich befreie mich von aller Disharmonie mit Bernhard und gebe ihn nun frei. Ich befreie mich von aller Disharmonie mit Bernhard und gebe ihn nun frei.

Fällt dir noch etwas ein, was du hineinstopfen möchtest? ... Und nun sage drei Mal: Ich befreie mich von allen Schuldgefühlen.

Ich befreie mich von allen Schuldgefühlen. Ich befreie mich von allen Schuldgefühlen. Ich befreie mich von allen Schuldgefühlen.

Und das Höhere Selbst entzündet vor dir ein Lichtfeuer. Es ist reines Licht. Alles, was dort hineingelegt wird, verwandelt sich zurück in die Urliebe. Und nun, liebe Vanessa, lege deinen schweren Zapfen in diese Flamme hinein. Das tust du ... Und du siehst, wie sich dieser Zapfen mit seinem ganzen Inhalt auflöst ... Jetzt ist er ganz aufgelöst. Und eine große Erleichterung ist in dir. Und nun sage je drei Mal, von was du dich befreit hast. Ich bin frei von ...

(Die Reprogrammierung)

Ich bin frei von allen Selbstzweifeln. Ich bin frei von allen Selbstzweifeln. Ich bin frei von allen Selbstzweifeln.

Ich bin frei von meiner Angst vor Sexualität.

Ich bin frei von meiner Angst vor Sexualität. Ich bin frei von meiner Angst vor Sexualität. Ich bin frei von meiner Angst vor Sexualität.

Ich kann mich jetzt auch an meiner eigenen Sexualität erfreuen.

Ich kann mich jetzt endlich auch an meiner eigenen Sexualität erfreuen. Ich kann mich jetzt endlich auch an meiner eigenen

Sexualität erfreuen. Ich kann mich jetzt endlich auch an meiner eigenen Sexualität erfreuen.

Und ich bin frei von der Angst, mich auf Sex einzulassen.

Und ich bin frei von der Angst, mich auf Sex einzulassen. Und ich bin frei von der Angst, mich auf Sex einzulassen. Und ich bin frei von der Angst, mich auf Sex einzulassen.

Ich bin frei von der Angst, verlassen zu werden.

Und ich bin frei von der Angst, verlassen zu werden. Und ich bin frei von der Angst, verlassen zu werden. Und ich bin ganz frei von der Angst, verlassen zu werden.

Ich bin ganz frei von allen Ohnmachtsgefühlen.

Ich bin ganz frei von allen Ohnmachtsgefühlen. Ich bin ganz frei von allen Ohnmachtsgefühlen. Ich bin ganz frei von allen Ohnmachtsgefühlen.

Ich bin frei von meinem Ekel vor meiner Klitoris und frei von allen Schmerzen.

Ich bin frei von meinem Ekel vor meiner Klitoris und den Schmerzen. Ich bin frei von meinem Ekel vor meiner Klitoris und den Schmerzen. Ich bin frei von meinem Ekel vor meiner Klitoris und den Schmerzen.

Und ich bin frei von der Hemmung zu masturbieren.

Und ich bin frei von der Hemmung zu masturbieren. Und ich bin frei von der Hemmung zu masturbieren. Und ich bin frei von der Hemmung zu masturbieren.

Und ich bin frei von allen Traurigkeits- und Einsamkeitsgefühlen.

Und ich bin frei von allen Traurigkeits- und Einsamkeitsgefühlen. Und ich bin frei von allen Traurigkeits- und Einsamkeitsgefühlen. Und ich bin frei von allen Traurigkeits- und Einsamkeitsgefühlen.

Ich bin frei von der Angst, vergewaltigt zu werden.

Ich bin nun endlich frei von der Angst, vergewaltigt zu werden. Ich bin nun endlich frei von der Angst, vergewaltigt zu werden. Ich bin nun endlich frei von der Angst, vergewaltigt oder missbraucht zu werden. Denn das alles habe ich längst hinter mir.

Ich bin frei von Hörigkeit.

Ich bin frei von Hörigkeit. Ich bin frei von Hörigkeit. Ich bin absolut frei von Hörigkeit.

Ich habe nicht mehr den Wunsch wegzulaufen.

Ich hab nicht mehr den Wunsch davonzulaufen. Ich hab nicht mehr den Wunsch davonzulaufen. Ich hab nicht mehr den Wunsch davonzulaufen.

Ich bin jetzt endlich frei von aller Selbstbestrafung.

Ich bin jetzt endlich frei von Selbstbestrafung. Ich bin jetzt endlich frei von Selbstbestrafung. Ich bin jetzt endlich frei von Selbstbestrafung.

Und ich bin endlich frei von Minderwertigkeitsgefühlen.

Und ich bin endlich frei von Minderwertigkeitsgefühlen. Und ich bin endlich frei von Minderwertigkeitsgefühlen. Und ich bin endlich frei von Minderwertigkeitsgefühlen.

Ich bin frei von Wut-, Hass- und Rachegefühlen.

Ich bin absolut frei von Wut-, Hass- und Rachegefühlen. Ich bin absolut frei von Wut-, Hass- und Rachegefühlen. Ich bin absolut frei von Wut-, Hass- und Rachegefühlen.

Und ich bin frei von aller Disharmonie mit Mutter und Vater.

Und ich bin frei von aller Disharmonie mit Mutter und Vater. Und ich bin frei von aller Disharmonie mit Mutter und Vater. Und ich bin frei von aller Disharmonie mit Mutter und Vater.

Ich bin nun frei von aller Disharmonie mit Bernhard und gebe ihn frei.

Ich bin nun frei von aller Disharmonie mit Bernhard und gebe ihn frei. Ich bin nun frei von aller Disharmonie mit Bernhard und gebe ihn frei. Ich bin nun frei von aller Disharmonie mit Bernhard und gebe ihn frei.

Und ich bin endlich frei von allen Schuldgefühlen.

Und ich bin endlich frei von allen Schuldgefühlen. Und ich bin endlich frei von allen Schuldgefühlen. Und ich bin endlich frei von allen Schuldgefühlen.

Und was verändert sich von nun ab in deinem Leben?

Jetzt wird alles schön. Und jetzt werde ich auch einen Mann bekommen, der mich wirklich liebt und der mich begehrenswert findet, mit dem ich auch ein ganz neues Leben starte und Projekte verwirklichen kann, der gut aussieht, der mich sehr, sehr liebt und mich als etwas Tolles empfindet.

Denk mal an deine Sexualität.

Und ich nehme mich jetzt als Frau mit meiner Sexualität an.

Und von nun an wird eine Leichtigkeit in deinem Leben sein. Alles, was sich noch durch die Selbstbestrafung aus jenem Leben als Hartmut in dir manifestierte, ist nun endlich aufgehoben. Und all das, was dich heute noch aus den Leben als Martha, Romina und Sina nachwirkend bedrückte, ist nun ebenfalls aufgehoben. Du kannst von nun an angstfrei dein Leben annehmen, wie es sich dir präsentiert, und machst das Beste daraus.

Genau.

Und wenn du einem Mann begegnest, der dir gefällt, dann bist du auch bereit, dich von ihm so richtig als Frau nehmen zu lassen. Und du bist jetzt frei von Minderwertigkeitskomplexen und bist von nun an eine selbstbewusste, attraktive, erfolgreiche und liebende Frau. Und du kannst Bernhard jetzt ganz freigeben. Du bist bereit, ohne ihn dein Leben in Liebe zu leben.

Ja.

Sag mal, was für eine Frau möchtest du von nun an sein? Zum Beispiel eine selbstbewusste, attraktive, liebende ...

Ich möchte eine selbstbewusste, attraktive, intelligente, liebevolle, zärtliche, hingebungsvolle, leidenschaftliche, abwechslungsreiche, kreative, gesunde, lustige, humorvolle Frau sein, die bereit ist, mit ihrem Mann alle Wege zu gehen, die sinnvoll sind. Ich möchte auch eine erfolgreiche Geschäftsfrau sein und viel erreichen, und ich möchte Menschen helfen.

Und all dies könntest du dir nachher aufschreiben und anfangs jeden Tag laut oder im Stillen zwei-, dreimal aufsagen, denn diese Programmierungen verselbstständigen sich und werden sich erfüllen.

350

Und glücklich werde ich auch.

Jetzt bist du von all den karmischen Verstrickungen befreit und kannst von nun an eine liebende, erfolgreiche, selbstbewusste, gesunde und glückliche Frau sein.

(Die Lichteinhüllung)

Das Höhere Selbst nimmt einen etwa einen Meter langen silbernen Lichtstab hervor. Aus diesem fließt ein weißer Lichtnebel. Darin befindet sich eine ganz, ganz hohe Licht- und Liebesschwingung. Es hüllt dich nun ein in einen Kokon mit dieser hohen Liebesschwingung ... Und nun bist du von dieser hohen Licht- und Liebesschwingung ganz umgeben, und sie durchflutet jetzt dein ganzes Sein im körperlichen, seelischen und geistigen Bereich ... Und du spürst nun diese hohe Liebesschwingung, die alles in dir in Harmonie bringt und heilt. Genieße jetzt diese hohe Liebesschwingung ... Deine Chakren werden jetzt in die optimale Drehung gebracht. Und deine Aura glänzt wunderschön. Das haben die Engel schon bewirkt. Und eine Schutzschicht haben sie darum gelegt, so dass alles Negative abgehalten wird. Doch alles, was aus Liebe und Freude und aus höheren Regionen kommt, darf zu dir gelangen. Und wenn du möchtest, kannst du dich bei deinem Höheren Selbst für die Begleitung und Beratung bedanken ... Und mit einem Male befindest du dich wieder im Wolkenbett. Du kannst dich an alles erinnern, was du erfahren und erlebt hast. Alles bleibt noch in deiner Erinnerung. Auch die Engel sind noch da. Sie lächeln dir zu. Und sie sind sehr glücklich über dich. Sie halten nochmals ihre Hände über deinen Körper, und das goldene Licht dringt in dich ein. Du spürst diese Freude und Liebe, die dir zugleich Selbstsicherheit und Heilung schenkt ...

(Die Rückkehr)

Und mit einem Mal bist du wieder unten auf der Wiese. Dort entdeckst du eine Heilquelle. Du gehst zu ihr hin. Dort angekommen, beugst du dich darüber und trinkst von diesem warmen Heilwasser.

Denn du weißt, in diesem Wasser befindet sich eine große Heilkraft, die alles zu heilen vermag im körperlichen, seelischen und geistigen Bereich. Und du trinkst von diesem warmen Heilwasser ... Und du entdeckst dahinter eine Wanne, eingelassen in diese Wiese, vollgefüllt mit diesem warmen Heilwasser. Du zögerst nicht. Du ziehst dich nun ganz aus ... und gehst zu dieser Wanne. Dort angekommen steigst du in das angenehm warme Wasser hinein, setzt dich nieder, so dass nur noch der Kopf herausschaut ... Und du spürst, wie diese Heilenergie durch die Poren der Haut in deinen ganzen Körper eindringt. Und sie geht zu jeder der Abermilliarden Zellen deines Körpers und bringt Freude, Liebe und Heilkraft überallhin. Und du tunkst auch deinen Kopf einige Male in das Wasser, so dass die Heilenergie auch dort überall einzudringen vermag ... Du spürst nun diese Heilkraft auch in deinen Brustkorb, im Hals, im Bauch und im Unterleib. Eine angenehme Wärme breitet sich da aus ... Und diese Heilkraft wirkt nun auch weiter ... Du steigst aus der Wanne heraus ... und bist mit einem Mal wieder ganz getrocknet. Du gehst zu deinen Kleidungsstücken zurück. Dort angekommen entdeckst du, dass da neue Kleidungsstücke liegen. Du nimmst sie in die Hand. Sie sind so seidenweich. Du legst sie an ... Sie passen wie maßgeschneidert. Und du gehst nun über die Wiese zurück in jene Richtung, aus der du gekommen bist. Du fühlst dich wie eine neue Frau und kannst jetzt ganz befreit sagen, von was du dich befreit hast. Sage alles drei Mal. Ich bin befreit von allen Selbstzweifeln ...

Ich bin befreit von allen Selbstzweifeln. Ich bin befreit von allen Selbstzweifeln. Ich bin befreit von allen Selbstzweifeln.

Ich bin frei von meiner Angst vor Sex.

Ich bin frei von meiner Angst vor Sex. Ich bin frei von meiner Angst vor Sex. Ich bin frei von meiner Angst vor Sex.

Ich bin frei von der Angst, mich mit Männern auf Sex einzulassen.

Ich bin frei von der Angst, mich mit Männern auf Sex einzulassen. Ich bin frei von der Angst, mich mit Männern auf Sex einzulassen. Ich bin frei von der Angst, mich mit Männern auf Sex einzulassen.

Und ich erfreue mich an meiner eigenen Sexualität.

Und ich erfreue mich auch an meiner eigenen Sexualität. Und ich erfreue mich auch an meiner eigenen Sexualität. Und ich erfreue mich auch an meiner eigenen Sexualität.

Ich bin frei von der Angst, verlassen zu werden.

Ich bin absolut frei von der Angst, verlassen zu werden. Ich bin absolut frei von der Angst, verlassen zu werden. Ich bin absolut frei von der Angst, verlassen zu werden.

Und ich bin frei von allen Ohnmachtsgefühlen.

Und ich bin frei von allen Ohnmachtsgefühlen. Und ich bin frei von allen Ohnmachtsgefühlen. Und ich bin frei von allen Ohnmachtsgefühlen.

Ich bin frei von dem Ekel vor meiner Klitoris, und ich bin frei von allen Schmerzen im Unterleib.

Ich bin frei von dem Ekel vor meiner Klitoris, und ich bin frei von allen Schmerzen im Unterleib. Ich bin frei von dem Ekel vor meiner Klitoris, und ich bin frei von allen Schmerzen im Unterleib. Ich bin frei von dem Ekel vor meiner Klitoris, und ich bin frei von allen Schmerzen im Unterleib.

Und ich bin frei von der Hemmung zu masturbieren.

Und ich bin frei von der Hemmung zu masturbieren. Und ich bin frei von der Hemmung zu masturbieren. Und ich bin frei von der Hemmung zu masturbieren.

Ich bin frei von Einsamkeitsgefühlen und Traurigkeit.

Ich bin absolut frei von Einsamkeitsgefühlen und Traurigkeit. Ich bin absolut frei von Einsamkeitsgefühlen und Traurigkeit. Ich bin absolut frei von Einsamkeitsgefühlen und Traurigkeit.

Ich bin frei von Männerhörigkeit.

Ja! Ich bin frei von aller Männerhörigkeit. Ich bin frei von Männerhörigkeit. Ich bin frei von Männerhörigkeit.

Ich bin frei von der Angst vor Vergewaltigung.

Und ich bin frei von der Angst vor Vergewaltigung. Ich bin frei von der Angst vor Vergewaltigung. Ich bin frei von der Angst vor Vergewaltigung.

Und ich habe keinen Wunsch abzuhauen.

Und ich habe überhaupt keinen Wunsch abzuhauen. Und ich habe überhaupt keinen Wunsch abzuhauen. Und ich habe überhaupt keinen Wunsch abzuhauen.

Ich bin frei von aller Selbstbestrafung.

Ich bin frei von aller Selbstbestrafung. Ich bin frei von aller Selbstbestrafung. Ich bin frei von aller Selbstbestrafung. Und ich bin jetzt endlich frei. Ich darf mich lieben und wertschätzen.

Und damit sind endlich alle Minderwertigkeitsgefühle aufgelöst.

Und damit sind endlich alle Minderwertigkeitsgefühle aufgelöst. Und damit sind endlich alle Minderwertigkeitsgefühle aufgelöst. Und damit sind endlich alle Minderwertigkeitsgefühle aufgelöst.

Und von nun an existieren Wut, Hass- und Rachegefühle nicht mehr in mir, denn ich habe so viel Liebe in mir.

Und von nun an existieren Wut, Hass- und Rachegefühle nicht mehr in mir, denn ich habe so viel Liebe in mir. Und von nun an existieren Wut, Hass- und Rachegefühle nicht mehr in mir, denn ich habe so viel Liebe in mir. Und von nun an existieren Wut, Hass- und Rachegefühle nicht mehr in mir, denn ich habe so viel Liebe in mir.

Und ich bin frei von aller Disharmonie mit meinen Eltern und lasse sie so sein, wie sie sind.

Und ich bin frei von aller Disharmonie mit meinen Eltern und lasse sie so sein, wie sie sind. Und ich bin frei von aller Disharmonie mit meinen Eltern und lasse sie so sein, wie sie sind. Und ich bin frei von aller Disharmonie mit meinen Eltern und lasse sie so sein, wie sie sind.

Und ich bin frei von aller Disharmonie mit Bernhard und gebe ihn frei.

Und ich bin frei von aller Disharmonie mit Bernhard und gebe ihn frei. Und ich bin frei von aller Disharmonie mit Bernhard und gebe ihn frei. Und ich bin frei von aller Disharmonie mit Bernhard und gebe ihn frei.

Und ich bin frei von allen Schuldgefühlen.

Und ich bin endlich frei von allen Schuldgefühlen. Und ich bin endlich frei von allen Schuldgefühlen. Und ich bin endlich frei von allen Schuldgefühlen.

Und von nun an ist ein neues Kapitel in deinem Lebensbuch aufgeschlagen. Und die Überschrift davon lautet: Mein schönes Leben als selbstbewusste, erfolgreiche, gesunde und attraktive Frau. Ja. Sehr schön.

Was möchtest du von nun an sein? Ich bin eine ... Nenn einmal einige Adjektive.

Also, ich bin eine erwachsene, selbstbewusste, attraktive, sinnliche, leidenschaftliche, begehrenswerte, erfolgreiche, gesunde, kluge und schöne Frau.

Und nachher schreibst du dir diese neue Lebensaffirmation auf. Und sage sie in der ersten Zeit ein-, zweimal am Tag laut oder im Stillen auf. Denn dann verwirklicht sich diese Affirmation, so dass du eine glückliche, gesunde, attraktive und erfolgreiche Frau sein wirst. Und du nimmst an, was das Schicksal dir präsentiert, und machst aus allen Situationen angstfrei das Bestmögliche. Wir sind hier in einer Schule des Lernens. Und du bist eine fleißige Schülerin. Und alles, was deinen bisherigen Lebensweg einengte, hast du nun hinter dir gelassen. Auch ein schönes Gefühl der Leichtigkeit ist nun ebenfalls in dir.

Und du gelangst zu einem kniehohen Stein. Auf diesen setzt du dich und schließt deine Augen. Du kannst dich an alles erinnern, was du erlebt und erfahren hast. Alles bleibt in deiner Erinnerung. Und mit einem Mal befindest du dich wieder im Hier und Jetzt. Es ist der (Tag, Monat, Jahr, Ort). Und nun, liebe Vanessa, wird von einundzwanzig bis fünfundzwanzig gezählt, und bei fünfundzwanzig öffnest du deine Augen und fühlst dich sehr, sehr wohl. Einundzwanzig, du bewegst deine Zehen. Zweiundzwanzig, du bewegst deine Finger. Dreiundzwanzig, du bewegst deine Knie. Vierundzwanzig, du bewegst deine Ellenbogen. Fünfundzwanzig, du öffnest deine Augen und fühlst dich sehr, sehr wohl.

(Ende der Rückführung.)

Vier Monate später schrieb Vanessa mir eine E-Mail: *"Bei mir hat sich viel getan seit der Trennung von meinem Freund gleich nach der Rückführung ... Das kann ich schon sagen. Ich hatte Sex mit einem Mann, der echt toll war, sehr intensiv und wunderschön. Ich scheine also meine Hemmungen vor Sex gut gelöst zu haben. Ich hatte viel Spaß, Genuss, absolute Sinnlichkeit und Leidenschaft, worüber ich selbst erstaunt war. Ich wusste gar nicht, was da in mir schlummert – und auch nichts davon, wie leicht und schnell ich Männer scheinbar begeistern kann ... Und ich möchte mehr davon. Ich finde mich nun absolut sexy und merke auch, dass ich super gut anzukommen scheine in der Männerwelt."*

Mit dieser einzigen Rückführung, die vielleicht samt Vorgespräch viereinhalb Stunden gedauert hat, war ihre *Angst vor Sexualität* wie durch Zauberei verschwunden. Es ist also nicht übertrieben, wenn ich die Rückführungstherapie als "Wundertherapie" bezeichne.

(Das zusätzliche Geschenk)
Ein jeder erhält bei einer gelungenen Rückführung ein zusätzliches Geschenk. Da im Verlauf dieser Therapie eine Verbindung zum Höheren Selbst hergestellt worden ist, kann man von nun an in der Meditation wieder mit dem Höheren Selbst in Kontakt treten, nachdem man sich von einem Engel in einen Schutzkokon mit dem weißen Licht der Liebe einhüllen ließ. Nun vermag man meistens sehr intensiv mit dem Höheren Selbst in ein mentales Zwiegespräch zu gelangen. Man kann sich, wie es auch bei der automatischen Schrift geschieht, Rat geben lassen. Doch das Höhere Selbst wird nie jemandem die Entscheidungen abnehmen, wohl aber Dinge erklären und sie einem vor Augen führen. Denn die Entscheidungen haben immer nur wir selbst zu treffen, sind wir doch in einer Schule des Lernens mit dem Hauptfach LIEBE.

Zusätzliche Überprüfung einer gelungenen Rückführungstherapie

Diese Überprüfung, ob das Angstsymptom wirklich aufgelöst ist, könnte man nur in Ausnahmefällen anschließen, entweder bei einer erneuten therapeutischen Sitzung oder noch vor dem Wolkentor. Man führt den Klienten dazu in seine jetzige Zukunft – zum Beispiel zu einem schönen Erlebnis im folgenden Jahr – und fragt ihn dann, wie es ihm geht und ob er noch immer jene Angst hat. Hier wird dann meistens festgestellt, dass die Angst sich inzwischen aufgelöst hat. Sollte die Angst jedoch immer noch vorhanden sein, dann wiederhole man aus jener nun erlebten Zukunft heraus die Rückführungstherapie. Danach könnte man den Klienten wiederholt ein Jahr später in seine Zukunft versetzen und ihn nochmals nach der spezifischen Angst fragen. Sollte sie dann dennoch weiterhin bestehen, wiederhole man den Vorgang. Sollte er sich jedoch nicht in ein zukünftiges Jahr begeben können, da er dann vielleicht schon verstorben ist, wird er sagen: "Ich sehe nichts." Was natürlich längst nicht bedeutet, dass er dann schon verstorben sein könnte, denn es ist schwieriger, jemanden in seine Zukunft zu führen als in die Vergangenheit. Man kann aber auch, wie Brian Weiss in seinem Buch "Seelenwege" (a.a.O) vorschlägt, den Klienten in die Zukunft versetzen, wo sein Problem geheilt ist. Das kann schon im heutigen Leben sein oder aber in einem späteren.

WARNUNG! Nie jemanden zum Ende seines jetzigen Lebens führen und ihn auch nie das Todesjahr wissen lassen. Denn solches kann erheblich sein Leben beeinflussen, da es sein könnte, dass er zum Beispiel bereits mit dreißig Jahren schon verstirbt – was auch vielleicht gar nicht stimmen muss. Doch so hätte er immer sein "angebliches" oder "schlussendliches" Todesdatum im Kopf und könnte vorzeitig in Depressionen verfallen. Wenn jemand natürlich erfährt, dass er über neunzig Jahre alt wird, dann kann er es erfreut zur Kenntnis nehmen. Befragt jemand Wahrsager, Kartenleger, Medien und so weiter nach seinem eigenen Todesjahr, dann werden sie ihm – wenn sie auch erfühlen, dass derjenige nur noch einige Jahre zu leben hat – dennoch sagen beziehungsweise sagen "müssen", dass er noch ein langes beziehungsweise "erfülltes" Leben vor sich haben wird.

Hier nun der Wortlaut für solch eine Vorausführung:

(Noch vor dem Wolkentor stehend) *Bitte dein Höheres Selbst, dich in dein heutiges Leben zu führen, und zwar ein paar Jahren weiter (oder ein Jahr weiter), als du dich sehr wohlgefühlt hast. Und das Höhere Selbst nimmt dich an die Hand. Ihr schwebt nach rechts an der Wolkenwand entlang, bis ihr zu dem letzten Tor gelangt, über dem steht: "Eingang in dein heutiges Leben". Und das Höhere Selbst sagt: Es wird gleich bis drei gezählt, und dann ist dieses Tor geöffnet. Du befindest dich dann einige Jahre weiter in deinem heutigen Leben (oder: ein Jahr weiter) und erlebst dich bei einem sehr schönen Erlebnis. Eins, zwei, drei. Jetzt bist du da. Schau auf deine Füße hinunter. Was hast du an? Wie bist du gekleidet? Schau dich um, wo bist du gerade? Wie alt? Wie geht es dir. Hast du noch immer Angst vor ...?* (Hier wird die spezifische Angst genannt.) *Erinnerst du dich an die Rückführung bei ...* (Hier wird der Name des Therapeuten und das Jahr genannt.) *Was hat sich hinsichtlich deiner Angst seit damals verbessert?*

Hier kann man erfahren, was seitdem geschehen ist. Meistens ist eine Verbesserung oder gar eine völlige Auflösung des Angstsymptoms festzustellen. Daraufhin führt man den Klienten wieder vors Wolkentor und beendet die Therapie. (Zurück zum Wolkentor und so weiter.)

Sollte er jedoch sagen, dass das Symptom der Angst immer noch heftig oder vermindert vorhanden ist, dann gehe man so vor, dass man nochmals eine komplette Rückführungstherapie von Anfang an durchführt. Dabei kann es vorkommen, dass der Klient noch einmal in das schon vormals bekannte Leben gelangt oder aber in ein oder zwei bisher noch nicht aufgedeckte Leben.

Diesen ganzen Vorgang könnte man nochmals wiederholen, indem man wieder ein weiteres Jahr vorausgeht und dann eine rückwärts gerichtete Rückführungstherapie durchführt. Derart "vorausgeführte Rückführungen" sollten jedoch nur von einem erfahrenen Rückführungsleiter vorgenommen werden.

Zusammenfassung

Die Rückführungstherapie, wie sie hier von mir mit Bezug auf Ängste vorgestellt wurde, kommt im Gegensatz zu den üblichen Therapieangeboten ohne Medikamente, Desensibilisierungen, Konfrontationstechniken, Gruppen- und Einzelgespräche und ohne Psychoanalyse aus. Man muss also nicht täglich, wöchentlich, über Monate oder gar Jahre hinweg immer wieder seinen Therapeuten aufsuchen, was, von materiellen Ausgaben einmal abgesehen, oft große Zeitaufwendungen, Unbequemlichkeiten und andere Entbehrungen zur Folge hat. Und man ist die ganze Zeit des Therapieverlaufes immer mit dem Thema seiner spezifischen Angst beschäftigt. Manche mit Angststörungen Behafteten sehen keine sich abzeichnende Verbesserung, und trotz guten Zuredens und trotz der Versicherung seitens ihres Therapeuten, dass das Therapieverfahren nur dann Erfolg hat, wenn es bis zum Ende durchgeführt wird, brechen sie die Therapie ab und greifen in ihrer Not oft zu Drogen oder – was häufiger passiert – zu Alkohol. Einige begehen sogar Suizid.

Borwin Bandelow, Professor für Psychiatrie, gibt in seinem Buch *Das Angstbuch. Woher Ängste kommen und wie man sie bekämpfen kann* einen sehr guten Einblick in die Geschichte der Angstbekämpfung, in die vielseitigen, von ihm kritisch beäugten therapeutischen Möglichkeiten sowie in das nach jahrelanger Erprobung von ihm selbst entwickelte und bei seinen Angstpatienten angewandte Therapieverfahren. Und dieses besteht aus einer

Symbiose von Psychotherapie und vor allem Medikamenten. Sehen wir uns dieses von ihm empfohlene Verfahren doch einmal genauer an. Nach der Auffassung von Bandelow sind viele Ängste, für die es im heutigen Leben keine erklärbaren Gründe gibt, eine durch Gene gespeicherte "lästige Erbschaft" von unseren Vorfahren aus der Steinzeit. Diese hat sich im Gehirn festgesetzt und kann, durch äußere Reize stimuliert, wieder hervorbrechen.

Die Gehirnforschung hat besonders in den letzten Jahren herausgefunden, wie bestimmte Medikamente auf bestimmte Areale im Gehirn biochemisch wirken. Als das Nummer-eins-Mittel in der Angsttherapie, das heute nahezu von allen Experten empfohlen wird, gelten die selektiven Serotonin-Wiederaufnahmehemmer (SSRI), also Präparate aus der Familie der Antidepressiva. Diese seien, wie Bandelow sagt, ein Segen für Millionen von Angstpatienten, da sie mit diesen oft angstfrei leben können. Doch derartige Chemikalien haben, wie er freimütig gesteht, auch zwei Haken. Haken Nummer eins ist, dass eine positive Wirkung dieser Chemie erst nach zwei Wochen, manchmal aber sogar erst nach acht Wochen einsetzt. Und der Haken Nummer zwei ist der, dass diese Medikamente besonders in jenen ersten Wochen unliebsame Nebenwirkungen aufweisen wie Unruhe, schlechten Schlaf und Nervosität, oft gepaart mit gesteigerten Angstgefühlen. Und bei manchen können zudem Übelkeit, Kopfschmerzen, Schwitzen, Durchfälle und sexuelle Unlust hinzukommen. Aber danach stellt sich der Zustand der Angstfreiheit ein. Experten raten, diese Medikamente mindestens ein bis zwei Jahre lang einzunehmen, und vor einem abrupten Absetzen des verschreibungspflichtigen Medikaments warnen sie eindringlich, denn dann könnten sich diese anfänglichen unangenehmen Symptome wiederholen. Nur wenn man nach einem schrittweisen Absetzen der Dosis merkt, dass sich auch ohne weitere Einnahme des Medikaments die lang erhoffte Angstfreiheit einstellt, kann man auf dieses verzichten. Ansonsten wird man es weiterhin einnehmen müssen. Und der

Professor gesteht, dass er in den letzten Jahren Tausende von Angstpatienten mit solchen Mitteln behandelt hat, und "die meisten waren glücklich darüber". [35]

Kritisch geht er nicht nur mit der Psychoanalyse um, sondern auch mit den vielen Therapieangeboten, bei denen er eine "therapeutische Hilflosigkeit bei der Behandlung traumageschädigter Patienten" konstatiert. [36] Doch in der Verhaltenstherapie mittels Desensibilisierungsverfahren, der er bei Ängsten und Phobien sehr gute Erfolge zugesteht, und vor allem in der Konfrontationstherapie nach Isaak Marks sieht er gute Möglichkeiten, Angstneurosen zu bekämpfen. Wenn ein Patient mit Angst vor Hunden zu einem Konfrontationspsychiater kommt, könnte er sehr bald in einen Käfig mit harmlosen Dobermannhunden gesteckt werden. Die Überflutung der Angst mit dieser "Rosskur" soll bewirken, dass er danach von allen Ängsten vor Hunden befreit ist. Und obwohl die Verhaltenstherapeuten oft strikt gegen die Anwendung von Pharmaka jeglicher Art sind, die Vertreter der Medikamentenverabreichung ihren Patienten hingegen davon abraten, sich von Verhaltenstherapeuten beeinflussen zu lassen, kommt Professor Bandelow zu folgendem Schluss: "Man kann jedem Angstpatienten empfehlen, sich mit Medikamenten *und* Psychotherapie behandeln zu lassen." [37]

Obwohl schon eindeutig auf die Vorzüge der Reinkarnationsbeziehungsweise Rückführungstherapie im Vergleich zu anderen Therapien hingewiesen wurde, fasse ich diese nochmals zusammen. Wie ich schon oben erwähnt habe, ist man in der Forschung noch weit davon entfernt, die "Ursprünge der Angst erklären zu können". [1+ 39] Es wird dem Leser dieses Buches nun sicherlich deutlich geworden sein, dass in den meisten Fällen die Ursache der Ängste in den eigenen früheren Leben zu finden ist und dass Ängste nicht als Relikte genetischer Weiterreichungen angesehen werden können. Eine Rückführungstherapie zur Angstbefreiung

dauert in den meisten Fällen nur drei bis sechs Stunden an therapeutischer Aufwendung, vorausgesetzt die wirkliche Ursache des
betreffenden Angstsymptoms ist auch gefunden worden. Nach
meiner Erfahrung gelingt das bei einer ersten Rückführungstherapie in sechzig Prozent der Fälle von sehr gut bis befriedigend,
bei zwanzig Prozent ist nur ein geringer Erfolg zu verzeichnen,
während bei den Übrigen die benötigte Trancetiefe nicht erreicht
wird. Wurde eine Rückführungstherapie erfolgreich abgeschlossen,
dann ist das Störsymptom auf einmal aufgelöst, das heißt im Zusammenhang mit diesem Buch: Dann ist die Angst, welcher Art
auch immer, plötzlich verschwunden, wie ich es an einigen Beispielen aufzeigte. Die Rückführungstherapie hat gegenüber den
anderen Therapieangeboten viele Vorteile. Man kommt ohne Medikamente und deren Nebenwirkungen aus, man spart sich bei
einer einmalig erfolgreichen Therapie weitere Therapeutenbesuche
samt den damit verbundenen zeitlichen Verpflichtungen und anderen Entbehrungen. Und man hat sich durch einen einmaligen
Therapeutenbesuch meist für immer von seinem Symptom ver-
abschiedet – und "für immer" bedeutet, dass dieses Angstsymptom auch in späteren Leben nicht mehr auftauchen wird. Denn
wenn auch durch andere Therapieverfahren das entsprechende
Angstsymptom verdrängt, desensibilisiert oder mittels einer Konfrontation gesprengt worden ist, so verbleibt doch die eigentliche
Ursache, die im früheren Leben zu finden ist. Sie kann sich im
nächsten oder in einem der nächsten Leben wieder offenbaren.
Das ist nun das Ergebnis der Rückführungstherapie, dass wir die
eigentliche Ursache in ihrer Entstehung aufdecken und auflösen
können. Sonst trägt unsere Seele diese Speicherungen in ihrem
Emotionalkörper noch über mehrere Leben mit sich herum.

Ein anderes Phänomen, das sich durch die Rückführungstherapie offenbart, ist das der Synchronizität beim Auftreten von
Symptomen. Bin ich in einem früheren Leben also beispielsweise
mit achtzehn Jahren in einer Höhle verschüttet worden und gestorben, so kann sich meine Angst vor Enge und Dunkelheit in

meinem heutigen achtzehnten Lebensjahr mit besonderer Vehemenz manifestieren, während sie vorher vielleicht nur in schwachen Andeutungen vorhanden war. Hiermit wird auch begreiflich, warum in einem bestimmten Alter plötzlich Ängste meist unbegründeter Art auftreten. Generell gilt: Hat mich meine heutige Tante in einem früheren Leben getötet, dann kann ich unbewusst immer noch eine Angst vor ihr haben. Hat mich ein Wolf zu Tode gebissen, dann könnte allein die Begegnung mit einem Hund schon Panik bei mir auslösen. Bin ich als Hexe auf dem Markt im Beisein einer großen Menschenmenge gehängt oder verbrannt worden, dann wird eine soziale Phobie samt einer Agoraphobie sich in mir auftun, wenn ich mit großen Plätzen oder Menschenmengen konfrontiert werde. Die Rückführungsforschung stellt nun logische Zusammenhänge her zwischen den aktuellen Ängsten und ihrer Entstehung in vergangenen Zeiten. Et fiat lux. Ängste gehen also auf Programmierungen durch Erlebnisse zurück, die, wie schon betont, meistens in früheren Leben in die Seelenspeicherung des Emotionalkörpers eingraviert wurden. Hat eine Frau in einem früheren Leben eine Vergewaltigung erlebt, so könnte ihre heutige Angst vor Sex und Männern noch vorhanden sein. Je schlimmer und häufiger ein solches Erlebnis im heutigen oder in früheren Leben gewesen ist, desto schlimmer ist ihre Angst. Hat sie aber nach ihren Opferleben auch schöne sexuelle Erlebnisse mit Männern gehabt, dann vermindert sich ihre anfängliche Angst und kann sich allmählich von allein auflösen, so dass sie heute nur noch vermindert oder gar nicht mehr vorhanden ist. Angstprogrammierungen, zu welcher Zeit auch immer eine Seele diese in ihren vielen Leben erfahren haben mag, werden durch wiederholte schlimme Erlebnisse gesteigert oder können durch gegenteilige positive Erlebnisse gemildert oder aufgelöst werden.

Ein großes Geschenk an alle Angstpatienten, die sehr oft auch Angst vor dem Tod haben, ist die Tatsache, dass sie bei der Durchführung der Rückführungstherapie einen Tod erleben und dann ganz bewusst erfahren, dass sie ja nach dem Tod weiterlebten, dass nur ihr Körper als physisches Kleid unbrauchbar geworden war, während sie nach ihrem Tod frei von Ängsten in einer höheren Welt wieder über einen gesunden Körper (Astralkörper) verfügten. Deshalb ist es wichtig, die Klienten zusätzlich auch ein wenig den nachtodlichen Zustand erleben zu lassen. Und sie erfahren auch, dass sie ja viele Leben gehabt haben und sehr wahrscheinlich nach ihrem Tod und dem erfolgten Besuch im Jenseits erneut als Mensch geboren werden. Rückführungen sind eine enorme Bewusstseinserweiterung, ebenso wie Nahtoderfahrungen. [38]

Nachwort

Etablierte Ängste sind die treuesten Wegbegleiter im Leben des Menschen. Und doch ist es möglich, sich durch das Aufsuchen der Ursachen dieser unliebsamen Begleiter für immer von ihnen zu verabschieden. Alles, was dazu nötig ist, ist, Mut zu haben zu sich und seinen Vergangenheiten, wo und wie sie sich auch auftun mögen. Und in der Angsttherapie mittels Rückführungen werden meist noch Ursachen von anderen körperlichen, psychischen oder geistigen Symptomen in früheren Leben aufgedeckt, die man oft gleich mit aufzulösen vermag.

Angst ist der Gegenpol zur Liebe. Sie blockiert die Liebe. Sie ist ein Relikt aus Opferleben, die wiederum aus Täterleben hervorgehen. Täter beziehungsweise Übeltäter erzeugen Angst – doch es wird uns zur Aufgabe gestellt, unsere Ängste zu besiegen. Die Rückführungstherapie nun ist eines der wirkungsvollsten Hilfsmittel, sich endlich von Ängsten zu befreien, um dadurch offener zu werden für die Liebe. "Denn wo keine Angst mehr ist, da ist Liebe, es gibt nichts dazwischen." [40]

Bevor ein Teenie sich mit dem anderen Geschlecht einlässt, sollte eine Rückführungstherapie durchgeführt werden, um alle noch mitgebrachten Ängste vor Sexualität und Nähe aufzulösen. Teenager lassen sich im Allgemeinen leicht zurückführen. Somit würden wir allmählich zu einer immer angstfreieren Gesellschaft kommen. Man stelle sich vor, dass alle Menschen in ihrer Teenagerzeit mittels der Rückführungstherapie ihre ganzen aus heutigen oder besonders ihre aus früheren Leben mitgeschleppten Ängste losgeworden sind. Was für eine heile Gesellschaft hätten wir dann! Eine Utopie? Oder in hundert Jahren schon Realität?

Wenn man beim Lesen eines Buches, das Fallbeispiele von Ängsten und Phobien anführt, bei bestimmten Ängsten auf einmal eine Resonanz verspürt, mag das auf eine ähnliche Ursache zurückzuführen sein, die man durchlitten hat. Mein Ratschlag an Männer: Wenn Sie eine Freundin, Partnerin oder Ehefrau haben, die Angst oder Hemmungen vor Sex hat, dann schicken Sie sie unbedingt zu einem Rückführungstherapeuten. Und das Gleiche gilt natürlich auch für Sie selbst.

Ich will nicht sagen, dass die Rückführungstherapie für jede Befreiung von Angstsymptomen die beste Methode ist. Auch kann man als Rückführungstherapeut nicht versprechen, dass man das Problem zu lösen vermag. Aber ich gebe allen mit einer Angst Behafteten den Rat, einmal einen gut ausgebildeten Rückführungstherapeuten aufzusuchen. (Unter *www.trutzhado.de/links* finden Sie eine Liste der von mir oder meiner Partnerin Sinaida ausgebildeten Rückführungsleiter/-therapeuten.)

Wie es sich nun auch in der Rückführungstherapie herausstellt, sind Ego und Libido die Ururursachen für einen Großteil der Ängste. Denn in Täterleben ist der Mann meist ein lieb- und rücksichtsloser und auf die Durchsetzung seiner Triebe und Lüste ausgerichteter Mann. Gibt es die Gelegenheit, seinen Sexualtrieb und seine Machtgelüste ungestraft auszuleben, so scheut er sich nicht, besonders dem "schwachen Geschlecht" Gewalt anzutun. Wenn er natürlich wüsste, dass das, was er anderen und insbesondere auch Frauen antut, mit gleicher Münze zurückbezahlt werden muss, das heißt, dass er ein Gleiches in späteren Leben als Frau erleben wird, dann würde er sich wahrscheinlich zweimal überlegen, seiner Macht- und Sexgier nachzukommen.

Der Großteil der Ängste beziehungsweise Neurosen sind Früchte der grausamen Opferleben, die als karmischer Ausgleich erlebt wurden. Und jene, die die Nachwirkungen der Opferleben noch im heutigen Leben in beängstigender Weise spüren, suchen Hilfe. Entweder erkundigen sie sich bei Ärzten, die sie zu den ihnen bekannten Therapeuten schicken, oder, wenn man dort zu sehr enttäuscht wurde und noch keinerlei wesentliche Besserung erfahren hat, man sucht weiter und wendet sich alternativen Heil- und Therapieangeboten zu. [41] Und manche kommen auch zu einer Rückführungstherapie. Ich bin immer erschüttert, wenn die Klienten berichten, dass sie manches Mal nicht nur monate-, sondern jahrelang in der einen oder anderen therapeutischen Behandlung waren, sei es die kognitive Verhaltenstherapie, die fundierte Psychotherapie oder die Psychoanalyse. Letztere kann bis zu sechshundert Therapiestunden umfassen, während sich die tiefenpsychologische Therapie bei ein bis zwei Terminen pro Woche auf achtzig bis maximal hundert Stunden ausdehnen kann. [42] Man muss ja als Angstpatient eine richtige Angst vor diesen langwierigen Therapieangeboten bekommen. Und manches Mal waren sie wenig oder ganz erfolglos. Diese drei Therapiearten scheinen aus meiner Sicht in einer ausweglosen klaustrophobischen Enge zu stecken. Dieses Buch möchte helfen, sie aus dieser Enge zu befreien.

Man kann als Außenseiter die Erfolge einer einzigen Rückführungstherapie von drei bis sechs Stunden nicht für möglich halten. Doch ich habe in diesem Buch eine ausführliche Anleitung für eine erfolgreiche Angsttherapie wiedergegeben. Wer an einem Erfolg mit dieser Therapie Zweifel hat, sollte sie selbst ausprobieren oder – besser noch – sich in ihr ausbilden lassen. Ich bin auch weiterhin bereit, Ärzte und Psychotherapeuten in dieser Therapie auszubilden. Denn wenn sie selbst an sich oder an anderen erlebt haben, was die für sie neuartige Therapie bewirkt, werden sie umdenken. Und man bedenke, dass gut ausgebildete Rückführungstherapeuten mit meiner Methode für die Lösung einer Angst bei einem Klienten meistens nur eine einzige Sitzung benötigen. Das stellt an sich schon eine Revolution in der Psychotherapie dar. Und das Überraschende ist, dass der Rückführungstherapeut oder auch der Klient nicht an Reinkarnation glauben muss. Man kann die Reinkarnation als Hypothese, also als irreales, aber wirkungsvolles Vehikel in das Therapieverfahren mit einbeziehen. Ich selbst bin natürlich von der Reinkarnation und dem Karmagesetz voll überzeugt, die ich auch beide durch meine bewusstseinserweiternden Sachbücher, Romane und Dramen zu verbreiten helfe, sind sie für mich doch Axiome unseres Daseins. Skeptikern, die die Rückführungstherapie von vornherein als Unsinn bezeichnen, kann ich nur folgendes Zitat eines Neurologen entgegenhalten: "Skeptiker sind in Wirklichkeit keine Skeptiker. Denn ein wirklicher Skeptiker muss etwas ernsthaft untersuchen." [43]

Sigmund Freud hatte recht. Der Libidodrang, um es noch einmal zu sagen, ist sicherlich die wesentlichste Ursache von vielen Ängsten und Neurosen. Nur muss seine Theorie um die Reinkarnation erweitert werden. Am Anfang war die Vergewaltigung, so könnte man es pauschalisiert formulieren. Denn diese ist die Ururursache für einen Großteil der daraus resultierenden Ängste. Schon 1921 hatte Sigmund Freud sich dahingehend ausgesprochen, dass er, so er noch einmal beginnen könnte, sich der Parapsychologie widmen würde. [44]

Ich möchte nun einmal folgende Gesetze bezüglich der Reinkarnationstherapie aufstellen. Hat sich eine Angst in einem früheren Leben im Emotionalkörper etabliert, so kann sich diese je nach Intensität noch im heutigen Leben bemerkbar machen, wenn sie sich nicht schon durch gegenteilige, also positive Erfahrungen gemindert oder gar aufgelöst hat. Doch kann eine einmal geprägte Angst sich durch zusätzliche Angsterfahrungen in weiteren Leben verstärkt haben. Zum Beispiel könnte sich ein einmaliges Angsterlebnis in Verbindung mit einer Verwundung am Kopf, die vielleicht sogar einen tödlichen Ausgang nahm, im heutigen Leben als Kopfschmerz darstellen. Bei zwei früheren Kopfverletzungen mit oder ohne tödlichen Ausgang mögen sich diese im heutigen Leben als besonders starke Kopfschmerzen äußern. Sind jedoch mehrere Kopfverletzungen aus verschiedenen Leben vorhanden gewesen, dann können diese in ihrer Summe Migräne erzeugen. Die Gesetze lauten:

1. Unsere Seele trägt die Speicherungen ihrer vielen im heutigen und in früheren Leben erfahrenen Geschehnisse und Gefühle in ihrem Emotionalkörper mit sich.
2. Die im Emotionalkörper gespeicherten Programmierungen aus dem heutigen oder früheren Leben können sich wieder manifestieren, besonders bei ähnlichen Schwingungen, die durch Personen, Tiere, Gegenstände oder Situationen entstehen.
3. Die Intensität eines Schmerzsymptoms im heutigen Leben hängt von der Intensität oder Menge der zugefügten Schmerzen aus der Vergangenheit ab, handele es sich dabei um dieses oder um ein früheres Leben.
4. Deckt man die Ursache eines Schmerzsymptoms in dem heutigen oder in einem früheren Leben auf und löst sie auf, kann Linderung oder gar völlige Heilung geschehen.
5. Die Auflösung eines Schmerzsymptoms geschieht durch ein Vergebungsritual. Man vergibt oder man bittet um Vergebung.

Ich weiß, dass man dieses Buch, das endlich einmal gründlich die Ursachen von Ängsten in ihrer Entstehung aufzeigt, auf der professionellen Seite vorerst nicht beachten, dann aber bekämpfen wird, bis es in einigen Jahrzehnten in den Regalen der Fakultätsbüchereien seinen Platz gefunden haben dürfte. Ein bisher brachliegender unentdeckter Kontinent steht nun für die Medizin offen. Der Kontinent heißt: REINKARNATION.

Nun möchte ich dem medizinischen und psychologischen Establishment folgende Herausforderung anbieten, die ich schon am Schluss meiner Abhandlung über Phobien geäußert habe und nun auf alle Ängste erweitere. Ein Team, bestehend aus zehn Psychotherapeuten, tritt gegen mich als Einzelperson an. Es werden zwanzig Personen mit Ängsten zusammengestellt. Das Team und ich erhalten nach dem Losverfahren je zehn Patienten/Klienten zugeteilt. Für die Befreiung der Probanden von ihren Ängsten stehen uns zwei Wochen zur Verfügung. Danach soll ein neutrales Gremium entscheiden, wer von uns die größeren therapeutischen Erfolge aufzuweisen hat. Ein halbes Jahr später kann nochmals eine Nachkontrolle vorgenommen werden. Ich bin davon überzeugt, dass sich bei 70 bis 80 Prozent meiner Probanden erstaunliche Verbesserungen zeigen werden. Dann wird sich auch das medizinische Denken "Wozu sollte man umdenken? Es lässt sich doch alles wie bisher in wissenschaftliche Bahnen lenken" verändern. Ich weiß nicht, ob man sich dieser Herausforderung stellen will. Denn das könnte für die Medizin einen Paradigmenwechsel einläuten. Also an die Ärzte- und Psychotherapeutenschaft: Top, die Wette gilt. Ich habe meinen Ruf zu verlieren, Sie jedoch können, wie immer die Wette ausgeht, nur gewinnen! Denn auch wenn ich recht haben sollte, sind Sie als Mediziner die eigentlichen Gewinner, denn Sie haben nun einen neuen Kontinent, *terra incognita,* innerhalb des Heilwesens betreten und damit neue Möglichkeiten für die Heilung der Menschen gefunden. Vielleicht wird in einigen Jahrhunderten wieder ein neuer Kontinent erschlossen werden, denn die fortwährende Entwicklung ist in Gottes Schöpfung sein Markenzeichen. Alles ändert sich. Auch die Medizin und die Psychologie samt der Therapieangebote werden sich ändern. Wir kommen immer mehr aus der Dunkelheit ans Licht.

Dieses Buch will auch aufrütteln. Denn es ist wichtig, dass die Psychotherapie ihre bisherigen Begrenzungen sprengt. Vielleicht ist in einigen hundert Jahren auch die Rückführungstherapie wieder überholt. Doch jetzt ist ihre Zeit, denn die Rückführungstherapie ist die Therapie der Zukunft, und die hat schon begonnen. In den Vereinigten Staaten von Amerika arbeiten bereits viele Psychiater, Psychotherapeuten und Rückführungstherapeuten mit dieser *"regression therapy"*. Und gelegentlich wurde ich dort schon eingeladen – auch in Indien –, um auf deren Kongressen einen Vortrag zu halten oder meine Arbeit in einem Workshop zu demonstrieren. Der Siegeszug der Rückführungstherapie ist unaufhaltsam, denn wie heißt es so schön:

Wer heilt, hat recht.

Begonnen im Juli 2012 in Side/Türkei und beendet im Februar 2013 in Atacames/Ecuador.

Anhang

1. Bandelow, Borwin, Prof. med.: *Das Angstbuch*, Reinbek 2009, S. 21.

2. Dehner-Rau, Dr. med. Cornelia und Rau, Prof. med. Harald: *Ängste verstehen und hinter sich lassen,* Stuttgart 2012, S. 21.

3. Reiter verwendet diese Bezeichnung (*Jede Angst auflösen – schnell, sicher und für immer*, Petersberg 2012, S. 22). Auch Dr. med. Ruediger Dahlke geht mit der Pharmakotherapie sehr kritisch ins Gericht: "Überall wird Pharmakotherapie betrieben. (...) Dieses Spiel spielen Mediziner wider besseren Wissens seit Jahrzehnten im Doppelpassverfahren mit der Pharmaindustrie, und die Patienten sind wie üblich die Leidtragenden." (Dahlke, Ruediger Dr. med.: *Depression – Wege aus der dunklen Nacht der Seele*, München 2006, S. 437) Und ein Mediziner in Budapest äußerte sich sehr scharf: "Der richtige Ort für die Psychoanalytiker ist nicht der Ordinationsraum, sondern das Gefängnis." (Zitiert bei Jones, Ernest: *Sigmund Freud. Leben und Werk,* Frankfurt 1969, S. 389.)

4. Reiter (a. a. O., S. 66).

5. In: *Elevated Existence,* Elmwood Park, N. J., September 2012.

6. Bandelow, a. a. O., S. 134 f.

7. In: S. L. Cranston/C. W. Williams, *Wiedergeburt*, München 1980.

8. Dahlke, a. a. O., S. 431.

9. Die fünf Sterbephasen von Elisabeth Kübler-Ross werden u. a. in meinem Buch *Lebe jetzt und über den Tod hinaus* auf Seite 34 (Güllesheim 2012) beschrieben.

10. Elisabeth Kübler-Ross, *Über den Tod und das Leben danach*, Güllesheim 2004.

11. Dr. Ruediger Dahlke bestätigt diese Aussage, indem er die "Reinkarnationstherapie" samt der Todeserfahrung aus früheren Leben nicht nur bei Depressiven begrüßt, sondern er meint, dass die Konfrontation des "normalen Sterbens in der Reinkarnationstherapie" für jeden Menschen sehr hilfreich sein kann, "sich mit der Sterblichkeit auszusöhnen und eine andere, offenere Haltung zum eigenen Tod zu bekommen." (A. a. O., S. 434)

12. Hardo, *Das große Handbuch der Reinkarnation. Heilung durch Rückführung*, Güllesheim 2011, S. 47 ff.

13. Im Internet sind unter *www.phobialist.com* viele verschiedene Ängste aufgelistet.

14. Der ICD-10 (a. a. O.) ist von der Weltgesundheitsorganisation herausgegeben unter dem Namen *Internationale Klassifikation psychischer Störungen*. Unter F40 findet sich die genaue Formulierung einer Phobie. Unter ICD-10, 44.81 ist Folgendes zu lesen: "Bei der häufigsten Form mit zwei Persönlichkeiten ist meist eine von beiden dominant, keine hat Zugang zu den Erinnerungen der anderen, und die eine ist sich der Existenz der anderen fast niemals bewusst."

15. Hardo, *Hab keine Angst vor dem Tod. Was die Forschung herausgefunden hat*, Güllesheim 2013.

16. Hardo, Trutz: *Das große Karmahandbuch,* Güllesheim 2009, Seite 125 ff.

17. Über Teilseelenaspekte und Parallelleben habe ich in meinem Buch *Das große Handbuch der Reinkarnation. Heilung durch Rückführung* geschrieben, ab 4. Auflage 2010.

18. Bandelow, a. a. O., S. 166.

19. Habermas, Tilmann, Professor, Dr. med.: "Psychoanalyse und Angst". In: *Angst und Depression*, München 1993, S. 32. Hrsg. von Hoefert, Rosemeier, Göpfert.

20. Prof. Bandelow verbindet die Angst der Agoraphobiker mit der Angst vor engen Räumen wie zum Beispiel im Supermarkt, im Fahrstuhl oder sogar in öffentlichen oder privaten Verkehrsmitteln, also überall dort, wo man bei einer möglichen Panikattacke plötzlich keine Hilfe bekommen könnte. (a. a. O., S. 59 f.)

21. ICD-10, F40.0

22. Stevenson, Ian, Prof. med.: *Reinkarnationsbeweise*, Grafing 1997. Stevenson konnte nicht nur nachweisen, dass Muttermale mit früheren Leben zusammenhängen, sondern auch dass jene, die in dem vorausgegangenen Leben zum anderen Geschlecht gehörten, oft immer noch einige typische Verhaltensweisen und Eigenarten aufweisen, die aus jenem vorausgegangenen Leben stammen.

23. Bandelow, a. a. O., S. 224.

24. ICD-10. F40.1.

25. *Das große Karmahandbuch*, a. a. O., S. 147 ff.

26. a. a. O., S. 435 ff.

27. Hardo, Trutz: *Per Anhalter um die Welt*, Band 2 *(www.trutzhardo.de/Publikationen)*.

28. Dr. Michael Newton hat als Jenseitsforscher mehrere Bücher geschrieben, die ich allen Lesern empfehlen möchte.

29. Sylvia Browne beschreibt in ihrem Buch (*Von Geistern, Spuk, Gespenstern und dem Wiedersehen im Jenseits,* München 2004, S. 296 ff.), wie sie die spukenden Geistwesen von ihrer Erdgebundenheit befreit und wie eine Reinigung des Hauses oder Grundstücks durchzuführen ist. Auch ist das Buch von Gabriele Köstinger (*Umgang mit Poltergeistern – und wie man sich davon befreit*, Güllesheim 2004) zu empfehlen.

30. ICD-10 F42.

31. a. a. O., S. 140.

32. a. a. O., S. 302 f.

33. Bei seiner Pfingsterscheinung beauftragte Jesus seine Jünger, ebenfalls durch Handauflegung zu heilen und Geister auszutreiben (Lukas 16,17).

34. Wickland, Prof. med. Carl: *Dreißig Jahre unter den Toten,* St. Goar 2000.

35. Bandelow, a. a. O., S. 297.

36. Bandelow, a. a. O., S. 284.

37. Bandelow, a. a. O., S. 313.

38. Hardo: *Hab keine Angst vor dem Tod*, Güllesheim 2013.

39. Prof. Bandelow (a. a. O., S. 221) gesteht im Zusammenhang mit einfachen Phobien, dass man in der Angstforschung dafür noch keine "schlüssige Begründung parat" habe, warum Menschen vor harmlosen Tieren Angst haben, und dass man auch nicht erklären könne, warum manchmal erst in späteren Lebensjahren Ängste auftreten. Wie wir sehen, hat die Rückführungstherapie für beide Rätsel der Angstforschung nun schlüssige Erklärungen.

40. Lachmann, Friedrich: *Unsere Ängste und ihre Ursachen*, München 1981, S. 130.

41. Wer Angst vor seinen früheren Leben hat und sich deshalb auch nicht zu einem Rückführungstherapeuten begeben möchte, dem empfehle ich die 10-Schritte-Methode von Dr. Peter Reiter (a. a. O.).

42. Cornelia Dehner-Rau und Prof. Dr. Harald Rau, a. a. O., S. 66 f.

43. Eben Alexander in: *Proof of Heaven – A Neurosurgeon's Journey into the Afterlife*, New York 2012, S. 132.

44. Aus einem Brief an Carrington am 01.08.1921. Vor allem in seinen letzten Jahren hatte er sich mit Parapsychologie beschäftigt. Die neuere Psychotherapie hat sich verschiedentlich gegen die "große alte Dame" (Psychoanalyse) unter den Psychotherapien geäußert, denn sie sei "hoffnungslos veraltet", gibt es doch "neue, effizientere Verfahren". Und außerdem erspart die Reinkarnationstherapie viel "Psychotherapiezeit" (Dahlke, a. a. O., S. 436 f.). Prof. Bandelow wird noch deutlicher, indem er nach eingehender Recherche zu der Behauptung kommt, dass es möglich wäre, dass die elterliche Erziehung in der Jugend der Angstpatienten keinen signifikanten Einfluss hat. Hiermit wurde der Psychoanalyse geradezu der Todesstoß versetzt (a. a. O., S. 137).

45. Als Einführung in diese Thematik empfehle ich das Buch von Dr. Edith Fiore: *Besessenheit und Heilung*, Güllesheim 2008. Meine Partnerin Sinaida führt u. a. Ausbildungen zum Clearingsleiter/-therapeuten durch. Siehe *www.sinaida-rueckfuehrungen.de* oder *www.trutzhardo.de/Termine*.

46. Prof. Bandelow hält die Spinnenphobie für die in Deutschland verbreitetste Phobie, obwohl es hier nicht eine einzige gefährliche Spinnenart gibt (a. a. O., S. 30). Zu den häufigsten "einfachen Phobien" zählt er die Angst vor Tieren, Insekten, Dunkelheit, tiefem Wasser,

schroffen Abhängen, Blitz, Donner oder dem eigenen Blut (a. a. O., S. 44).

47. "Unser Leben ist nicht von uns allein gemacht. Zum größten Teil entstand es aus verborgenen Quellen. Sogar Komplexe können ein Jahrhundert oder länger vor der Geburt ihren Anfang nehmen. Es gibt so etwas wie Karma." (C. G. Jung in einem Brief an Eleanor Bertine, 1946)

48. *Das große Karmahandbuch*, a. a. O., Seite 112 ff.

Literaturverzeichnis

Bandelow, Borwin, Prof. med.: *Das Angstbuch*, Reinbek 2009.

Browne, Sylvia: *Von Geistern, Spuk, Gespenstern und dem Wiedersehen im Jenseits,* München 2004.

Dahlke, Dr. med. Ruediger: *Depression – Wege aus der dunklen Nacht der Seele*, München 2006.

Dehner-Rau, Dr. med. Cornelia und Rau, Prof. med. Harald: *Ängste verstehen und hinter sich lassen,* Stuttgart 2012.

Hardo, Trutz: *Hab keine Angst vor dem Tod*, Güllesheim 2013.

Hardo, Trutz: *Das große Handbuch der Reinkarnation. Heilung durch Rückführung*, Güllesheim 2011.

Hardo, Trutz: *Das große Karmahandbuch,* Güllesheim 2009.

Hardo, Trutz: *Das große Handbuch der Sexualität,* Güllesheim 2004.

Hardo, Trutz: *Per Anhalter um die Welt, www.trutzhardo.de/Publikationen.*

ICD-10, *Internationale Klassifikation psychischer Störungen,* Bern.

Jones, Ernest: *Sigmund Freud. Leben und Werk,* Frankfurt 1969.

Köstinger, Gabriele: *Umgang mit Poltergeistern – und wie man sich davon befreit*, Güllesheim 2004.

Lachmann, Friedrich: *Unsere Ängste und ihre Ursachen*, München 1981.

Newton, Dr. Michael: *Die Reisen der Seele*, Zürich 1996.

Reiter, Dr. Peter: *Jede Angst auflösen – schnell, sicher und für immer*, Petersberg 2012.

Stevenson, Ian, Prof. med.: *Reinkarnationsbeweise*, Grafing 1997.

Weiss, Brian, Prof. med.: *Seelenwege – Reinkarnation und zukünftige Leben*, Berlin 2013.

Wickland, Prof. med. Carl: *Dreißig Jahre unter den Toten,* St. Goar 2000.

Index

Ängste

Phobien

Andere Stichwörter

Über den Autor

Trutz Hardo gilt als der bekannteste Rückführungsexperte Deutschlands. Millionen kennen ihn aus dem Fernsehen, wo er in Live-Sendungen Personen in ihre früheren Leben zurückgeführt hat. Seine Rückführungsseminare finden mit Teilnehmern aus ganz Europa statt. Der Autor lebt in Berlin und arbeitet überall auf der Welt. www.trutzhardo.de

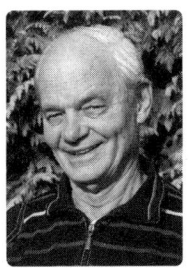

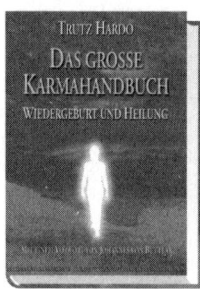

384 Seiten, gebunden
ISBN 978-3-89845-014-0
€ [D] 24,90

Trutz Hardo

Das große Karmahandbuch

Wiedergeburt und Heilung

Deutschlands bekanntester Rückführungstherapeut Trutz Hardo legt hier ein umfassendes Grundlagenwerk vor, das sowohl die Allgemeinmedizin als auch die Psychotherapie mit einem neuen Heilansatz konfrontiert – und sie womöglich revolutioniert. Neueste empirische Forschungsergebnisse aus der Rückführungstherapie zeigen, dass die meisten physischen und psychischen Krankheiten schon in früheren Leben verursacht wurden und sich im heutigen Folgeleben als Symptome manifestieren. Während einer Rückführung kann die Ursachensetzung in jenen früheren Leben aufgelöst werden und Heilung wird möglich – zahlreiche Beispiele belegen es!

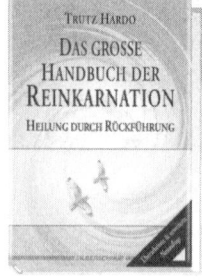

480 Seiten, gebunden
ISBN 978-3-89845-332-5
€ [D] 29,90

Trutz Hardo

Das große Handbuch der Reinkarnation

Heilung durch Rückführung

Jede Krankheit, jedes Problem hat eine Ursache. Oft liegt diese Ursache in einem früheren Leben. Deckt man sie auf, wird sehr häufig eine spontane oder allmähliche Heilung erreicht. So heilt die aus Amerika stammende Rückführungstherapie oft dort, wo jede »klassische« Therapie versagt – von Beziehungsschwierigkeiten bis hin zu Erkrankungen wie Migräne, Asthma und anderen psychosomatischen Erkrankungen, Allergien, Ängsten oder möglicherweise sogar Krebs.

Dieses Handbuch ist nicht nur als Arbeitsbuch für Mediziner und Therapeuten gedacht. Es ist auch für all jene Menschen bestimmt, die körperliche, seelische oder beziehungsbedingte Probleme haben und sich auf der Suche nach Heilung befinden.

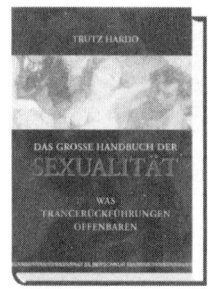

576 Seiten, gebunden
ISBN 978-3-89845-074-4
€ [D] 34,90

Trutz Hardo

Das große Handbuch der Sexualität

Was Trancerückführungen offenbaren

Dieses Buch wird die gesamte bisherige Sexologie und Psychotherapie fundamental beeinflussen, denn der Autor stellt in überzeugender Art dar, dass sexuelle Verhaltensweisen und Störungen in den meisten Fällen eindeutig auf Geschehnisse aus früheren Leben zurückzuführen sind. Das Buch weist anhand von 47 Fallgeschichten die Ursachen sexuellen Verhaltens und sexueller Störung in früheren Leben nach, zeigt die Heilungsmöglichkeiten auf und beinhaltet ein 175 Stichwörter umfassendes Lexikon der Sexualität in Bezug auf die Reinkarnation.

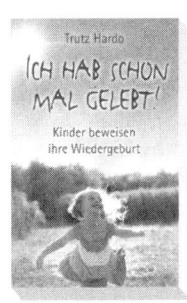

232 Seiten, broschiert
ISBN 978-3-89845-430-8
€ [D] 14,95

Trutz Hardo

Ich hab schon mal gelebt
Kinder beweisen ihre Wiedergeburt

Kinder haben oft erstaunliche Erinnerungen an ihre früheren Leben. Das Band zu ihrem letzten Leben ist noch nicht vollständig zerschnitten und das Vergessen hat noch nicht eingesetzt. Und so berichten gerade kleine Kinder oftmals erstaunliche Details aus ihrem früheren Leben – Details, die sie gar nicht wissen könnten, hätten sie diese nicht selbst erlebt.

Entdecken Sie in diesem Buch eine Fülle an Berichten, in denen Kinder uns an ihren Erinnerungen an frühere Leben teilhaben lassen. Die Geschichten der Kinder und deren Überprüfung durch bekannte Wissenschaftler beweisen, dass Kinder etwas wissen, das viele Erwachsene längst vergessen haben: Wir leben nicht nur einmal.

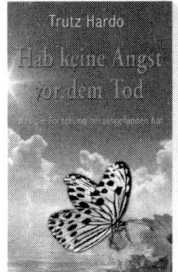

152 Seiten, broschiert
ISBN 978-3-89845-397-4
€ [D] 12,95

Trutz Hardo

Hab keine Angst vor dem Tod
Was die Forschung herausgefunden hat

Die Frage nach dem, was nach dem Tod kommt, beschäftigt uns alle, und wir fragen uns, ob er das Ende ist, ob es ein Leben nach dem Tod gibt und wie dieses aussieht. Trutz Hardo zeigt uns hier auf beeindruckende Weise, dass es nach dem Tod weitergeht. Er präsentiert die erstaunlichen Ergebnisse der Nahtodforschung bekannter Ärzte wie Elisabeth Kübler-Ross und Raymond Moody und schildert auch die bewegenden Nahtoderlebnisse vieler Menschen.

Dieses Buch gibt einen Überblick über die Forschungsergebnisse auf dem Gebiet des klinischen Todes, die beweisen, dass der Tod nicht das Ende ist ...

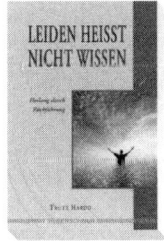

192 Seiten, broschiert
ISBN 978-3-89845-340-0
€ [D] 6,95

Trutz Hardo

Leiden heißt nicht wissen
Heilung durch Rückführung

Leiden heißt, nicht zu wissen. Dieses von Elisabeth Kübler-Ross inspirierte Buch bietet Ihnen die Möglichkeit, sich von innerem und äußerem Leid, von Schmerz und Blockaden, wie zum Beispiel in der Sexualität oder bei Ängsten, zu befreien. Denn meistens sind diese Leiderfahrungen Programmierungen aus früheren Leben. Decken wir die eigentlichen Ursachen für unser Leiden auf, können wir es minimieren oder oft sogar ganz auflösen.

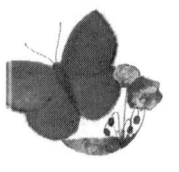

128 Seiten, gebunden
ISBN 978-3-89845-365-3
€ [D] 12,95

Elisabeth Kübler-Ross

Über den Tod und das Leben danach

»Ich glaube, es ist jetzt Zeit, dass die Leute wissen, dass der Tod gar nicht existiert, wenigstens nicht so, wie wir uns das vorstellen.«

Die Schweizer Ärztin Dr. Elisabeth Kübler-Ross wurde für ihre wissenschaftlichen Arbeiten von mehreren Universitäten mit einem Ehrendoktortitel ausgezeichnet. Die Sterbeforschung hat durch ihre Bücher an besonderer Aktualität gewonnen, wie auch in der Sterbehilfe durch ihre eindringlichen Appelle neue Akzente gesetzt wurden.

»Sterben ist nur ein Umziehen in ein schöneres Haus.«

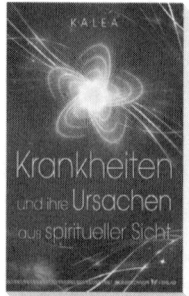

304 Seiten, brochiert
ISBN 978-3-89845-451-3
€ [D] 16,95

K·A·L·E·A

Krankheiten und ihre Ursachen aus spiritueller Sicht

Krankheit ist ein Spiegel der Seele, sie hat ihren Ursprung in uns selbst und zeigt, dass etwas in unserem Leben nicht richtig läuft. Die Heilerin Kalea geleitet uns zu einem tieferen Verständnis der Krankheit, indem sie uns vermittelt, was die lichtvolle geistige Welt dazu sagt. Ihre Channelings zu den 80 häufigsten Krankheitsbildern der heutigen Zeit, zu deren Ursachen sowie zu den Heilungsansätzen bieten uns einen einzigartigen Kontakt zu unserer eigenen, heilenden Seele.
Kalea zeigt praktische Lösungsansätze, wie die Ursachen unserer Befindlichkeiten transformiert werden können. So erkennen wir die wahren Ursachen unserer Krankheit und können schließlich die Heilung unserer Seele und unseres Körpers einleiten.

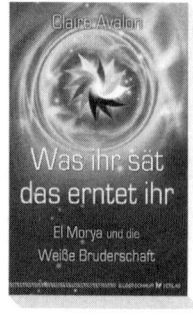

248 Seiten, broschiert
ISBN 978-3-89845-418-6
€ [D] 14,95

Claire Avalon

Was ihr sät das erntet ihr
El Morya und die Weiße Bruderschaft

Ist alles, was mir widerfährt, die Konsequenz meines Handelns und meiner Beziehungen früherer Leben? Kann ich mich von den Fesseln meines Karmas befreien?
El Morya macht uns bewusst, wie Karma auf unser Leben wirkt und dass jeder Mensch die Möglichkeit hat, sein Karma positiv zu beeinflussen. Er erklärt sehr anschaulich, wie wir karmische Wunden heilen und zur Karmaerlösung sowohl auf irdischer als auch auf geistiger Ebene gelangen. Einfühlsam zeigt er uns, dass Gott in Güte und Liebe auf die Rückkehr jeder Seele wartet.

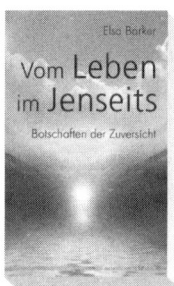

240 Seiten, broschiert
ISBN 978-3-89845-419-3
€ [D] 16,95

Elsa Barker

Vom Leben im Jenseits

Botschaften der Zuversicht

Mit diesem ungewöhnlichen Buch erhalten wir einen überraschenden Einblick ins Jenseits. Elsa Barker übermittelt uns die Botschaften ihres verstorbenen Freundes, die dieser ihr aus der jenseitigen Welt sendet. Er schildert das Leben in den Astralsphären, seine oft heiteren Begegnungen mit Menschenseelen, mit Engeln und Elementarwesen. Die authentischen Geschichten vermitteln Einblicke in die lichten Sphären des Himmels.

Wir lernen die jenseitige Welt aus erster Hand kennen. Dieses Verstehen des Jenseits nimmt uns die Angst vor dem Tod.

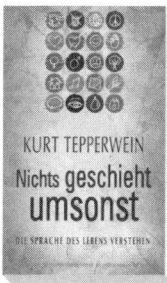

176 Seiten, broschiert
ISBN 978-3-89845-412-4
€ [D] 12,65

Kurt Tepperwein

Nichts geschieht umsonst

Die Sprache des Lebens verstehen

Alles, was uns begegnet, und alles, was uns widerfährt, sind Botschaften des Lebens, die uns etwas Wichtiges mitzuteilen haben. Das Leben spricht ständig zu uns, allerdings müssen wir die Sprache des Lebens erst erlernen. Wenn Sie diese Sprache beherrschen, ist es Ihnen sogar möglich, die Botschaften des Lebens gezielt abzufragen. Sie können alle Erfahrungen und die verschiedensten Arten von Hinweisen optimal für sich nutzen, um ein erfolgreiches, erfülltes und gesundes Leben zu führen. Ein Buch, das sich mit allen Alltagsthemen auseinandersetzt und keine Fragen offenlässt.

Weiterführende Informationen zu
Büchern, Autoren und den Aktivitäten
des Silberschnur Verlages erhalten Sie unter:
www.silberschnur.de

Natürlich können Sie uns auch gerne den
Antwort-Coupon aus dem beiliegenden
Lesezeichenflyer zusenden.

Ihr Interesse wird belohnt!